本书受上海市"强主体"临床重点专科建设项目（NO: SHSLCZDZK03502）
和上海超声诊疗工程技术研究中心项目（NO: 19DZ2251100）资助

明明白白 学 超声

BASIC OF DIAGNOSTIC ULTRASOUND
FOR DIGESTIVE DISEASES

消化系统疾病超声入门

主编

徐辉雄　孙丽萍　金　晔

副主编

沈　理　刘　畅　卢　峰　万　静

上海科学技术出

图书在版编目（CIP）数据

消化系统疾病超声入门 / 徐辉雄，孙丽萍，金晔主
编. -- 上海：上海科学技术出版社，2021.1
（明明白白学超声）
ISBN 978-7-5478-5076-3

Ⅰ. ①消… Ⅱ. ①徐… ②孙… ③金… Ⅲ. ①消化系
统疾病－超声波诊断 Ⅳ. ①R570.4

中国版本图书馆CIP数据核字(2020)第163412号

消化系统疾病超声入门

主编　徐辉雄　孙丽萍　金　晔

上海世纪出版(集团)有限公司
上 海 科 学 技 术 出 版 社　出版、发行
（上海钦州南路71号　邮政编码200235　www.sstp.cn）
上海雅昌艺术印刷有限公司印刷
开本 889×1194　1/32　印张 13.75
字数 400千字
2021年1月第1版　2021年1月第1次印刷
ISBN 978-7-5478-5076-3 / R·2179
定价：98.00元

内容提要

本书是学习消化系统疾病超声诊断的入门教程，介绍消化系统各脏器的大体解剖、超声扫查方法和标准断面、常见疾病的声像图表现等，同时也介绍了超声造影、弹性超声、三维腔内超声等新技术在消化系统疾病诊断中的应用。本书文字简练，配有大量影像图和手绘图，直观易懂，可作为超声专业研究生和规培学员的教程，也可作为临床医师了解超声医学的重要参考书。

上海工程技术研究中心是上海市科技创新体系的重要组成部分，是开展工程化研究与开发、突破行业共性与关键技术、加快科技成果的转移、辐射和扩散、引领行业技术进步、增强本市战略性新兴产业技术创新能力的重要基地，为促进本市创新驱动发展发挥基础性功能作用。

　　上海超声诊疗工程技术研究中心是上海加快建设具有全球影响力的科技创新中心的重要组成部分。该中心以促进超声生物工程技术的基础研发及临床转化为己任，同时也是超声工程技术推广、科学研究、培养领军人才、国内外合作交流、培训教育的重要基地。中心于2019年由上海市科学技术委员会批准建设。

　　本书由"上海超声诊疗工程技术研究中心"牵头组织编写。

编者名单

主　编

徐辉雄·同济大学附属第十人民医院

孙丽萍·同济大学附属第十人民医院

金　晔·同济大学附属第十人民医院

副主编

沈　理·上海交通大学医学院附属新华医院崇明分院

刘　畅·同济大学附属第十人民医院

卢　峰·同济大学附属第十人民医院

万　静·同济大学附属第十人民医院

编　委（按姓氏拼音排序）

伯小皖·同济大学附属第十人民医院

陈　侃·同济大学附属第十人民医院

陈云超·厦门大学附属翔安医院

董　霖 · 同济大学附属第十人民医院

杜　豆 · 同济大学附属第十人民医院

金凤山 · 同济大学附属第十人民医院

金玉明 · 上海市杨浦区控江医院

李卫斌 · 厦门大学附属翔安医院

李小龙 · 同济大学附属第十人民医院

刘　卉 · 同济大学附属第十人民医院

任薇薇 · 同济大学附属第十人民医院

王　帅 · 同济大学附属第十人民医院

王金环 · 青海省第四人民医院

向莉华 · 同济大学附属第十人民医院

余松远 · 同济大学附属第十人民医院

赵　慧 · 同济大学附属第十人民医院

赵崇克 · 同济大学附属第十人民医院

诸安琪 · 同济大学附属第十人民医院

主编介绍

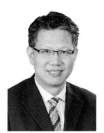

徐辉雄

同济大学二级教授，主任医师，博士生导师。上海超声诊疗工程技术研究中心主任，上海市甲状腺疾病研究中心副主任，同济大学医学院超声医学研究所所长，上海市临床重点专科（强主体类，同济大学附属第十人民医院超声医学科）学科带头人。担任中华医学会超声医学分会青年委员会副主任委员、中国医师协会介入医师分会常委、超声介入专业委员会副主任委员、上海市医师协会理事、上海医学会超声医学分会副主任委员等职。任 *British Journal of Radiology* 的 associate editor，《肿瘤影像学》副主编。

上海市住院医师规范化培训优秀管理者、同济大学育才奖励金一等资助金获得者，同济大学医学院十佳研究生导师。培养博士后、博士生、硕士生70余名。标志性成果发表在 *Nature Communications*、*J Exp Med*、*Advanced Functional Materials*、*Advanced Science*、*ACS Nano*、*Radiology*、*J Clin Endocr Metab* 等权威刊物上。他的科学发现被写进多本国外专著和教科书，美国、英国、欧洲多个国际权威诊疗指南引用其工作。他与他的团队受世界超声生物医学联合会（WFUMB）主席邀请执笔《WFUMB国际肝脏超声造影指南》

《WFUMB甲状腺弹性超声指南》和《WFUMB前列腺弹性超声指南》。主持和参编国际和国内近20余部国家标准、行业指南和专家共识。主编《皮肤超声诊断学》《肝胆胰脾疾病超声造影》《超声设备及检查技术》等专著，成果获上海市科技进步奖一等奖、广东省科技进步奖一等奖、教育部科技成果奖二等奖等。

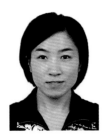

孙丽萍

医学博士，博士生导师，副主任医师。同济大学附属上海市第十人民医院超声医学科行政副主任。擅长介入超声、血管超声及超声造影。现任上海市医学会超声医学分会介入学组副组长、中国医师协会介入医师分会超声介入专业委员会青年委员会常务委员、中国医学装备协会超声装备技术分会远程及移动超声专业委员会副主任委员、中国中医药信息学会中西医结合介入分会超声介入委员会副主任委员、中国抗癌协会肿瘤影像专业委员会青年委员会委员。承担国家级、省市级及院内课题4项。以第一及通讯作者发表SCI论文8篇，中文论文5篇。副主编《肝胆胰脾超声造影》，参编《血管超声经典教程》。

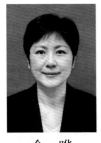

金 晔

医学博士，副主任医师。同济大学附属上海市第十人民医院超声医学科儿科超声专业组组长，同济大学附属普陀区人民医院（筹）超声科主任。中国医学装备协会超声装备技术分会远程及移动超声专业委员会委员。上海市医学会超声医学专科分会第八届及第九届委员会儿科学组委员。研究领域：腹部超声、浅表超声及儿科超声诊断。主持并完成上海市卫生健康委员会面上项目2项，参与上海市科学技术委员会面上项目1项。

副主编介绍

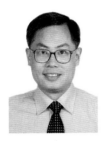

　　沈理·上海交通大学附属新华医院崇明分院原党委副书记、副院长，上海市医学重点专科学科带头人，超声科主任医师（二级岗位）。擅长腹部超声诊断和介入超声，曾赴意大利比萨大学 AZIENDA 医院放射科研修，在国际刊物和国内核心期刊发表论文50余篇，参编《实用腹部超声诊断学》《消化系统疾病超声学》和《临床介入性超声学》等超声专著16部，获国家实用新型专利和北京市科技进步奖二等奖等奖项。现任中华医学会超声医学会介入超声学组委员、中国临床肿瘤学会（CSCO）肿瘤消融专家委员会委员、上海市医学会超声医学专业委员会委员兼介入超声学组组长、上海市超声质控中心专家委员会委员、《中华医学超声杂志》（电子版）编委等职。

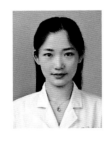

　　刘畅·医学硕士，同济大学附属第十人民医院超声医学科主治医师。现任中国医药教育协会超声医学专业委员会胃肠学组委员、上海市医学会超声分会围产学组委员。承担中央高校基本科研项目、上海市

第十人民医院攀登人才项目。以第一及通讯作者在 *Advanced Functional Materials*、*British Journal of Radiology* 等杂志发表 SCI 论著 5 篇，国内核心期刊发表论文 4 篇。研究领域：胃肠超声造影、炎症性肠病的超声诊断、盆底功能障碍性疾病、胎儿畸形筛查等。

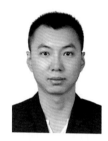

卢峰 · 医学硕士，同济大学附属上海市第十人民医院超声科主治医师，超声介入组组长。上海市中西医结合学会甲状腺疾病专业委员会青年委员。从事超声介入工作十余年，尤其擅长超声引导下的甲状腺 / 甲状旁腺消融治疗，开展了上海市第十人民医院首例甲状腺结节射频消融治疗和继发性甲状旁腺功能亢进

射频消融治疗，目前已完成甲状腺 / 甲状旁腺消融治疗 500 余例，完成其他超声引导下的诊断与治疗逾万例。发表 SCI 论文 2 篇，中文论著数篇。

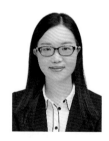

万静 · 医学硕士，同济大学附属第十人民医院超声医学科主治医师。中国医师协会介入医师分会超声介入专业委员会乳腺介入学组委员。从事超声医学相关医、教、研工作十余年，擅长腹部、浅表、血管、心脏和肺部等疾病超声诊断。研究领域：急重症超声诊断和介入治疗。主持院级课题 2 项。发表 SCI 论文和中文核心期刊论文 6 篇，其中以第一作者发表 3 篇。获得上海市超声医学新技术研讨会优秀壁报奖，首届东方超声医学大会暨第十一届亚洲超声造影大会东方超声青年英文论坛二等奖。

序一

　　超声医学是医学影像学的一个重要分支，广泛应用于腹部，心血管、泌尿、生殖器官，浅表器官，以神经、肌肉、骨骼等部位和系统疾病的诊断和介入治疗。近年来，各种临床诊疗规范的发布使临床对影像精准可视化引导的需求越来越高，超声作为一种准确、快捷、实时、无放射性、易于移动、对场地要求不高的影像学方法日益受到重视。一方面，大量医学生毕业后开始从事超声医学专业工作，各种适宜性超声诊断技术也逐渐在各基层医院普及；另一方面，住院医师、专科医师规范化培训等环节越来越重视超声技能的培养，各种专科的即时超声也正在蓬勃发展。在此背景下，低年资和基层医院的超声医师、超声医学专业研究生、临床各专业的培训学员都迫切需要一本简洁、易懂、实用的超声医学工具书，以在较短的时间内掌握超声成像基本理论和规范的超声检查方法。

　　基于上述考虑，同济大学附属第十人民医院超声医学科/上海超声诊疗工程技术研究中心接受上海科学技术出版社的邀请，组织编写了这本《消化系统疾病超声入门》。消化系统疾病在我国是多发、常见病，广大群众对相关疾病诊疗水平的提高有迫切需求，消化系统疾病超声检查是超声从业人员的基本功，青年超声医师往往

从消化系统疾病超声实践开始进入超声医学殿堂。

在肝、胆、胰、脾等消化器官之外，一些既往被视为超声成像禁区的领域，如胃、十二指肠、空肠、回肠、结肠等脏器的超声检查重新受到关注，并发展出一系列超声成像新技术。《消化系统疾病超声入门》是上海科学技术出版社经过充分调研之后的重磅之作，它既顺应了广大基层医师和青年医师的迫切需求，也提供了一个契机，来重新审视如何使超声医学在新时代继续发展壮大。

《消化系统疾病超声入门》定位为入门书，它强调"三基"，即基本理论、基本知识、基本技能，面向新时代背景下新医学人才的培养。全书既有超声基础理论、消化系统各脏器的大体解剖、超声扫查方法和标准断面及常见疾病的声像图表现等内容，也介绍了超声造影、弹性超声、三维腔内超声等新技术在消化系统疾病诊断中的应用，它的目标是使超声医师和临床医师能全面适应方兴未艾的医学新领域，为成长为高层次医学创新人才奠定基础。

本书内容系统、语言简练、图文并茂、实用性强，在编写体例上也打破了常规、做了一些新的尝试。相信本书的出版不仅有助于低年资医师掌握基本超声诊断技能，而且可丰富不同专业背景医师的超声知识，对消化系统疾病超声诊断的规范化应用起到积极的推动作用。有鉴于此，我非常高兴接受徐辉雄教授的邀请，为本书作序，并向广大超声同道推荐这本实用的超声工具书。

常才

教授　主任医师　博士生导师
复旦大学附属肿瘤医院超声科　主任
2020 年 12 月

序 二

  《消化系统疾病超声入门》是同济大学附属第十人民医院超声医学科/上海超声诊疗工程技术研究中心应上海科学技术出版社邀请编写的一本超声医学专业实用工具书。该书遵循国家和上海超声医学专业和人员质量控制的要求，着重强调青年超声医师和相关专业医师的超声入门规范化操作，内容翔实、图片精美、简洁易懂，是青年医师夯实超声检查基本功、快速掌握消化系统疾病超声检查方法不可多得的工具书。

  全书共9章，内容涵盖了常见消化系统疾病的超声诊断方法，详尽描述了消化系统各脏器的大体解剖、超声扫查方法及常见疾病的超声表现，还介绍了弹性超声、超声造影、介入超声、三维腔内超声等新技术的临床应用，使不同层次的超声医师均能受益。

  《消化系统疾病超声入门》的出发点是加强超声及其相关专业青年医师的毕业后教育，强调"三基"的再教育及训练。"入门"和"三基"对促进超声专业的质量体系建设、推进超声医学相关专业人员的同质化培养、探索符合超声专业特点的人才培养体系都具有重要的意义。有感于此，我欣然接受同济大学附属第十人民医院超声医学科/上海超声诊疗工程技术研究中心徐辉雄教授的邀请，为本书作序。希望本书的出版能带动更多的专家积极投身超声医学专业人员毕业后教育和专业质控体系建设，来破解超声医学学科发展过程中的难题，突破超声医学学科建设的瓶颈，共同推动全行业的高质量发展和进步。

王文平

教授　主任医师　博士生导师
上海市医学会超声医学分会　主任委员
上海市超声质量控制中心　主任
复旦大学附属中山医院超声科　主任
2020 年 12 月

前 言

　　超声检查具有便捷、无创、可移动、可重复操作等优势，是消化系统疾病首选的影像学筛查方法和疾病定性诊断方法之一，为临床专科医生对疾病的诊断、治疗方式的选择、预后的判断、慢性病长期随诊等提供了有力的佐证和依据，具有十分重要的临床价值和意义。

　　超声影像归属于影像学，但其成像原理和实际操作不同于CT 或 MRI 等。超声医生往往集影像扫查与诊断于一身，甚至还要从事介入诊治工作。在熟悉仪器各项参数功能及调节的基础上，超声医生还需要熟练掌握各脏器的大体解剖结构、检查方法、检查顺序、正常声像图表现、疾病声像图表现等。消化系统疾病在声像图上往往存在同病异像、异病同像，同时消化系统解剖结构复杂，既包括肝脏、胰腺等实质性脏器，也包括胃肠等空腔脏器，因此培养一名合格的超声医生，从入门、进阶、熟练到经验丰富，需要一个系统的、长期的学习和经验积累过程。

　　《消化系统超声入门》一书侧重于青年超声医师的基础知识培训，从仪器各项功能和参数的介绍，到肝、胆、胰、脾、胃、肠等脏器的检查体位、方法、正常及异常声像图表现等，以点带面、以面带全,力争做到图文并茂、简单易懂。在编写体例上,本书也有别于传统的超声图书,每个章节都开门见山,直接描述超声表现,力求实用性强,方便初学者实践和参考。作为消化系统的常规项目,肝、胆、胰、脾等脏器的超声检查一直是超声入门者的必修课。此外,胃肠超声近年来也重新得到临床和超声医师的关注,在社区或基层作为适宜技术有一批专家在默默推广此技术,在实践中确实能解决很多临床问题,因此,本书也有较大篇幅论及胃肠超声,对入门者来说也是重要的参考。

本书受上海科学技术出版社邀请编写,在上海超声诊疗工程技术研究中心平台的支持下,由同济大学医学院超声医学研究所、同济大学附属第十人民医院超声医学科的同事组织编写。作者们牺牲了宝贵的休息时间整理资料、查阅文献、校对、绘图,本书的出版凝聚了他们大量的心血。本书的编写得到了多位专家的热情帮助和指导,著名的沈理教授亲自出任副主编,多位同道提供了精美照片和病例,在此表示衷心感谢。本书既可作为超声医学专业研究生、规培学员的工具用书,也可作为临床医师了解超声医学的重要参考书。由于编者水平有限,疏漏甚至错误之处在所难免,恳请广大读者专家不吝批评指正。

徐辉雄　孙丽萍　金　晔

上海超声诊疗工程技术研究中心
同济大学医学院超声医学研究所
同济大学癌症中心
国家放射与治疗临床医学研究中心(上海市第十人民医院)
2020 年 12 月

目 录

第三章
胰腺疾病超声诊断

第六章
胃、十二指肠疾病超声诊断 ———— 253

第七章
小肠和阑尾疾病 ——————————————————————————— 297

第八章
结直肠、肛门疾病超声诊断 321

第九章
腹腔和腹膜后疾病超声诊断 —————————————— 363

第一章
肝脏疾病超声诊断

第一节 · 肝脏超声入门须知

一、肝脏超声测量正常值

肝脏超声正常值见表1-1-1、表1-1-2。

表 1-1-1　肝脏超声测量正常值

项　目		正常值（cm）
肝左叶	前后径	≤ 6
	上下径	≤ 9
肝右叶	最大斜径	10 ～ 14

表 1-1-2　肝脏门静脉、肝静脉、肝动脉超声测量正常值

项　目		内径（cm）	流速（cm/s）	阻力指数（RI）
门静脉	主干	≤ 1.4	15 ～ 20	—
	左支	< 1	15 ～ 20	—
	右支	< 1	15 ～ 20	—
肝静脉	左支	0.5 ～ 0.9		—
	中支	0.5 ～ 0.9		—
	右支	0.4 ～ 0.9		—
肝动脉		0.2 ～ 0.5	55 ～ 70	0.5 ～ 0.7

注："—"，不适用。

二、肝脏超声征象及常见疾病

肝脏超声征象及常见疾病见表1-1-3。

表 1-1-3 **肝脏超声征象及常见疾病**

观察指标	超声发现	常见疾病
肝脏位置	下移	肝下垂
	异位	内脏反位
肝脏大小	增大	脂肪肝、急性肝炎、肝淤血
	缩小	重症肝炎、肝硬化
肝实质回声	增高	弥漫性脂肪肝、慢性肝炎
	减低	急性肝炎、淤血性肝病
	地图样改变	肝血吸虫病
肝内病变		
回声	无回声	肝囊肿、多囊肝、肝脓肿、肝血肿、肝包虫病、肿瘤液化坏死、囊腺瘤、囊腺癌
	低回声	肝细胞性肝癌、肝内胆管癌、转移性肝癌、局灶性脂肪缺失、肝脏结核、肝腺瘤、肝脓肿、肝炎性假瘤、肝局灶性结节性增生
	等回声	肝局灶性结节性增生、肝细胞性肝癌
	高回声	肝血管瘤、局灶性脂肪浸润、肝血管平滑肌脂肪瘤、肝脂肪瘤、肝硬化结节、肝腺瘤、肝母细胞瘤
	强回声	肝内钙化灶、肝内胆管结石、肝脏结核、肝包虫病
	混合回声	肝细胞性肝癌、肝内胆管癌、肝脓肿、转移性肝癌、肝结核、肝肉瘤
形态	规则	肝囊肿、肝包虫病、肝血管瘤、肝局灶性结节性增生、肝腺瘤、小肝癌
	不规则	肝细胞性肝癌、肝内胆管癌、局灶性脂肪浸润/缺失、肝脓肿、转移性肝癌、肝母细胞瘤
边界	清晰	肝囊肿、肝血管瘤、肝腺瘤、小肝癌
	不清晰	弥漫性肝癌、巨块型肝癌、肝脓肿、肝内胆管癌、肝母细胞瘤
后方	回声增强	肝囊肿、肝包虫病、肝脓肿、多囊肝、肝血肿
	回声减低	巨块型肝癌、肝内胆管癌、肝母细胞瘤

（续表）

观察指标	超声发现	常见疾病
病灶血供	丰富	肝细胞性肝癌、肝局灶性结节性增生、肝脓肿、肝腺瘤、肝母细胞瘤
	稀少/无	肝囊肿、肝包虫病、肝结核、肝硬化结节、肝内胆管癌、转移性肝癌
血管异常	门静脉	门静脉高压、门静脉血栓、门静脉癌栓、门静脉海绵样变性、脐旁静脉开放
	肝动脉	肝动脉瘤、肝动静脉瘘、肝动脉狭窄、肝动脉血栓形成
	肝静脉	淤血性肝病、布-加综合征、肝静脉癌栓

第二节·肝脏解剖、超声检查方法及正常声像图

一、肝脏解剖

肝脏位于右上腹膈下，是人体最大的消化腺。肝脏按外形分为左叶、右叶、方叶和尾状叶（图1-2-1）。

肝脏脏面与腹腔脏器紧邻，凹凸不平。脏面有"H"形的三条沟，横行的沟即第一肝门，位于中央，内有左、右肝管，肝固有动脉左、右支，

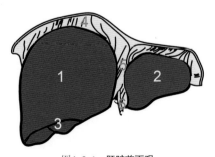

图1-2-1　肝脏前面观

1.肝右叶；2.肝左叶；3.肝下缘；4.冠状韧带；5.镰状韧带；6.肝圆韧带。

门静脉左、右支等结构。左侧纵沟前部有肝圆韧带通过，后部有静脉韧带。右侧纵沟前部为胆囊窝，容纳胆囊；后部为腔静脉沟，容纳下腔静脉。尾状叶位于第一肝门、腔静脉沟与静脉韧带裂之间，方叶位于第一肝门、肝圆韧带裂与胆囊窝之间（图1-2-2）。

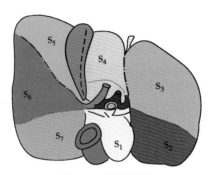

图1-2-2 **肝脏脏面观**
S1.肝尾状叶；S2.左外叶上段；S3.左外叶下段；S4.左内叶；
S5.右前叶下段；S6.右后叶下段；S7.右后叶上段。

肝动脉、门静脉、胆管和肝静脉构成肝脏四套管状结构。其中，前三者互相伴行，并有结缔组织包绕，形成Glisson系统；肝静脉在肝内自成系统，称为肝静脉系统（图1-2-3）。

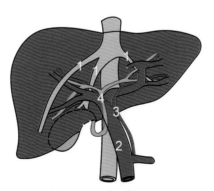

图1-2-3 **肝脏血管解剖图**
1.肝静脉；2.门静脉；3.肝动脉；4.胆管。

二、超声检查适应证

（1）当需要了解肝脏有无生理性变异、病理性缩小或肿大时，超声可用于观察肝脏大小、形态、位置、包膜、实质回声、肝脏管道结构走行、分布等。

（2）当怀疑肝脏存在以下弥漫性病变，并需要了解其程度以及有无合并局灶性病变时：脂肪肝、淤血肝、病毒性肝炎、酒精性肝炎、药物性肝损伤、肝血吸虫病、肝硬化、肝脏糖原累积症等。

（3）肝脏局灶性疾病定性诊断，包括但不限于以下疾病。① 囊性病变：肝囊肿、多囊肝、肝包虫病、肝内胆管囊性扩张等。② 炎性病变：肝脓肿、肝结核、肝炎性假瘤等。③ 良性肿瘤：肝血管瘤、肝局灶性结节性增生（FNH）、肝腺瘤等。④ 恶性肿瘤：肝细胞性肝癌、肝内胆管癌、转移性肝癌、肝母细胞瘤、肝淋巴瘤等。

（4）肝恶性肿瘤分期诊断：原发性肝癌或转移性肝癌需进一步明确肝内病灶数目及部位，以决定下一步治疗方案。

（5）评估肝癌治疗后的局部疗效、并发症和随访：肝癌局部治疗（动脉栓塞、热消融等）或全身治疗（化疗、靶向治疗等）疗效评估或随访。用于判断局部治疗后有无并发症，如肝脓肿、肝动脉瘤、肝出血等。

（6）术中超声：肝脏手术中判断肝内病灶数目、位置等。

（7）怀疑以下肝内血管疾病时：门静脉高压、门静脉血栓/癌栓、肝静脉血栓/癌栓、肝动脉瘤、肝动脉狭窄、肝动静脉瘘、门静脉海绵样变性、布-加综合征、脐旁静脉开放等。

（8）肝脏外伤：肝破裂、肝血肿等。

（9）肝移植术前、术中和术后检查。

（10）肝脏介入性超声诊断与治疗，如超声引导肝脏穿刺活检、消融治疗等。

三、检查前准备

常规肝脏超声检查，检查前可不做特殊准备。如肠道胀气明显，影响肝脏显示，则仍需空腹后检查。如同时安排了胆道系统检查以及需观察餐前、餐后门静脉血流速度变化，则受检者需空腹6～8小时以上。

四、检查体位

1. 平卧位·受检者平卧于检查床上，右手上举置于头侧，使肋间隙增宽。此种体位主要用于检查肝左叶、肝右前叶及部分右后叶（图1-2-4A）。

2. 左侧卧位·此体位可使肝门结构向腹中线方向移位，使部分右肝组织包括肝门结构避开右肋弓的遮挡，便于在肋缘下对肝门结构进行检查（图1-2-4B）。

3. 半坐位、坐位和站立位·因重力作用，肝脏位置自然下降，便于在右肋缘下或剑突下检查肝脏。适用于肝脏位置较高者的检查，或需要观察肝脏位置有无下移时（图1-2-4C）。

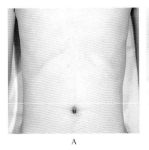 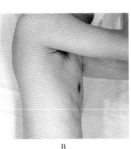 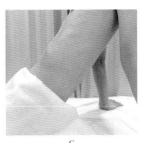

A　　　　　　　　　　B　　　　　　　　　　C

图1-2-4　**肝脏常用检查体位图**
A.平卧位；B.左侧卧位；C.半坐位。

五、超声仪器

采用高分辨力彩色多普勒超声仪，常规选用低频、凸阵探头。成人使用的探头中心频率约为3.5 MHz，肥胖者使用的探头中心频率约为2.5 MHz。

儿童或观察肝脏表浅病灶，可使用线阵探头，频率为5.0～7.5 MHz。

六、检查方法及声像图

（一）常用扫查方法

肝脏检查方法大致可分为右肋间斜向扫查、右肋缘下及剑突下纵向扫查、剑突下横向及斜向扫查、右肋弓下斜向扫查和右季肋部斜向扫查五组。

1. 右肋间斜向扫查·平卧位，探头长轴平行置于肋间隙，由内上至后下逐渐移至最低肋间隙，直至肝脏影像消失为止（图1-2-5）。

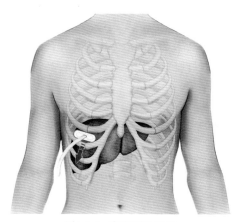

图1-2-5　右肋间斜向扫查

探头长轴平行置于肋间隙，由内上至后下做滑行及扇形扫查（红色箭头代表移动方向）。

扫查过程中，探头长轴与肋间隙平行，每个肋间隙探头做小幅侧向摆动扫查，每下移一个肋间隙微调探头方向，避免肋骨遮挡声束（图1-2-6）。

此法主要是对肝脏右前叶做连续肋间斜向扫查，对肝脏右后叶和第一、二肝门做重点补充观察时，应结合左侧卧位进行检查。

2. 右肋缘下及剑突下纵向扫查·平卧位，探头纵向置于剑突下偏左（图1-2-7），从显示肝脏最左缘起，自左向右移动探头，对肝脏做连续扫查（图1-2-8）。检查时，嘱受检者做深呼吸动作配合。本法可有效减少肝脏超声检查中的盲区。

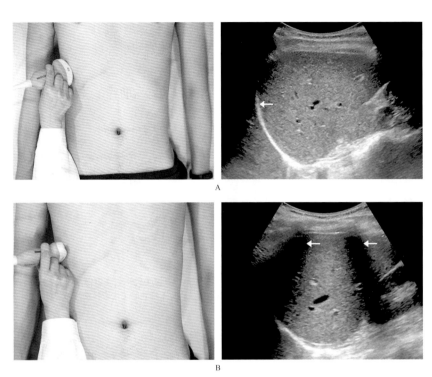

A

B

图 1-2-6　右肋间斜向扫查

A. 探头长轴与肋间隙平行，膈下肝脏显示清晰（箭头所指处为膈肌）；B. 探头长轴与肋间隙垂直，肋骨遮挡肝脏（箭头所指处为肋骨引起的声影）。

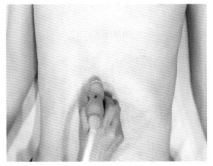

图 1-2-7　右肋缘下及剑突下纵向扫查

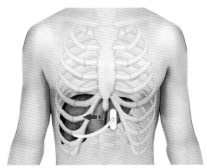

图 1-2-8　从显示肝脏最左缘处起，自左向右移动探头（红色箭头代表移动方向）

3. 剑突下横向和斜向扫查·平卧位，探头横向或略斜向置于剑突下，声束与腹壁垂直，逐渐指向膈顶区，本法适于观察肝左叶及膈顶区（图1-2-9、图1-2-10）。

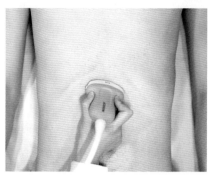
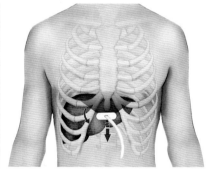

图1-2-9　探头横向或略斜向置于剑突下　　图1-2-10　探头置于剑突下做滑行及扇形扫查（红色箭头代表移动方向）

4. 右肋缘下斜向扫查·平卧位或左侧卧位。探头置于右肋缘下，与肋弓平行，声束垂直指向腹后壁，缓慢转向右肩方向，对右肝做扇形扫查，观察肝右叶及膈顶区。检查过程中可嘱受检者做深呼吸配合（图1-2-11、图1-2-12）。

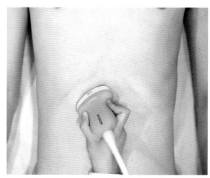
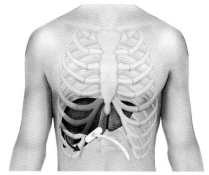

图1-2-11　探头斜置于右肋缘下　　图1-2-12　右肋缘下扇形扫查（红色箭头代表移动方向）

5. **右季肋部斜向扫查**·平卧位或左侧卧位，探头置于肋缘下，与右肋弓接近垂直，声束向上方倾斜。嘱受检者做吸气动作配合，有助于门静脉主干、肝总管和胆总管的显示（图1-2-13、图1-2-14）。

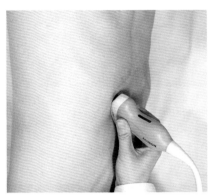 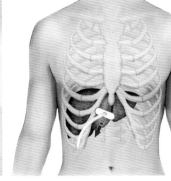

图 1-2-13　探头置于肋缘下，与右肋弓接近垂直　　图 1-2-14　右肋缘下滑行及侧动扫查（红色箭头代表移动方向）

（二）扫查注意事项

1. **扫查顺序**·在肝脏超声扫查过程中，应采取由内及外、自左向右、自上而下等顺序进行连续、滑行扫查，不要做跳跃式扫查。在滑行扫查中，应将探头做左右、上下方向最大范围的侧动扫查，使声束形成最大范围的扇形扫查区。

2. **呼吸配合**·在检查过程中，受检者呼吸动作与超声扫查动作的协调配合将提高病灶的显示率和肝脏声像图的质量。

在右肋间扫查膈顶部肝组织时，嘱受检者于呼气末屏气，使横膈尽量上抬，以便声束能有效投射到上述区域（图1-2-15A）。如吸气末屏气，则肺气遮挡膈顶部肝脏组织（图1-2-15B）。

在检查肝脏其他部位时，嘱受检者吸气末屏气，使膈肌下降，以避开肋骨、肋弓和胃肠气体的遮挡，从而最大限度地显示肝组织（图1-2-16）。

3. **注意盲区**·右侧膈顶部、肋骨声影下、肝左叶边缘等区域是肝

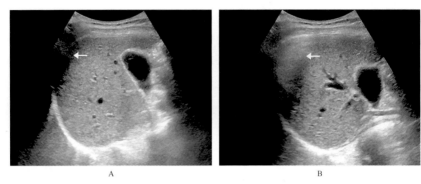

图1-2-15　右肋间斜向扫查

A. 呼气末屏气，膈下肝组织显示清晰，受肺气（箭头）影响较小；B. 吸气末屏气，肺气（箭头）遮挡肝脏组织。

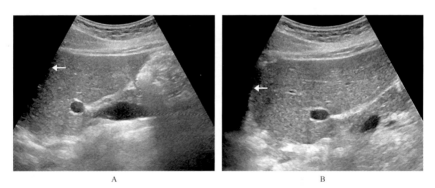

图1-2-16　剑突下纵向扫查

A. 平静呼吸，肝脏上缘（箭头）部分显示；B. 吸气后，肝脏下移，肝脏上缘（箭头）整体显示。

脏超声检查的盲区，以上区域的病灶容易被漏诊。应注意认真扫查，变换扫查角度甚至从左侧肋间扫查，并配合呼吸，避免漏诊（图1-2-17）。

（三）超声测量方法

1. 肝右叶最大斜径测量·平卧位，探头置于右肋缘下，声束指向右肩，显示肝右叶膈顶部的第二肝门（三条肝静脉汇合到下腔静脉处）。

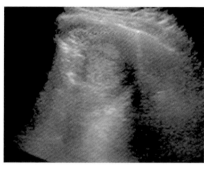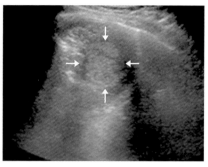

图1-2-17　肝左叶边缘病灶

常规扫查途径看不见病灶，需从左侧肋间扫查，同时配以呼吸运动，注意病灶（箭头）前方的气体干扰，呼气时病灶方得以显示。

扫查时，嘱受检者深吸气后屏气，当声像图显示肝右静脉长轴汇入下腔静脉以及弧度自然的右侧膈肌时，为肝右叶最大斜径测量的标准断面。冻结图像，测量肝前、后缘包膜之间的最大垂直距离（图1-2-18）。

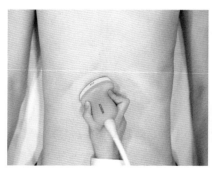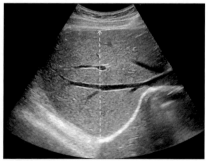

图1-2-18　肝右叶最大斜径测量

2. 肝左叶上下径、前后径测量·平卧位，探头纵向置于剑突下略偏左。在显示左肝上方的膈肌、左肝下角、腹主动脉长轴断面上，肝前缘包膜至肝后缘包膜（包括尾状叶）的最大垂直距离即为前后径，肝左叶最上缘和最下缘包膜之间的距离即为上下径（图1-2-19）。

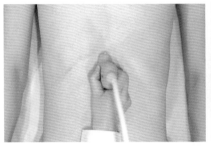
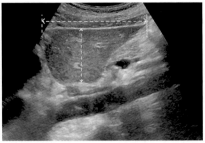

图1-2-19　肝左叶上下径、前后径测量

（四）肝脏超声检查常用断面及声像图

1. 剑突下经腹主动脉长轴肝左叶纵断面（图1-2-20）

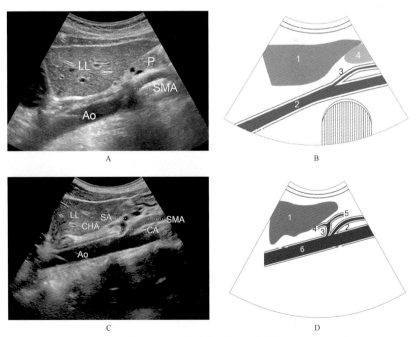

图1-2-20　腹主动脉长轴肝左叶纵断面图

A. B. 1. 肝左叶（LL）；2. 腹主动脉（Ao）；3. 肠系膜上动脉（SMA）；4. 胰腺（P）。C. D. 1. 肝左叶（LL）；2. 肠系膜上动脉（SMA）；3. 腹腔干动脉（CA）；4. 肝总动脉（CHA）；5. 脾动脉（SA）；6. 腹主动脉（Ao）。

（1）检查方法：受检者平卧位，探头纵向置于腹正中偏左侧。

（2）测量：肝左叶前后径、上下径。

（3）临床意义：显示肝左叶前缘、左叶下缘、左叶膈面及肝左叶周围组织结构，如胃窦、部分胰体、腹腔干动脉、肠系膜上动脉、肝左叶后上方、食管末端等。

（4）注意事项：检查时，受检者需做呼吸动作配合检查，不同断面可显示不同的结构。

2. 剑突下经下腔静脉长轴肝左叶纵断面（图1-2-21）

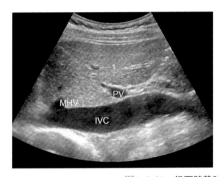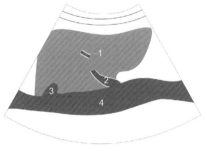

图1-2-21　经下腔静脉长轴肝左叶纵断面图

1.门静脉矢状部；2.门静脉主干（PV）；3.肝中静脉（MHV）；4.下腔静脉（IVC）。

（1）检查方法：平卧位，探头纵向置于腹部正中，声束略向右后倾斜。

（2）测量：测量下腔静脉肝后段及其右房入口处内径。

（3）临床意义：肝中静脉中间、门静脉矢状部和前下方肝圆韧带连线为背裂的位置，将这一断面分成前方的左内叶（S4）、后方的尾状叶（S1），下腔静脉在其后方的腔静脉沟内。

（4）注意事项：怀疑布-加综合征时，可在此断面观察下腔静脉右房入口处有无狭窄。

3. 剑突下左右肝斜断面（图1-2-22）

（1）检查方法：平卧位，探头置于右肋缘下，与右肋缘平行。

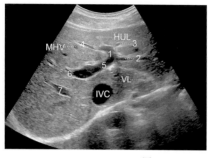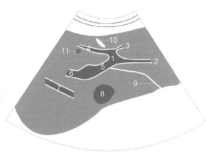

图1-2-22　剑突下左右肝斜断面

1. 门静脉左支矢状部；2. 左外叶上段支；3. 左外叶下段支；4. 左内叶支；5. 门静脉左支横部；6. 门静脉右支；7. 肝右静脉；8. 下腔静脉（IVC）；9. 静脉韧带（VL）；10. 肝圆韧带（HUL）；11. 肝中静脉（MHV）。

（2）测量：门静脉矢状部内径、门静脉左支和右支内径。

（3）临床意义：显示门静脉左支横部、矢状部、左内叶支、左外叶下段支、左外叶上段支、门静脉右支及伴行的胆管、肝右前叶、左内叶、尾状叶及部分左外叶、下腔静脉。门静脉左支横部前方为左内叶，后方为尾状叶。

（4）注意事项：肝圆韧带为S4与S2的分界，矢状部中点与肝左静脉的连线为S2与S3的分界线；横沟前方为S4，后方为S1。

4. 剑突下门静脉左支"工"形断面（图1-2-23）

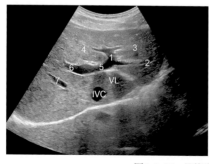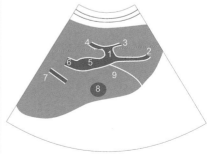

图1-2-23　门静脉左支"工"形断面

1. 门静脉左支矢状部；2. 左外叶上段支；3. 左外叶下段支；4. 左内叶支；5. 门静脉左支；6. 门静脉右支；7. 肝右静脉；8. 下腔静脉（IVC）；9. 静脉韧带（VL）。

（1）检查方法：平卧位，探头横向置于剑突下，声束指向左上。

（2）测量：测量门静脉左支矢状部内径、门静脉左支和右支内径。

（3）临床意义：显示肝左内叶、左外叶、门静脉左支矢状部、左外叶下段支、左外叶上段支及伴行的肝内胆管，胆管走行于门静脉的前方。

5.剑突下肝左叶外侧角断面（图1-2-24）

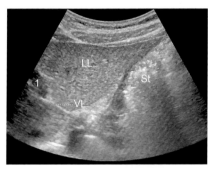 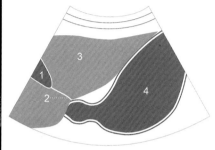

图1-2-24　肝左叶外侧角断面

1.门静脉左支矢状部；2.静脉韧带（VL）；3.肝左外叶（LL）；4.胃（St）。

（1）检查方法：平卧位，探头置于剑突下腹中线，声束指向左肩方向。

（2）临床意义：显示肝左外叶前缘、左外叶下缘、左外侧角、门静脉左支矢状部和肝左静脉属支、胃等。

（3）注意事项：检查过程中受检者需做呼吸动作配合。

6.剑突下肝左叶及尾状叶斜断面（图1-2-25）

（1）检查方法：平卧位，探头横向置于剑突下腹中线处，声束指向后上方。

（2）临床意义：显示尾状叶、左内叶、左外叶、门静脉左支横部、矢状部、下腔静脉等。

（3）注意事项：检查过程中，受检者需做呼吸动作配合。

7.剑突下肝圆韧带长轴断面（图1-2-26）

（1）检查方法：平卧位，探头纵向置于剑突下。

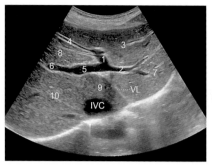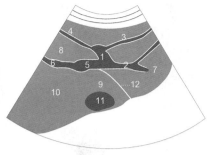

图1-2-25　肝左叶及尾状叶斜断面

1. 门静脉左支矢状部；2. 左外叶上段支；3. 左外叶下段支；4. 左内叶支；5. 门静脉左支；6. 门静脉右支；7. 左外叶；8. 左内叶；9. 尾状叶；10. 肝右叶；11. 下腔静脉（IVC）；12. 静脉韧带（VL）。

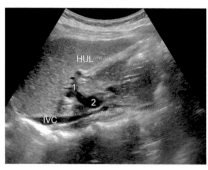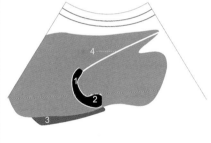

图1-2-26　肝圆韧带长轴断面

1. 门静脉左支矢状部；2. 门静脉主干；3. 下腔静脉（IVC）；4. 肝圆韧带（HUL）。

（2）临床意义：显示肝左叶、尾状叶、肝圆韧带、下腔静脉、门静脉左支矢状部。

（3）注意事项：脐静脉走行于肝圆韧带内，肝硬化门静脉高压时可于此处检出脐静脉扩张。

8. 剑突下肝圆韧带斜断面（图1-2-27）

（1）检查方法：平卧位，探头横向置于剑突下，声束指向后上方。

（2）临床意义：肝圆韧带呈三角形高回声。

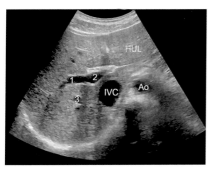 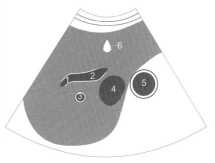

图1-2-27 **肝圆韧带斜断面**

1.门静脉右支；2.门静脉左支；3.肝静脉；4.下腔静脉（IVC）；5.腹主动脉（Ao）；6.肝圆韧带（HUL）。

（3）注意事项：勿将肝圆韧带误认为肝内占位性病变。

9. 肋缘下"H"形结构断面（图1-2-28）

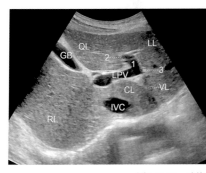 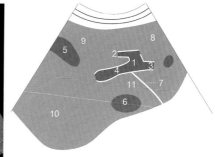

图1-2-28 **肋缘下"H"形结构断面**

1.门静脉左支矢状部；2.左内叶支；3.左外叶上段支；4.门静脉左支（LPV）；5.胆囊（GB）；6.下腔静脉（IVC）；7.静脉韧带（VL）；8.左外叶（LL）；9.方叶（QL）；10.肝右叶（RL）；11.尾状叶（CL）。

（1）检查方法：平卧位，探头斜置于右肋缘下，并与右肋缘平行，声束指向右后上方。

（2）临床意义：显示肝右叶、左内叶、左外叶、尾状叶、胆囊、下腔静脉、第一肝门、静脉韧带、肝左静脉。

（3）注意事项：胆囊长轴中线和下腔静脉左缘连线为肝左叶和右叶的分界；肝圆韧带和静脉韧带连线为左外叶和左内叶分界；横沟为S4与S1分界。

10. 第一肝门高位斜断面（图1-2-29）

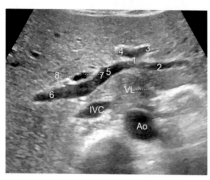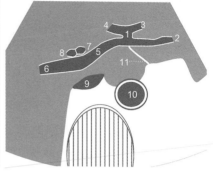

图1-2-29　第一肝门高位斜断面

1. 门静脉左支矢状部；2. 左外叶上段支；3. 左外叶下段支；4. 左内叶支；5. 门静脉左支；6. 门静脉右支；7. 左肝管；8. 右肝管；9. 下腔静脉（IVC）；10. 腹主动脉（Ao）；11. 静脉韧带（VL）。

（1）检查方法：平卧位，探头横向置于剑突下腹中线偏右，声束指向后上方。

（2）临床意义：显示第一肝门处门静脉左右分支长轴断面及伴行的左右肝管，以及肝左叶、肝右叶、尾状叶、下腔静脉。

11. 右肋缘下"米老鼠"征断面（图1-2-30）

（1）检查方法：左侧卧位，探头横向置于剑突下，声束略向左上方倾斜。

（2）临床意义：可显示肝中静脉、下腔静脉斜断面、胆囊、门静脉、胆总管、肝动脉等。门静脉、肝外胆管、肝动脉短轴形成"米老鼠"征结构。

12. 右肋缘下经第一肝门肝右叶斜断面（图1-2-31）

（1）检查方法：左侧卧位，探头置于右肋缘下或肋间。

（2）测量：门静脉主干及右支内径，脉冲多普勒超声测量门静脉主干

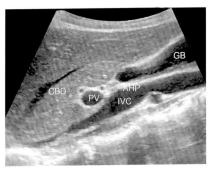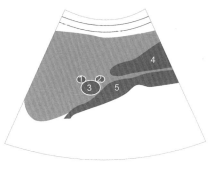

图1-2-30 **右肋缘下"米老鼠"征断面**

1.胆总管（CBD）；2.肝固有动脉（AHP）；3.门静脉（PV）；4.胆囊（GB）；5.下腔静脉（IVC）。

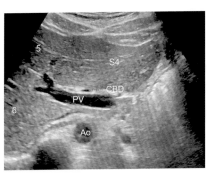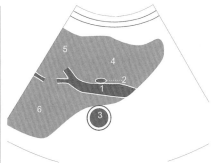

图1-2-31 **第一肝门肝右叶斜断面**

1.门脉主干及右支（PV）；2.胆总管（CBD）；3.腹主动脉（Ao）；4.左内叶（S4）；5.肝右前叶；6.肝右后叶。

及右支流速。门静脉主干内径在下腔静脉前方测量。

（3）临床意义：显示门静脉主干及右支长轴断面，胆囊、下腔静脉、胆总管斜断面。

13.肋缘下第二肝门斜断面（图1-2-32）

（1）检查方法：平卧位或左侧卧位，探头斜向置于剑突与右肋弓之间。

（2）测量：距汇入下腔静脉1～2 cm处测量肝静脉内径。

（3）临床意义：显示下腔静脉横断面，肝左、中、右静脉汇入下腔静

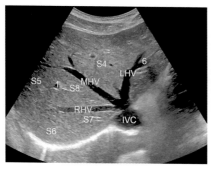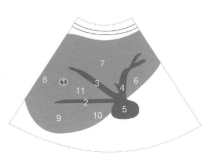

图1-2-32　第二肝门斜断面

1.门静脉右前叶支；2.肝右静脉（RHV）；3.肝中静脉（MHV）；4.肝左静脉（LHV）；5.下腔静脉（IVC）；6.左外叶；7.左内叶（S4）；8.右前叶下段（S5）；9.右后叶下段（S6）；10.右后叶上段（S7）；11.右前叶上段（S8）。

脉，门静脉右支。

（4）注意事项：肝左静脉：左内叶与肝左外叶的分界；肝中静脉：肝左内叶与肝右叶的分界；肝右静脉：肝右前叶与肝右后叶的分界；门静脉右前叶支横断面：S5与S8的分界；肝右静脉全长中点向右侧边缘连线：S6与S7的分界。

14. 剑突下肝左静脉长轴、肝左叶纵断面（图1-2-33）

（1）检查方法：平卧位，探头横向置于剑突下，声束略向左上方

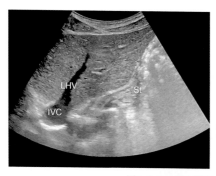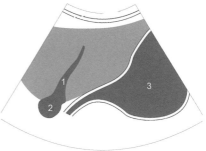

图1-2-33　肝左静脉长轴、肝左叶纵断面

1.肝左静脉（LHV）；2.下腔静脉（IVC）；3.胃（St）。

倾斜。

（2）测量：肝左静脉内径、流速。

（3）临床意义：显示肝左静脉、下腔静脉、肝左叶、胃等。

（4）注意事项：临床怀疑肝淤血、布-加综合征时，可在此断面观察肝左静脉。

15. 剑突下肝中静脉长轴断面（图1-2-34）

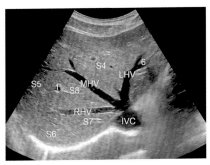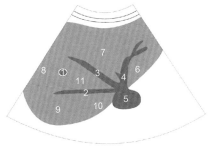

图1-2-34　肝中静脉长轴断面

1.门静脉右前叶支；2.肝右静脉（RHV）；3.肝中静脉（MHV）；4.肝左静脉（LHV）；5.下腔静脉（IVC）；6.左外叶；7.左内叶（S4）；8.右前叶下段（S5）；9.右后叶下段（S6）；10.右后叶上段（S7）；11.右前叶上段（S8）。

（1）检查方法：平卧位，探头斜置于右肋缘下，探头上方与腹中线夹角为15°～20°。

（2）测量：在距下腔静脉入口1～2 cm处测量肝中静脉内径。

（3）临床意义：显示肝中静脉、肝中静脉下腔静脉入口处。

（4）注意事项：临床怀疑肝淤血、布-加综合征时，可在此断面观察肝中静脉。

16. 右肋缘下肝右静脉长轴断面（图1-2-35）

（1）检查方法：平卧位或左侧卧位，探头斜向置于右肋缘下，与右肋弓平行。

（2）测量：在此断面上测量肝右叶最大斜径、肝右静脉内径及流速。

（3）临床意义：显示肝右静脉长轴、肝右叶最大斜断面。

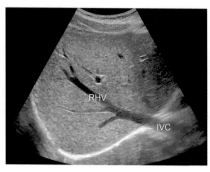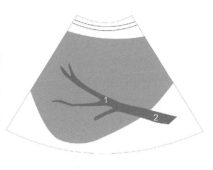

图1-2-35　肝右静脉长轴断面

1.肝右静脉；2.下腔静脉。

（4）注意事项：临床怀疑肝淤血、布-加综合征时，可在此断面观察肝右静脉。

17. 右肋间门静脉主干、右支断面（图1-2-36）

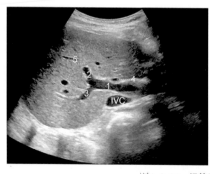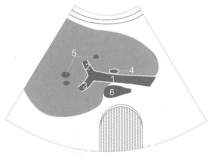

图1-2-36　门静脉主干、右支断面

1.门静脉右支及主干；2.门静脉右前支；3.门静脉右后叶上段支；4.胆总管；5.肝静脉；6.下腔静脉（IVC）。

（1）检查方法：平卧位或左侧卧位，探头置于右侧锁骨中线第7～8肋间隙。

（2）测量：测量门静脉右支内径，脉冲多普勒测量门静脉右支血流流速。

（3）临床意义：显示门静脉右支及部分主干、右肝管、下腔静脉斜断面、肝右叶、肝右静脉横断面。

18. 右肋间肝右叶、胆囊断面（图1-2-37）

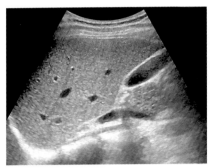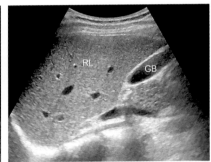

图1-2-37　右肋间肝右叶、胆囊断面

RL. 右肝；GB. 胆囊。

（1）检查方法：平卧位或左侧卧位，探头置于右侧肋间隙。

（2）临床意义：此断面可显示门静脉右前叶支及右前叶上段和下段分支、胆囊颈部、体部。

19. 右肋间肝右前叶及左内叶斜断面（图1-2-38）

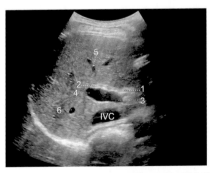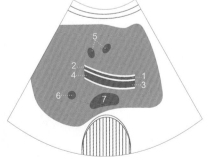

图1-2-38　肝右前叶及左内叶斜断面

1. 左肝管；2. 右肝管；3. 门脉左支；4. 门脉右支；5. 肝静脉；6. 肝右静脉；7. 下腔静脉（IVC）。

（1）检查方法：平卧位，探头置于右锁骨中线内侧第5或6肋间隙。

（2）临床意义：显示肝右前叶、左内叶、门静脉右支、下腔静脉、肝中静脉分支斜断面。

（3）注意事项：探头应与肋间隙平行。

20. 右肋缘下右肝及右肾纵断面（图1-2-39）

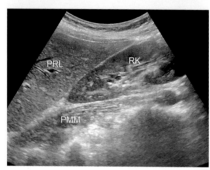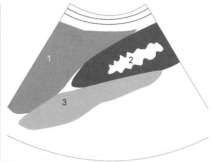

图1-2-39　右肝及右肾纵断面

1.肝右后叶（PRL）；2.右肾（RK）；3.腰大肌（PMM）。

（1）检查方法：平卧位，探头纵向置于右肋缘下、锁骨中线外侧。

（2）临床意义：显示肝右叶、右肾纵断面、肝肾隐窝。

（3）注意事项：肝、肾隐窝位置较低，腹腔少量积液时可积聚于此。

21. 右肋缘下肝右后叶、右肾横断面（图1-2-40）

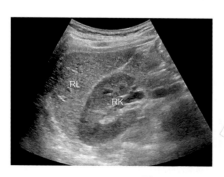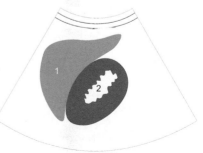

图1-2-40　肝右后叶、右肾横断面

1.肝右后叶下段（RL）；2.右肾横断面（RK）。

（1）检查方法：平卧位，探头横向置于右肋缘下。

（2）临床意义：显示肝脏与肾脏的位置关系。

（3）注意事项：嘱受检者深吸气，使肝脏下移。

22. 右肋缘下膈顶部右肝斜断面（图1-2-41）

（1）检查方法：平卧位，探头置于右肋缘下，与右肋弓平行。

（2）临床意义：显示肝右后叶、右前叶、肝右叶膈顶部。

（3）注意事项：嘱受检者深吸气，尽量使肝脏下移。

23. 右肋缘下胆总管长轴断面（图1-2-42 ~ 图1-2-44）

（1）检查方法：平卧位，探头置于右肋缘下、右肋弓中点处，声束指

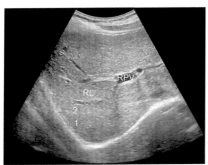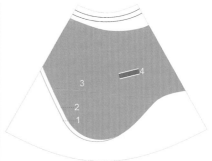

图1-2-41　**膈顶部右肝斜断面**

1. 膈肌；2. 肝包膜；3. 右肝（RL）；4. 门脉右支（RPV）。

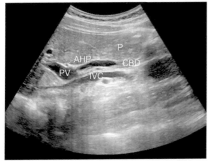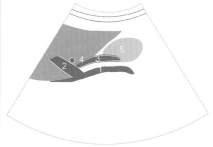

图1-2-42　**胆总管长轴断面**

1. 下腔静脉（IVC）；2. 门静脉（PV）；3. 胆总管（CBD）；4. 肝固有动脉（AHP）；5. 胰头（P）。

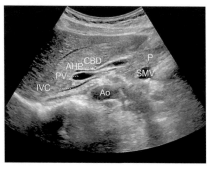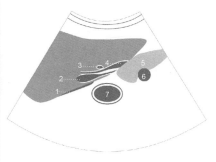

图1-2-43　**胆总管长轴断面**

1. 下腔静脉（IVC）；2. 门静脉（PV）；3. 肝固有动脉（AHP）；4. 胆总管（CBD）；5. 胰头（P）；6. 肠系膜上静脉（SMV）；7. 腹主动脉（Ao）。

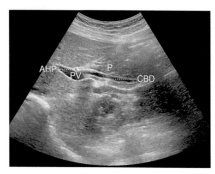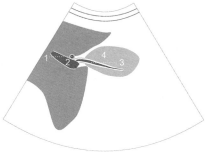

图1-2-44　**胆总管长轴断面**

1. 肝固有动脉（AHP）；2. 门静脉（PV）；3. 胆总管（CBD）；4. 胰头（P）。

向后方，嘱受检者深吸气，使肝脏下移。

（2）测量：胆总管内径。

（3）临床意义：可显示肝动脉、胆总管、门静脉、下腔静脉，此断面是追踪肝外胆管走行及确定病变位置的常用断面。

（4）注意事项：不同断面，肝动脉、胆总管、门静脉三者位置关系不一，三者常不在一个断面上同时显示。

24. **剑突下肝总动脉及脾动脉长轴断面（图1-2-45）**

（1）检查方法：平卧位，探头横向置于剑突下。

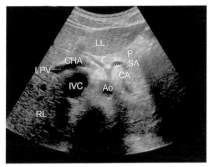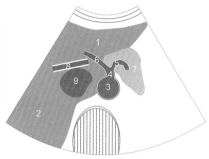

图1-2-45　肝总动脉及脾动脉长轴断面

1. 肝左叶（LL）；2. 肝右叶（RL）；3. 腹主动脉（Ao）；4. 腹腔干动脉（CA）；5. 脾动脉（SA）；
6. 肝总动脉（CHA）；7. 胰腺（P）；8. 门静脉左支（LPV）。

（2）测量：肝总动脉流速在此断面测量。

（3）临床意义：显示肝总动脉、脾动脉长轴断面，胰腺上缘横断面，腹主动脉及下腔静脉横断面。

（4）注意事项：肝动脉75%～77%从腹腔动脉发出，有23%～25%异位起源，有10.7%～11.1%起源于肠系膜上动脉，其余起源于胃左动脉。

（五）肝脏正常超声表现

（1）正常肝脏实质呈均匀的点状中等回声，肝包膜呈光滑、完整的细线样高回声（图1-2-46）。门静脉、肝静脉、胆管等规则走行于肝实质内。膈肌圆钝平滑，少数人可见膈肌小叶（图1-2-47），需注意与病变鉴别。

肝上缘肝角多圆钝，下缘肝角多锐利（图1-2-48）。

（2）正常肝脏血管彩色及脉冲多普勒表现：腹腔动脉发出肝总动脉和脾动脉，肝总动脉发出胃十二指肠动脉后称为肝固有动脉，肝固有动脉分出肝左动脉和肝右动脉。

肝动脉是入肝血流，波形为中、低阻力型，正常肝动脉阻力指数为0.5～0.7（图1-2-49）。

三支肝静脉在横膈处汇入下腔静脉，肝静脉的脉冲多普勒波形表现为

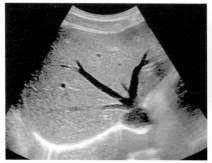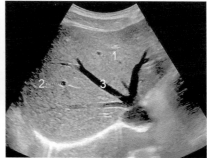

图1-2-46　肝脏正常声像图

1. 肝实质；2. 门静脉；3. 肝静脉。

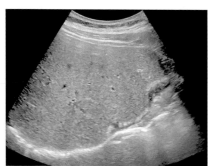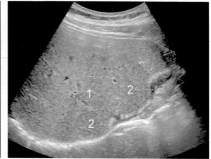

图1-2-47　正常肝脏与膈肌小叶

1. 肝实质；2. 膈肌小叶。

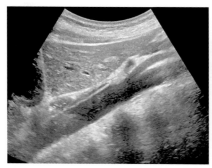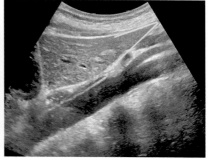

图1-2-48　肝脏左叶下角锐利

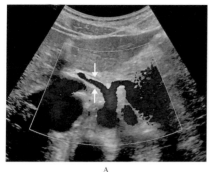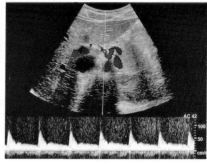

A   B

图1-2-49　正常肝动脉彩色多普勒血流成像

A. 彩色多普勒血流图显示肝总动脉（箭头）入肝血流；B. 脉冲多普勒显示肝总动脉频谱及流速曲线，血流呈搏动性，有明显的收缩期和舒张期。

"W"形的搏动血流，此种波形主要与血液离开肝脏汇入心脏和心房收缩血液反流入肝有关（图1-2-50）。

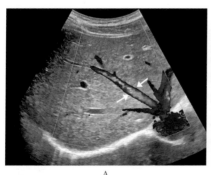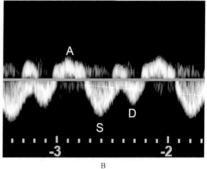

A   B

图1-2-50　正常肝静脉彩色多普勒血流成像

A. 彩色多普勒血流图显示肝中静脉（箭头）离肝血流；B. 脉冲多普勒显示肝中静脉频谱及流速曲线，呈"W"形（其中A峰表示心房收缩时的反向搏动；S峰表示心室收缩期；D峰表示心室舒张期）。

门静脉系统将肠道和脾脏的血液运送至肝脏，正常门静脉及其属支为入肝血流。彩色多普勒血流有轻度期相性，主要与呼吸相关的压力变化和心肌收缩有关（图1-2-51）。

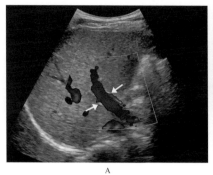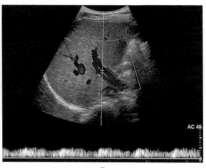

图1-2-51　正常门静脉彩色多普勒血流成像

A. 彩色多普勒血流图显示门静脉入肝血流；B. 脉冲多普勒显示门静脉血流频谱有轻度期相性。

七、超声检查主要观察内容

（一）肝脏主要观察内容

（1）肝脏大小、形态、表面、包膜、实质回声。

（2）肝脏内病变数目、大小、部位、回声、形态、边界、内部构成（囊性、实性、囊实混合性）、边缘、后方回声、特殊征象等；病变周边及内部血供、血流动力学参数［血流速度、阻力指数（RI）、搏动指数（PI）等］。

（3）怀疑原发性恶性病变时，应询问病史，并常规扫查肝门、后腹膜淋巴结以了解有无转移情况，扫查脾脏有无增大，扫查腹腔有无积液。

（4）怀疑转移性恶性病变时，应询问病史，并扫查胃肠道或腹腔以寻找原发病，扫查肝门、后腹膜、肠系膜淋巴结以了解有无转移情况。

（二）门静脉主要观察内容

（1）门静脉主干、左支、右支的内径、走行、结构。

（2）门静脉管腔是否通畅，有无狭窄、扩张、血栓、癌栓、海绵样变性等。

（3）门静脉血流频谱是否呈期相性。

（三）肝静脉主要观察内容

（1）肝静脉内径、走行、结构。

（2）肝静脉管腔内是否通畅，有无狭窄、扩张、血栓、癌栓、狭窄等。

（3）肝静脉血流频谱是否呈期相性。

（四）肝内胆管主要观察内容

（1）胆管内径、管壁厚度。

（2）胆管内病变数目、大小、部位、回声、移动性、后方声影、血供、与管壁的关系、基底部等特点。

（3）怀疑恶性病变时，应常规扫查胆囊、肝脏、胰腺、肠道、肝门部及后腹膜淋巴结，以了解有无转移情况。

八、肝脏超声造影

（一）肝脏超声造影适应证

（1）正常肝背景下肝脏局灶性病变检出及定性诊断。

（2）肝弥漫性病变背景下病变检出及定性诊断。

（3）肝脏恶性肿瘤分化程度判断。

（4）肝恶性肿瘤分期诊断。

（5）超声造影引导穿刺。

（6）评估肝脏局灶性病变治疗后的局部疗效、并发症和随访。

（7）预测肝脏局灶性病变治疗疗效及预后。

（8）术中超声。

（9）肝外伤评估。

（10）肝脏血流灌注状态的评估。

（11）肝内血管疾病评估。

（12）肝移植后评估受体和供肝的血供情况。

（13）其他。

（二）肝脏超声造影观察内容

1. 肝脏超声造影时相划分·见表1-2-1。

2. 观察内容·肝脏超声造影主要从病灶或肝组织增强的开始时间、增强水平、血管构筑特征、造影剂分布特征、造影剂流入方向以及增强模式等方面进行分析。

表 1-2-1　肝脏超声造影观察时相划分（造影剂注射后时间）

时　相	开始时间（s）	结束时间（s）
动脉期	10～20	30～45
门脉期	30～45	120
延迟期	＞120	微泡消失（大约4～6 min）

（1）增强开始时间：指病灶或肝组织开始出现增强的时间，也称为造影剂到达时间。

（2）增强水平：病灶的增强水平以邻近的肝组织增强水平作为参照，可分为无增强、低增强、等增强和高增强（图1-2-52）。

（3）血管构筑特征：造影剂到达病变区域时，最先显示的是病变内部的微血管，此时观察到的血管构筑特征对于病变的诊断具有重要意义。血管构筑可分为以下几种形态：点状、线状、树枝状、网篮状、轮辐状等，其中轮辐状具有特征性，多见于肝局灶性结节性增生。也可分为规则和不规则血管形态，不规则多见于恶性肿瘤。

（4）造影剂分布特征：分布特征是指造影剂在病变内的分布情况，此时造影剂从微血管进入到微循环。主要分为以下几种类型。① 均匀增强：病灶内部增强水平均匀一致（图1-2-53A）。② 不均匀增强：病灶内增强水平不一致，呈现高低不等的特征（图1-2-53B）。③ 周边结节状增强：病灶的边缘内侧见多个大小不等的结节状增强，中央部分呈低或无增强，为肝血管瘤特征性的造影表现（图1-2-53C）。④ 周边厚环状增强（面圈征）：病灶边缘呈厚度基本一致、规整的厚环状增强，中央区多呈无或低增强，为转移性肝癌的特征造影表现（图1-2-53D）。⑤ 周边不规则环状增强：病灶边缘呈厚度不一的不规则环状增强，环的形状不规整，中央部分为低增强或无增强（图1-2-53E），多见于肝内胆管癌和肝脓肿等。⑥ 蜂窝状增强：病灶内出现网格状增强带，网格间呈低增强或无增强，整体病灶呈现蜂窝状改变，多见于肝脓肿（图1-2-53F）。

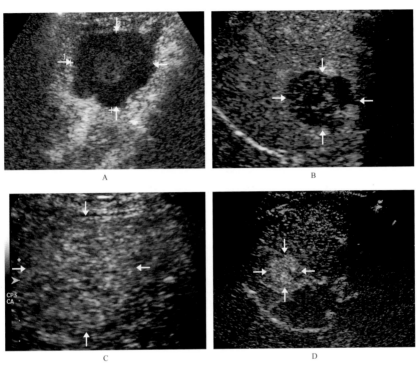

图1-2-52　肝脏超声造影增强水平
A. 无增强；B. 低增强；C. 等增强；D. 高增强。

（5）造影剂流入方向：造影剂流入方向主要分为向心性增强和离心性增强。前者造影剂最开始出现于周边，然后向中心扩展，多见于肝细胞性肝癌、肝腺瘤、肝血管瘤等；后者造影剂最开始出现于中央，之后向周边扩展，多见于肝脏局灶性结节性增生等。

（6）增强模式：增强模式主要是指病变的增强水平随着时相的演变所发生的变化，增强模式是对病变定性诊断的重要依据。一般恶性病变增强模式表现为动脉期快速高增强，门静脉期/延迟期明显消退至低增强或无增强，即"快进快出"。一般良性病变的增强模式是动脉期呈高增强或等增强，门静脉期/延迟期维持不变或呈等增强，即"快进等出""等进等出"。囊性病灶或坏死病灶在三个时相均呈无增强。

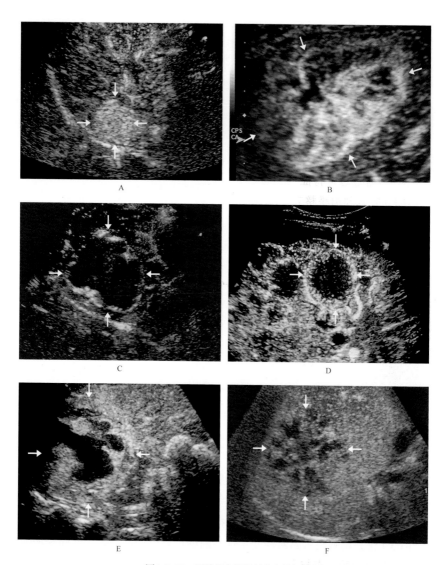

图 1-2-53　**肝脏超声造影剂分布特征**

A. 均匀增强；B. 不均匀增强；C. 周边结节状增强；D. 周边厚环状增强（面包圈征）；E. 周边不规则环状增强；F. 蜂窝状增强。

第三节·肝脏良性局灶性疾病

一、肝囊肿

肝囊肿（hepatic cyst）为最常见的肝内良性病变。

（一）普通超声特征

（1）肝囊肿边缘整齐光滑，内部呈无回声，部分囊肿内可见条状高回声分隔。囊壁光滑、菲薄，呈高回声，部分可见两侧囊壁回声失落，后方回声增强（图1-3-1）。

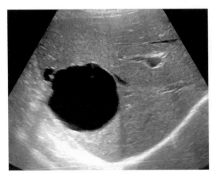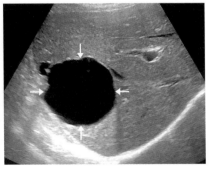

图1-3-1　**肝囊肿**

肝右叶见无回声区（箭头），大小4.1 cm×4.0 cm，类圆形，边界清晰，可见侧壁回声失落，壁光滑，后方回声增强。

（2）肝囊肿形态多呈圆形或椭圆形，边界清晰。

（3）囊肿较小时可因部分容积效应呈低回声或弱回声。巨大的肝囊肿可占据整个腹腔，需与大量腹水鉴别。位于肝表面、张力较低的囊肿需与肝周局限性积液相鉴别。

（4）彩色多普勒超声：囊肿内部无血流信号。大的囊肿在囊壁上显示少量点、条状血流信号，脉冲多普勒超声检测多为静脉血流或低阻动脉血流。

（二）超声造影表现

病灶动脉期、门脉期及延迟期均呈无增强。

（三）临床概要

肝囊肿可单发也可多发（图1-3-2），大多数为先天性。囊肿较小时，患者多无临床症状，囊肿较大时可出现上腹部不适、隐痛等。当囊肿合并出血、感染时，患者可出现腹痛、腹胀、发热、白细胞增高等临床表现。超声是肝囊肿首选检查方法，一般可确诊。

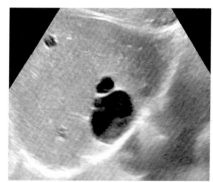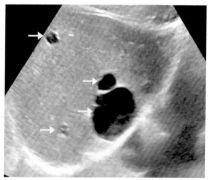

图1-3-2　**肝多发囊肿**
肝内见数个无回声区（箭头），较大者大小4.3 cm×3.1 cm，后方回声稍增强。

（四）注意事项

肝囊肿主要应与多囊肝、肝包虫病、肝脓肿等鉴别。合并感染、出血时囊腔内出现弥漫性点状回声，可随体位改变而移动，囊壁可增厚。合并感染时，囊壁或分隔上可测出动脉血流频谱，需与肝脓肿相鉴别，此时进一步超声造影检查可提供帮助（图1-3-3）。

二、多囊肝

多囊肝（polycystic liver）是肝先天性发育异常所致，具有家族遗传性。

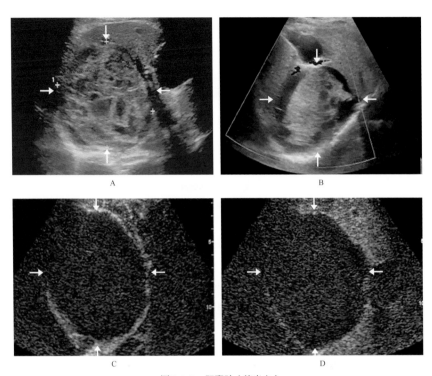

图1-3-3　肝囊肿（伴出血）

A. 灰阶彩色：肝右叶见混合回声区，大小8.8 cm×7.7 cm，形态规则，边界清晰，内部回声不均匀；B. 彩色多普勒超声：病灶周边见少量血流信号（箭头）；C. 超声造影：动脉期（18 s）病灶内部呈无增强，囊壁呈稍高增强；D. 超声造影延迟期（180 s）病灶内部呈无增强，囊壁呈等增强（箭头）。

（一）超声特征

（1）肝脏体积多增大，肝表面凹凸不平，形态失常。实质回声增粗、增强，囊肿较多时无法显示正常肝实质及肝内管道结构。

（2）多囊肝囊肿大小不等，形态多样，边界清晰，后方回声增强不明显（图1-3-4）。

（3）彩色多普勒超声：囊肿内部无血流信号。

（二）临床概要

多囊肝患者囊肿体积较大时可有消化道症状，如上腹部胀痛等，部分

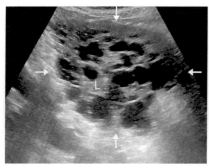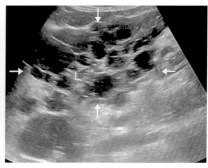

图1-3-4　多囊肝

肝内见弥漫分布的无回声区，囊肿间肝实质（L）回声稍增高，囊肿后方回声稍增强。L.肝脏。

患者因肝脏体积明显增大，右上腹可扪及肿块。可合并多囊肾、多囊脾。

（三）注意事项

多囊肝需与肝脏多发囊肿（表1-3-1）、Caroli病等鉴别。怀疑多囊肝时，应注意同时检查肾脏、胰腺及脾脏。

表1-3-1　多囊肝和肝多发囊肿的鉴别

鉴别要点	多　囊　肝	肝多发囊肿
是否遗传	是（常染色体显性遗传）	否
是否合并多囊肾、多囊脾	是	否
囊肿排列	同一断面出现多个弥漫分布的囊肿	同一断面一个或数个囊肿，界限清楚
肝实质	回声增强、增粗，严重时无法显示正常肝实质及肝内管道结构	回声多无明显变化

三、肝包虫病

肝包虫病（hepatic hydatid disease）是一种人畜共患的寄生虫病。

（一）超声特征

（1）肝脏体积常增大，靠近包膜的囊肿可致包膜隆起，左右叶比例失调，肝内管道结构可受压移位，邻近器官如右肾、胆囊等也可受压致位置异常。

（2）肝包虫病声像图多变，超声分型主要包括单囊型、多囊型和混合型等（表1-3-2），常见以下征象。

表 1-3-2   **肝包虫病超声分型比较**

鉴别点	单 囊 型	多 囊 型	混 合 型
数 目	单个	多个	可单个，也可多个
内部回声	无回声	无回声，部分相连呈"蜂窝状"	高回声或混合回声
形 态	圆形或类圆形	圆形或类圆形	圆形或类圆形
边 界	边界清晰	边界清晰	边界清晰
特 征	"双壁征""飘雪征""水中百合花征"	"囊中囊""车轮征"	脑回状、洋葱状
囊 壁	较厚（0.3～0.5 cm），可呈双层	囊壁较厚，毛糙	囊壁伴钙化

双壁征：肝包虫病单囊型囊壁可呈双层，称为"双壁征"（图1-3-5A）。

飘雪征：肝包虫病单囊型，囊内可出现细小的点状回声沉积于囊底，随体位改变而移动，称为"飘雪征"（图1-3-5B）。

水中百合花征：肝包虫病单囊型囊内壁破裂时，内外囊壁分离，内囊壁塌陷漂浮于囊液中，囊液中可见不规则迂曲带状强回声，变换体位或加压扫查时，该带状回声漂浮变形，形如"水中百合花"（图1-3-6A）。

车轮征：肝包虫病多囊型可表现为数个囊肿相连，呈车轮状，称为"车轮征"（图1-3-6B）。

囊中囊：肝包虫病多囊型母囊内有多个大小不一的小囊肿，可呈蜂窝状聚集在母囊的内部，称为"囊中囊"（图1-3-7）。

脑回状或洋葱状：肝包虫病囊肿囊内实变，呈高低不等实性回声

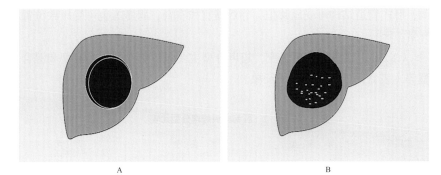

A   B

图1-3-5　肝包虫病（单囊型）

A."双壁征"示意图；B."飘雪征"示意图。

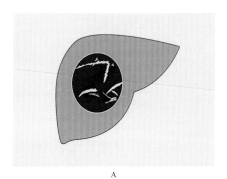

A

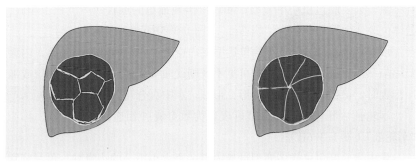

B

图1-3-6　肝包虫病示意图

A."水中百合花征"示意图；B."车轮征"示意图。

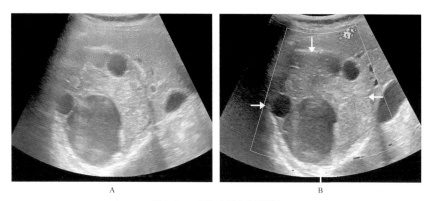

图1-3-7　肝包虫病（多囊型）

A. 灰阶超声：肝内见一个囊实混合回声，大小8.5 cm×6.5 cm，内见数个无回声，呈"囊中囊"，后方回声增强；B. 彩色多普勒超声：病灶内未见血流信号（箭头）（青海省第四人民医院超声电生理科王金环主任提供）。

（图1-3-8）。

囊壁钙化：肝包虫病混合型囊壁增厚粗糙，见环形强回声，似"蛋壳"样或"瓦缸边"（图1-3-8、图1-3-9）。

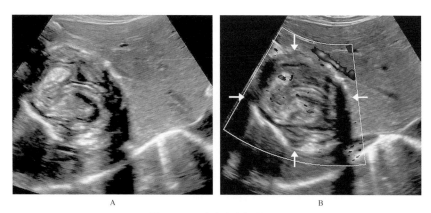

图1-3-8　肝包虫病（囊壁钙化）

A. 灰阶超声：肝右叶见高低混合回声区，大小7.2 cm×6.8 cm，内部实变，呈"脑回状"，周边见环形钙化，呈"蛋壳样"（箭头）；B. 彩色多普勒超声：病灶内未见血流信号（复旦大学附属华东医院陈林主任提供）。

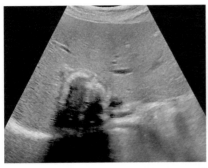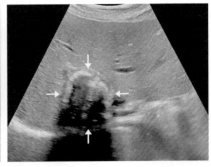

图 1-3-9　肝包虫病（钙化型）

肝右叶见一个混合回声区，大小 4.7 cm×5.0 cm，周边见粗大强回声（钙化），呈"瓦缸边样"（箭头）（青海省第四人民医院超声电生理科王金环主任提供）。

（二）临床概要

肝包虫病主要发生于牧区（我国青海、西藏、新疆、甘肃、宁夏等地）。可在人体内潜伏多年，患者早期无明显症状，后期囊肿较大时可出现右上腹胀痛或不适、上腹部包块等表现。

在人畜间形成感染的有两种类型，一种是由细粒棘球绦虫的虫卵感染所致的单房型棘球蚴病，简称棘球蚴病或包虫囊肿，通常称包虫病；另一种是由多房型棘球绦虫或多房泡球绦虫的虫卵感染引起的多房型棘球蚴病，简称泡球蚴病，通常称泡型包虫病。两种包虫病的形态学、流行病学、病理、病程、预后以及临床处理方法截然不同。泡型包虫病呈浸润性生长，往往无法根治，预后不佳。

超声是诊断肝包虫囊肿的首选方法，肝包虫病的诊断需结合病史、流行病学、症状、体征及各种实验室检查等。

（三）注意事项

肝包虫病囊肿实变应注意与肝囊肿伴出血或感染、肝癌、肝脓肿等鉴别，伴有钙化时应注意与肝脏结核等鉴别。

四、肝脓肿

肝脓肿（liver abscess）是一种临床上常见的肝脏炎症性病变。

（一）普通超声特征

肝脓肿主要分为炎症期、脓肿形成期、脓肿吸收期，不同时期的脓肿超声图像往往差异较大（表1-3-3）。

表1-3-3　肝脓肿不同时期普通超声特征

观察指标	脓肿前期（炎症期）	脓肿形成期	脓肿吸收期
回　声	低回声，可见点状强回声	液化不全时呈蜂窝状混合回声，液化完全时呈无回声	内部无回声区明显缩小或消失，呈斑片状或条索状高回声
形　态	欠规则	圆形或类圆形	欠规则
边　界	不清晰	清晰	不清晰
边　缘	高回声圈或低回声晕环	稍高回声的炎性反应圈	模糊
囊　壁	不明显	不均匀增厚，内壁呈虫蚀状	回声增高
CDFI	病灶内可检测出点状或条状血流信号	分隔及脓肿壁可检测出血流信号，液化坏死区内无血流信号	较前减少或无血流信号

（二）超声造影表现

（1）肝脓肿典型超声造影表现为动脉期呈蜂窝状高增强或稍高增强，门脉期及延迟期呈等增强或低增强（图1-3-10～图1-3-12）。

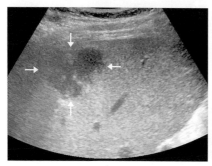

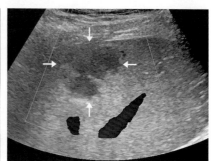

A　　　　　　　　　　　　B

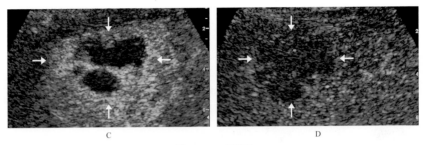

图 1-3-10　肝脓肿

A. 灰阶超声：肝右叶见一个囊实混合回声区，大小为3.8 cm×3.1 cm，形态规则，边界欠清晰，内部回声不均匀，可见呈极低回声的液化坏死区；B. 彩色多普勒超声：病灶内部及周边见少量血流信号（箭头）；C. 超声造影：动脉期（23 s）病灶呈快速不均匀蜂窝状高增强，液化坏死区呈无增强（箭头）；D. 超声造影：门脉期（113 s）病灶呈不均匀低增强，液化坏死区呈无增强（箭头）。

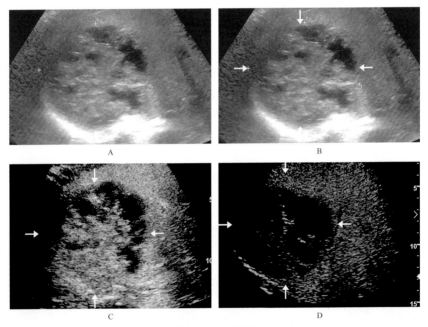

图 1-3-11　肝脓肿

A. B. 灰阶超声：肝右叶见一个囊实混合回声区，大小9.2 cm×9.0 cm，形态规则，边界清晰，内部回声不均匀，内可见无回声液化区（箭头）；C. 超声造影：动脉期（23 s）病灶呈快速不均匀蜂窝状等增强，液化区呈无增强（箭头）；D. 超声造影：延迟期（223 s）病灶呈不均匀低增强，液化区呈无增强（箭头）。

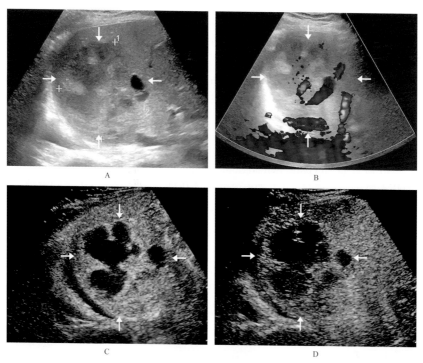

图1-3-12　肝脓肿

A. 灰阶超声：肝右叶见一个囊实混合回声区，大小7.0 cm×6.5 cm，形态规则，边界欠清晰，内部回声不均匀，内可见片状低回声（液化区）；B. 彩色多普勒超声：病灶内部及周边见丰富血流信号；C. 超声造影：动脉期（25 s）病灶呈快速不均匀蜂窝状稍高增强，液化区呈无增强（箭头）；D. 超声造影：延迟期（135 s）病灶呈不均匀低增强，液化区呈无增强（箭头）。

（2）脓肿形成期，动脉期脓肿内无增强区较前增大，门静脉期及延迟期实性部分基本呈等增强。

（3）脓肿完全液化时病灶无明显增强，脓腔边缘光滑或稍毛糙。

（4）脓肿恢复期表现为脓腔缩小，超声造影表现不典型，多为动脉期稍高增强，门脉期及延迟期呈等增强或低增强。

（三）临床概要

肝脓肿临床上主要以细菌感染引起多见。典型临床表现为：寒战、高热、上腹部疼痛、白细胞明显增高等。

脓肿急性期未局限时可给予抗生素和营养支持治疗，脓肿成熟时可行超声引导下穿刺引流，脓肿破溃时需行切开引流。

（四）注意事项

肝脓肿的超声诊断需要与肝囊肿伴感染或出血，以及肝癌伴液化、坏死或出血鉴别，超声造影检查有助于鉴别。

五、肝血管瘤

肝血管瘤（hepatic hemangioma）是肝脏最常见的良性肿瘤，分为海绵状血管瘤（最常见）、毛细血管瘤、硬化性血管瘤、血管内皮细胞瘤。

（一）普通超声特征

（1）单个或多个病灶。大小不等，直径1～3 cm多见，最大的直径可达60 cm。

（2）病灶呈高回声（图1-3-13）、低回声（图1-3-14）及混合回声不等，后方回声可增强。

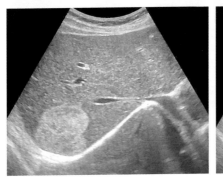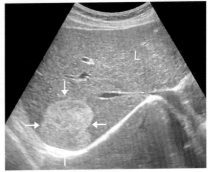

图1-3-13　**肝血管瘤（高回声型）**

肝右叶见一个高回声，大小3.4 cm×2.8 cm，形态规则，边界清晰，内部回声欠均匀，呈"筛网状"。L. 肝脏。

（3）病灶多呈圆形或椭圆形，边界清晰。直径大于5 cm的血管瘤形态上可能变得不规则，甚至呈分叶状。

（4）小血管瘤内部可见间隔管状或点状无回声区，呈筛网状。2 cm以

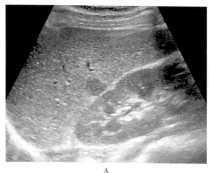
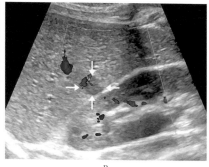

图 1-3-14　肝血管瘤（低回声型）

A. 灰阶超声：肝右叶见一个低回声区，大小 1.4 cm×1.3 cm，形态规则，边界清晰，内部回声均匀，边缘见高回声环；B. 彩色多普勒超声：病灶内部及周边可见少量血流信号（箭头）。

上者，病灶边缘处可出现不规则"小等号"状无回声，即"边缘裂隙征"。

（5）肿瘤边界多清晰，病变边缘可见线状高回声环绕，似浮雕状（图 1-3-15）。

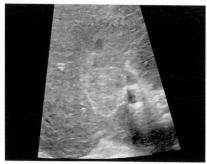
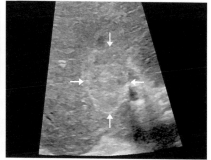

图 1-3-15　肝血管瘤（周边高回声环）

（6）彩色多普勒超声：病灶内一般无或边缘见少量血流信号，随着血管瘤增大，检出血流信号概率增加。少数直径小于 2 cm 的血管瘤内部可见极丰富的血流信号，并测出高速血流频谱。

（二）超声造影特征

肝血管瘤典型超声造影表现为动脉期周边结节状高增强，增强时间早于或等于周围肝实质，门静脉期及延迟期逐渐向心性充填，随后始终呈高或等增强（图1-3-16）。

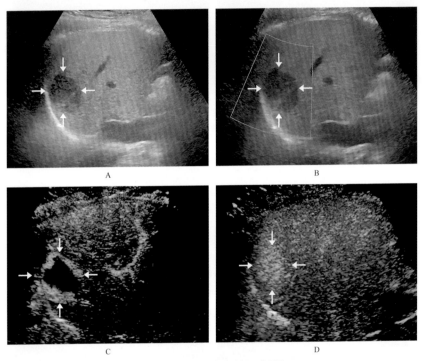

图1-3-16　肝血管瘤（低回声型）

A. 灰阶超声：肝内见一个低回声区，大小3.4 cm×2.8 cm，形态规则，边界清晰，内部回声均匀（箭头）；B. 彩色多普勒超声：病灶内未见血流信号（箭头）；C. 超声造影：病灶动脉期（21 s）呈周边快速结节状高增强（箭头）；D. 超声造影：病灶门脉期（143 s）呈稍高增强（箭头）。

（三）临床概要

肝血管瘤患者一般无明显临床症状。中年女性多见，以单发常见。

（四）注意事项

低回声型肝血管瘤主要与肝局灶性结节性增生和小肝癌鉴别，部分低回声型和混合回声型肝血管瘤不易与原发及转移性肝癌鉴别。超声造影检查有助于明确诊断。

高回声型肝血管瘤主要与肝硬化再生结节、肝局灶性脂肪沉积、肝血管平滑肌脂肪瘤、肝圆韧带等鉴别。

部分混合回声型肝血管瘤需注意与肝细胞性肝癌、转移性肝癌、肝血管肉瘤等鉴别。

六、肝局灶性结节性增生

肝局灶性结节性增生（focal nodular hyperplasia，FNH）为正常肝细胞以异常结构排列形成的肝脏良性实性肿块，而非肿瘤性病变。

（一）普通超声特征

（1）病灶内部多呈低回声（图1-3-17）、等回声（图1-3-18）或稍高回声，其中等回声多见（占66.7～74.3%）。

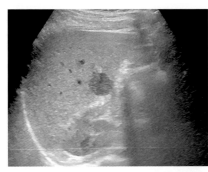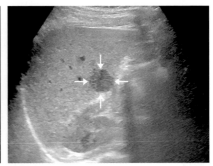

图1-3-17　**肝局灶性结节性增生**

肝右叶见一个低回声区，大小2.0 cm×2.0 cm，形态规则，边界清晰，内部回声均匀。

（2）内部回声多均匀，周边无明显包膜及声晕，部分病灶内部可见条索状高回声自中心向周围呈放射状分布，为中央瘢痕样回声。

（3）病灶形态规则或不规则，边界清晰。

（4）病灶周围肝实质回声多正常。

（5）彩色多普勒超声：病灶内部及周边可见丰富血流信号，典型者在结节周边见一粗大的血管伸入结节中央，之后呈放射状向周边延伸，形成"轮辐状"改变。频谱多普勒可检出动脉性血流频谱，血流阻力指数中等偏低。

（二）超声造影特征

FNH典型超声造影表现为动脉期轮辐状离心性高增强，门静脉期及延迟期不消退，部分可见表现为低增强的中央瘢痕（图1-3-18、图1-3-19）。

（三）临床概要

FNH是肝内仅次于肝血管瘤的第二常见的良性肿瘤样病变。发病率1%～3%。多数FNH患者无明显临床症状，女性较多见，目前病因不明。

（四）注意事项

FNH需与原发性及转移性肝癌鉴别，FNH常有脂肪肝背景，而很少

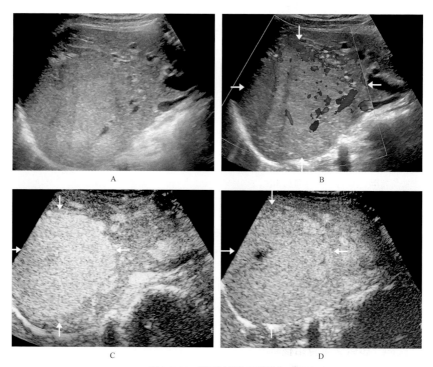

图1-3-18 肝局灶性结节性增生

A. 灰阶超声：肝右叶见一个等回声区，大小9.0 cm×8.0 cm，形态尚规则，边界尚清晰，内部回声欠均匀；B. 彩色多普勒超声：病灶内部可见丰富血流信号（箭头）；C. 超声造影：动脉期（27 s）病灶呈快速均匀高增强（箭头）；D. 超声造影：延迟期（171 s）病灶不消退，呈稍高增强（箭头）。

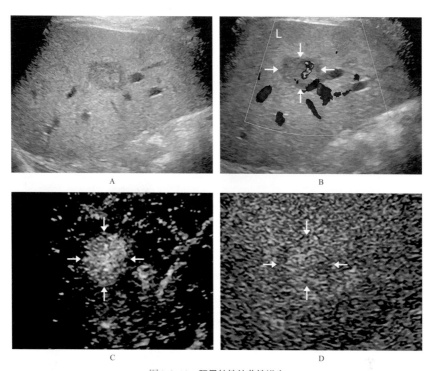

图1-3-19 **肝局灶性结节性增生**

A. 灰阶超声：肝右叶见一个低回声区，大小2.3 cm×1.7 cm，形态规则，边界清晰，内部回声均匀；B. 彩色多普勒超声：病灶内部可见血流信号（箭头）；C. 超声造影：动脉期（19 s）见病灶呈快速均匀高增强（箭头）；D. 超声造影：延迟期（126 s）病灶呈等增强（箭头）。L. 肝脏。

有肝硬化背景。FNH与部分低回声型肝血管瘤、肝腺瘤也不易鉴别。超声造影可协助判断。

七、肝结核

肝结核（hepatic tuberculosis）是结核分枝杆菌引起的肝脏特异性感染性疾病，多数为全身结核病的一部分，称为继发性肝结核。

（一）普通超声特征

（1）病灶较小时多为均匀的低回声，病灶较大时多为混合回声（图1-3-20）。病灶内出现钙化时可表现为强回声，后方伴声影。

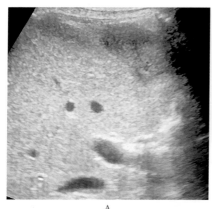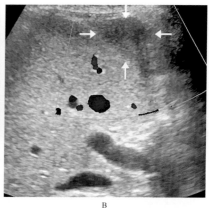

A   B

图 1-3-20 **肝结核**

A. 灰阶超声：肝内见一个低回声区，大小 5.1 cm×3.8 cm，形态椭圆形，边界清晰；B. 彩色多普勒超声：病灶内部未见血流信号（箭头）。

（2）病灶形态呈圆形或类圆形，边界清晰。

（3）彩色多普勒超声：内部多无血流信号。

（二）临床概要

肝结核临床上较少见，好发于中青年，患者临床症状无特异性，主要表现为肺、肠结核引起的临床症状。

（三）注意事项

注意患者有无肺结核、肠结核等病史或症状。

八、肝错构瘤

肝错构瘤（hepatic hamartoma）是一种罕见的肝脏良性肿瘤。

（一）普通超声特征

（1）病灶回声多为中等或稍高回声，内部回声不均匀（图1-3-21）。

（2）病灶多呈类圆形，边界清晰。

（3）彩色多普勒超声：病灶内部多无血流信号。

（二）临床概要

本病多见于婴幼儿，成人罕见，早期一般无明显症状，超声诊断较难。

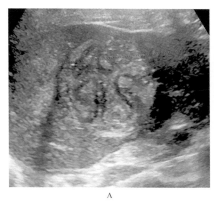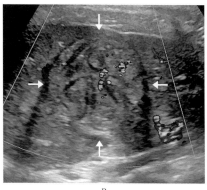

图1-3-21　**肝错构瘤**

A. 灰阶超声：肝内见一个稍高回声区，大小5.3 cm×4.8 cm，似为多个融合的片状回声组成，内部回声不均匀，可见条状低回声，边界清晰；B. 彩色多普勒超声：病灶周边可见血流信号（箭头）。

（三）注意事项

超声检查时注意与肝包虫病实变型及肝内其他良性肿瘤鉴别。

九、肝内胆管囊腺瘤

肝内胆管囊腺瘤（intrahepatic biliary cystadenoma）是少见的良性囊性肿瘤，是胆道梗阻的少见病因。通常表现为发生于肝内的多房性囊肿。

（一）超声特征

（1）病变大小不一，体积多较大，单发多见。

（2）病灶呈无回声或混合回声，常呈多房性，内可见分隔，囊壁及分隔较薄（图1-3-22）；囊壁或分隔上出现结节或乳头状突起提示恶性可能。

（3）病灶形态多不规则，边界清晰。

（4）胆管壁清晰、连续，周围肝实质无浸润，可引起胆道梗阻和肝内胆管扩张。

（5）彩色多普勒超声：病灶内一般无明显血流信号。

（二）临床概要

胆管囊腺瘤是少见的良性囊性肿瘤，原发于胆管，更常发生于肝内胆

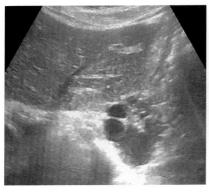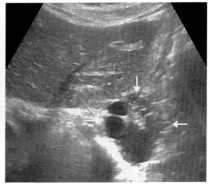

图 1-3-22　肝内胆管囊腺瘤

肝左叶见一个囊实混合回声，大小4.2 cm×4.2 cm，形态规则，边界清晰，内部呈蜂窝样改变（箭头）。

管（85%）。多发生于中年女性。患者可出现腹胀、黄疸、扪及包块等临床表现。本病虽为良性肿瘤，但表现为恶性倾向，应及时诊断治疗。

（三）注意事项

肝内胆管囊腺瘤主要应与肝内胆管囊腺癌、肝脓肿、肝内胆管乳头状瘤、肝内血肿等鉴别。超声检查时注意检查胆道有无扩张及胆管壁有无浸润。

十、肝内钙化灶

肝内钙化灶（intrahepatic calcification）是指发生于肝内、类似结石的一种病变。

（一）超声特征

（1）肝内单个或多个强回声，后方伴或不伴声影（图1-3-23）。

（2）周围胆管多不扩张。

（二）临床概要

多见于外伤、炎症坏死后，肝囊性病变、肝结核、原发及转移性肝癌也可合并钙化灶。

（三）注意事项

注意与肝内胆管结石、肝内胆道积气鉴别。

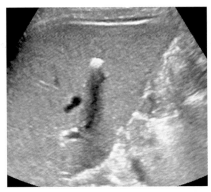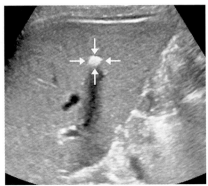

图1-3-23　**肝脏钙化灶**

肝实质内见一个强回声（箭头），后方伴声影。

十一、肝血管平滑肌脂肪瘤

　　肝血管平滑肌脂肪瘤（hepatic angiomyolipoma，HAML）是一种来源于肝间叶组织的少见良性肿瘤。HAML是由不同比例的畸形厚壁血管、平滑肌和脂肪组织构成，可分为四型：混合型、平滑肌瘤型、脂肪瘤型和血管型，以混合型最常见。

　　（一）普通超声特征

　　（1）病灶多单发，边界清晰，形态规则，周围肝实质无异常。

　　（2）肿瘤内异常血管、脂肪及平滑肌组织所占比例不同，超声回声也有所不同。脂肪瘤型表现为均匀的高回声结节，与肝脂肪瘤相似。混合型表现为内部回声分布不均匀，以高回声为主（图1-3-24）。当其脂肪含量所占比例较低时，可表现为低回声及无回声区。

　　（3）彩色多普勒超声：内部可见较丰富血流信号，呈点状或条状。频谱多普勒检查为动脉性血流，阻力指数偏低。

　　（二）超声造影特征

　　由于HAML内部成分不同，超声造影表现各不相同。动脉期病灶多表现为早于肝实质的均匀或不均匀高增强，门脉期及延迟期则表现各异。平滑肌瘤型呈"快进快出"的表现，动脉期呈高增强而延迟期为低增强，

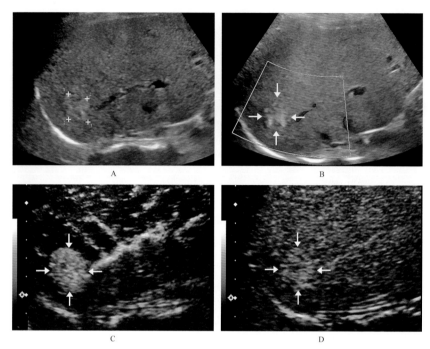

图1-3-24　**肝血管平滑肌脂肪瘤（混合型，穿刺病理证实）**

A. 灰阶超声：肝右叶见一个以高回声为主的混合回声实性结节，大小2.4 cm×1.9 cm，形态规则，边界清晰，内部回声不均匀；B. 彩色多普勒超声：病灶内部及周边未见血流信号（箭头）；C. 超声造影：动脉期（18 s）病灶呈快速均匀高增强（箭头）；D. 超声造影：延迟期（177 s）病灶缓慢消退，呈稍高增强（箭头）。

容易误诊为肝细胞肝癌。脂肪瘤型及混合型为动脉期不均匀或均匀高增强，门脉期、延迟期保持高增强或呈等增强。血管型表现为动脉期周边环状及结节状增强，造影剂逐渐呈向心性填充，与肝血管瘤有一定的重叠。

（三）临床概要

　　HAML好发于青年女性，单发，多出现于肝右叶，无肝炎、肝硬化病史，无临床症状，实验室检查无明显异常，多为体检偶然发现。

（四）注意事项

　　HAML在常规二维超声检查多呈高回声或者以高回声为主的混合回声，与肝血管瘤难以鉴别；其超声造影可表现为"快进快退"增强模式，与肝细胞癌相似。需结合临床特点、常规超声和超声造影进行综合分析，必要时通过穿刺活检进行明确诊断。

第四节 · **肝脏恶性局灶性疾病**

一、肝细胞肝癌

肝细胞肝癌（hepatocellular carcinoma，HCC）是最常见的肝脏恶性肿瘤，按大体病理一般分为结节型、块状型、弥漫型。

（一）普通超声特征

1. 灰阶超声·根据病灶形态可分为三种类型。

（1）块状型：① 病灶直径多大于 5 cm，内部回声多不均匀，以高回声或高低不等混合回声居多（图1-4-1），部分中央有液化坏死。② 肿块多呈膨胀性生长，边界清楚但形态常不规则，部分呈分叶状改变，甚至呈蟹足样生长，与周围组织分界不清。周边声晕可清楚，也可不清楚。③ 肿瘤在浸润性生长过程中反复突破包膜，可呈镶嵌样改变。在主瘤周围常可见卫星灶，直径多为 1～2 cm。④ 此型常合并门静脉癌栓。直径 > 10 cm

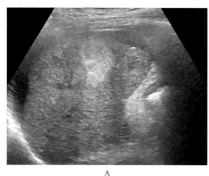
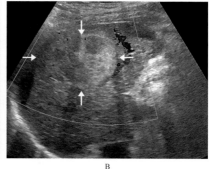

A　　　　　　　　　　　　B

图1-4-1　**HCC（块状型）**

A. 灰阶超声：肝右叶见一个高低混合回声，大小5.9 cm×3.9 cm，形态类圆形，边界清晰，内部回声不均匀；B. 彩色多普勒超声：病灶内部及周边可测及血流信号（箭头）。

者也被称为巨块型HCC（图1-4-2）。

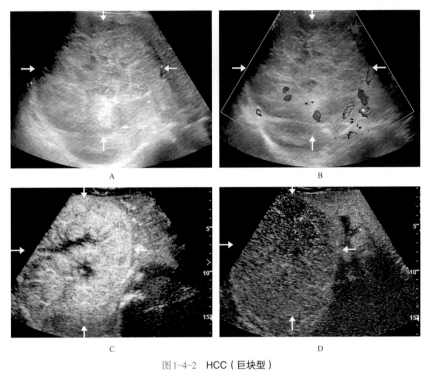

图1-4-2　HCC（巨块型）

A. 灰阶超声：肝右叶见一个等回声区，大小16.5 cm×14.6 cm，形态类圆形，边界清晰，内部回声不均匀；B. 彩色多普勒超声：病灶内部及周边可测及血流信号（箭头）；C. 超声造影：动脉期（22 s）病灶呈快速不均匀高增强（箭头）；D. 超声造影：延迟期（223 s）病灶呈低增强（箭头）。

（2）结节型：① 病灶内部呈低回声、等回声（图1-4-3）或高低不等混合回声（图1-4-4），内部回声多不均匀。边缘多有包膜，表现为病灶周边低回声晕包绕。② 病灶形态圆形或椭圆形，边界清晰。③ 本型约占20%，常伴有肝硬化背景。可单发或多发，直径多为2～5 cm。

（3）弥漫型：① 肝脏体积增大，部分病灶呈斑片状，与周围硬化肝难以区分。② 病灶内部回声不均，结节直径多≤1 cm，弥散分布在整个肝脏。③ 病灶周边多无声晕或包膜，呈浸润性生长，多无明显占位感（图1-

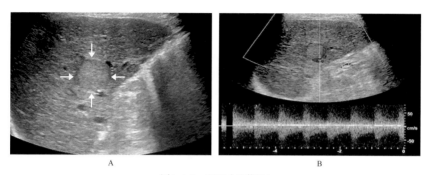

图1-4-3　HCC（结节型）

A. 灰阶超声：肝右叶见一个等回声区，大小2.1 cm×2.0 cm，形态类圆形，边界清晰，内部回声均匀，周边可见声晕（箭头）；B. 彩色多普勒超声：病灶周边可检测出血流信号，呈高阻力型动脉频谱。

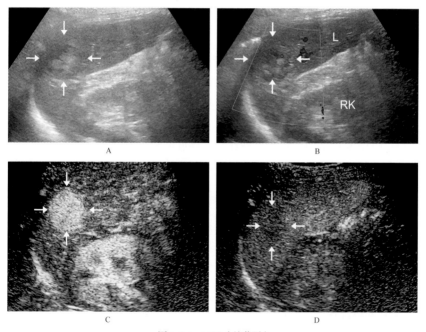

图1-4-4　HCC（结节型）

A. 灰阶超声：肝右叶S6见一个低回声区，大小3.1 cm×3.0 cm，形态类圆形，边界清晰，内部回声不均匀（箭头）；B. 彩色多普勒超声：病灶内部可见点状血流信号（箭头）；C. 超声造影：动脉期（27 s）呈快速均匀高增强（箭头）；D. 超声造影：延迟期（218 s）呈低增强（箭头）。L. 肝脏；RK. 右肾。

4-5）。④ 本型较少见，约占2%，多伴有肝硬化背景，易合并门静脉癌栓。

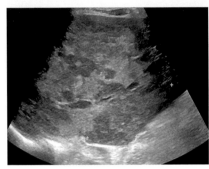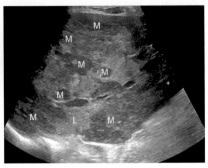

图 1-4-5　HCC（弥漫型）

肝内弥漫分布回声高低不等、边界不清的结节，部分融合成片状。L. 肝脏；M. 肿瘤。

2. 彩色多普勒超声

（1）体积较小的HCC内血流信号可不明显，随结节增大血流信号逐渐增加；直径小于2.0 cm的HCC内部血流检出率约37%，直径2～3 cm者为79%，直径大于3.0 cm者为95%。瘤内血流信号可呈点状、短线状、树枝状、网篮状、周边环状等多种形态。

（2）HCC内部血流信号一般比转移性肝癌和肝内胆管癌更丰富。

（3）频谱多普勒检查时HCC内部可检测出高速动脉性血流频谱，峰值流速多超过40 cm/s，高者可接近2.0 m/s。阻力指数显示为中到高等阻力，多大于0.6。

（4）合并门静脉癌栓或门静脉高压较明显者，门静脉血流可由向肝血流变为离肝血流。

（5）肝门区肝动脉代偿性扩张，内径明显增宽，可达5 mm以上，峰值血流速度也明显增加。

3. 间接征象

（1）癌栓：癌栓可出现在门静脉、肝静脉或胆管内，其中门静脉癌栓最常见。灰阶超声可表现为肝内管道内中等回声或低回声结构，脉冲多普勒超声在癌栓内可测及动脉性血流频谱。

（2）肝内结构推挤或受压征象：① 肝包膜局限性膨隆：可见于体积较大或位于肝包膜下的癌肿，灰阶超声可出现"驼峰征"。② 肝内管道受压：受压迫的肝内管道内径变窄、走行移位。肿瘤压迫肝门或肝内胆管时可致其远端胆管扩张。③ 肝癌破裂出血：肿瘤位于肝表面且较大时可出现自发性破裂，此时可见局部肝包膜中断、肝周或腹腔积液。

（3）毗邻脏器或组织受推挤移位：邻近胆囊、肾脏、肠道、膈肌的肿瘤可致上述结构移位或变形。

4. 肝外转移征象

（1）肝门及腹膜后淋巴结肿大：相对少见。呈低回声肿块，圆形或类圆形，可相互融合，呈分叶状改变。

（2）周围脏器浸润：肿瘤可直接浸润周围邻近脏器如胆囊、右肾、肠道、胃、胰腺、腹壁等，此时肿块与上述组织结构不清，并可见肝包膜、脏器浆膜层或被膜层的回声中断。呼吸运动时可见局部肝脏运动受限。

（3）腹腔转移：肿瘤细胞脱落至腹腔时可在腹腔内、网膜组织内、盆腔等多处出现实性肿块，多为中等回声。

（4）腹水：癌细胞侵犯腹膜可出现腹水，穿刺抽液时多为血性。

（5）其他脏器转移：晚期可转移至脾脏、肾脏、肾上腺等脏器，但相对少见。腹腔外转移多见于肺，如位于肺周，少数超声可以发现，亦可致胸腔积液。颈部淋巴结转移少见。

（二）超声造影特征

超声造影增强模式大多为"快进快出"，动脉期快速高增强，门静脉及延迟期消退为低增强。

（三）临床概要

HCC是起源于肝细胞的恶性上皮性肿瘤，占原发性肝癌的70%～85%，是我国最常见的恶性肿瘤之一。患者常伴有慢性肝炎、肝硬化等病史，肿瘤标志物血清甲胎蛋白（AFP）可明显升高。早期可无明显临床症状，中晚期可有上腹部不适、腹胀、纳差、消瘦等。

在我国，HCC多在慢性乙肝后肝硬化的基础上发生。HCC多阶段发生，一般经历以下几个阶段：再生结节（regenerative nodule，RN）、低度异型增生结节（low-grade dysplastic nodules，LGDN）、高度异型增生结节（high-grade dysplastic nodules，HGDN）、早期HCC（early HCC，eHCC）、HCC（高分化HCC、中到低分化HCC）等几个阶段。

从RN发展到HCC的过程中，门脉血供减少，肿瘤新生血管逐渐增加，以上血供变化为彩色多普勒超声及超声造影诊断HCC的基础（图1-4-6）。

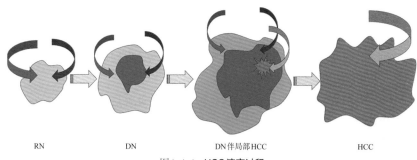

RN   DN   DN伴局部HCC   HCC

图1-4-6 HCC演变过程

从RN到HCC过程中，门静脉血供逐渐减少，肿瘤新生血管逐渐增多。蓝色箭头：门静脉血供；红色箭头：肝动脉血供；黄棕色箭头：肿瘤新生血管。

RN超声造影上多表现为三期均呈等增强，也可表现为早期低增强，后面逐渐变为等增强。

LGDN主要为"慢进等出"。HGDN则表现多样，可表现为持续低增强，也可表现为动脉期低增强，随后呈等增强，也可表现为动脉期高增强，门脉期和（或）延迟期呈相对低增强，与eHCC超声造影表现类似。部分HGDN可出现局部癌变，表现为动脉期等或低增强病灶内出现局部高增强区域，后逐渐消退为等或低增强，即所谓"结中结"（nodule in nodule）。

HCC超声造影增强模式主要为"快进快出"。

（四）注意事项

1. 鉴别诊断·HCC需要与肝血管瘤、FNH、肝硬化结节等肝内良性病变鉴别，也需要与转移性肝癌、肝内胆管细胞癌等鉴别。弥漫性肝癌及小肝癌极易漏诊或误诊，需结合患者病史、血清肿瘤标志物等进一步明确，必要时可行超声造影及超声引导下穿刺活检证实。

2. 局部治疗疗效评价和随访·肝癌消融治疗（热消融、冷冻消融、化学消融等）和经肝动脉栓塞化疗是外科手术之外治疗肝癌的重要手段。热消融治疗小肝癌效果已和手术治疗效果相当。超声特别是超声造影是肝癌局部治疗后疗效评估和随访的重要手段。

肿瘤完全消融者超声造影表现为消融灶动脉期、门脉期及延迟期均呈无增强；无增强区完全覆盖原肿瘤区并获得0.5～1.0 cm的安全边缘（即无增强区应超出原肿瘤外缘0.5～1.0 cm）（图1-4-7）。肿瘤不

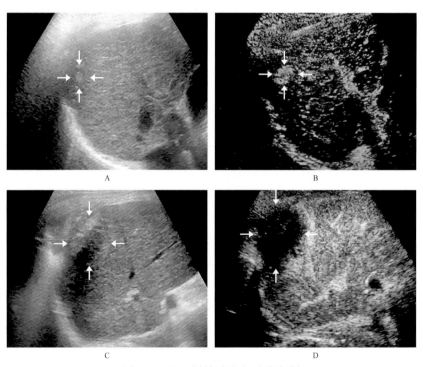

图1-4-7　HCC（射频消融后，完全消融）

A. 射频消融术前灰阶超声：肝右叶见一个等回声区（箭头），大小1.1 cm×1.1 cm，形态规则，边界清晰，内部回声尚均匀，周边见低回声晕；B. 射频消融术前超声造影：动脉期（20 s）病灶呈高增强（箭头）；C. 射频消融术后1天灰阶超声：肝右叶见一个高低混合回声（消融灶）（箭头），大小4.5 cm×2.8 cm，形态规则，边界欠清晰，内部回声不均匀；D. 射频消融术后1天超声造影：动脉期（27 s）消融灶周边呈环状稍高增强，提示周围肝组织充血；消融灶内部呈无增强（箭头），范围大于原病灶，提示完全消融。

完全消融则表现为残留病灶动脉期高增强，门静脉期及延迟期消退为低增强。

3. **消融术后并发症评估**·肝癌消融治疗术中损伤肝内胆管可出现肝内胆汁瘤。此并发症在灰阶超声表现为一类圆形混合回声区，边界清晰，形态规则。其在超声造影上动脉期、门脉期及延迟期均呈无增强（图1-4-8）。

肝癌消融治疗术后针道消融不充分可能出现针道转移，癌细胞沿针道种植于肝内、腹壁皮下等部位（图1-4-8）。

二、肝内胆管细胞癌

肝内胆管细胞癌（intrahepatic cholangiocarcinoma，ICC）起源于二级以上肝内胆管到赫令管的肝内胆管上皮，也称为周围型胆管癌。临床上发病率仅次于HCC。根据大体病理表现，ICC可分为肿块型、管周浸润型、管内生长型和混合型，其中肿块型最常见。

（一）普通超声特征

（1）病灶内部回声以低（图1-4-9）、等或高回声为主。回声多不均匀，可合并有肝内胆管结石。病灶大小不等，单发多见，较大病灶周围可见多个子灶。

（2）病灶形态欠规则或不规则。边界多不清晰，无包膜，周边无声晕。

（3）肿块型ICC病灶轮廓可显示，管周浸润型一般轮廓不清，而管内生长型可在扩张的胆管内见实性结节。

（4）肿块巨大时可引起肝脏外观改变。门静脉浸润时可见门静脉管腔狭窄或闭塞，导致同侧肝叶萎缩。

（5）病灶周边多有胆管扩张。常合并肿瘤周围门静脉分支闭塞、浸润等征象。

（6）易合并肝门及腹膜后淋巴结转移。

（7）彩色多普勒超声检查时，血流信号以周边为主，内部血流信号稀少。肝内门静脉分支受浸润时可见门静脉管腔狭窄或闭塞，门静脉血流信号稀少或缺失。

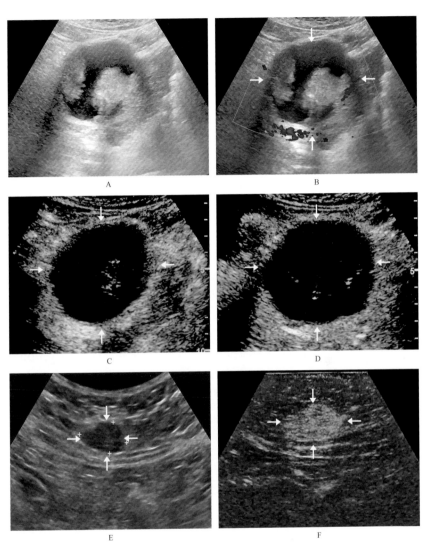

图1-4-8　HCC（微波消融后，胆汁瘤形成及针道转移）

肝硬化肝癌患者微波消融术后1年半。A.灰阶超声：肝内见一个囊实混合回声区，大小6.1 cm×6.3 cm，形态规则，边界清晰，内部回声不均匀；B.彩色多普勒超声：病灶内未见血流信号（箭头）；C. D.超声造影：动脉期（24 s）及门脉期（96 s）病灶均呈无增强（箭头），提示肝内胆汁瘤形成；E.灰阶超声：腹壁皮下脂肪层见一个低回声区（箭头），大小2.2 cm×1.2 cm，形态规则，边界清晰，内部回声尚均匀；F.超声造影：动脉期（26 s）病灶呈高增强（箭头），提示肝癌消融术后腹壁种植转移。

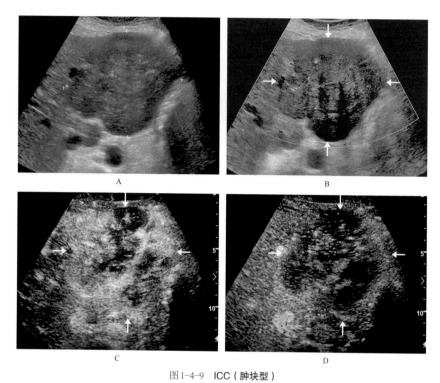

图 1-4-9　ICC（肿块型）

A. 灰阶超声：肝左叶见一个低回声区，大小 10.7 cm×9.0 cm，形态不规则，边界清晰，内部回声欠均匀；B. 彩色多普勒超声：病灶内部可测及少量血流信号（箭头）；C. 超声造影：动脉期（20 s）病灶表现为不均匀高增强（箭头），周缘可见不规则环状高增强；D. 超声造影：门脉期（88 s）造影剂明显消退，病灶呈不均匀低增强（箭头）。

（二）超声造影特征

ICC 动脉期表现为周边不规则环状高增强、不均匀高增强、均匀高增强、不均匀低增强；门脉期及延迟期呈低增强。造影剂廓清较 HCC 快，且消退更显著（图 1-4-9）。

（三）临床概要

ICC 患者早期无明显症状，随着病程发展，其较 HCC 更容易出现黄疸等局部胆道梗阻症状。肿瘤标志物 CA199、CA125 常有升高。早期即可发生肝内或肝门淋巴结转移，较少出现门静脉、肝静脉癌栓。手术切除率低，预后不佳。

（四）注意事项

ICC发现时一般病灶较大，因此早期诊断与治疗极为重要。超声声像图表现主要应与HCC、转移性肝癌及肝脓肿鉴别。

三、转移性肝癌

转移性肝癌（metastatic liver cancer，MLC）是指肝外肿瘤转移至肝脏后形成的肝脏恶性肿瘤。全身恶性肿瘤均可转移至肝脏，其中胃肠道来源最常见，多经门静脉转移至肝内。

（一）普通超声特征

（1）病灶内部回声可呈高回声（图1-4-10）、混合回声、低回声（图1-4-11）等，部分病灶后方回声衰减，来自胃肠道的癌肿常出现"牛眼征"或"靶环征"（图1-4-12）。

牛眼征：较大高回声癌肿的中央部分液化、坏死，出现无回声或低回声区（图1-4-13）。

靶环征：较小高回声癌肿的周边可见不均匀的低回声晕环绕，宽度0.1～0.3 cm，大于原发性肝癌的晕环（图1-4-14）。

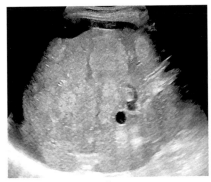 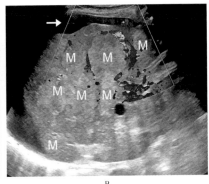

图1-4-10　**MLC（直肠癌肝转移）**

A.灰阶超声：肝内见数个高回声区，部分融合成团；B.彩色多普勒超声：部分病灶周边测出丰富血流信号。L.肝脏；M.肿瘤；箭头：腹水（肝前）。

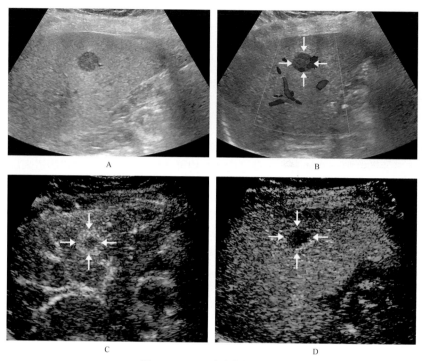

图 1-4-11　MLC（乳腺癌肝转移）

A. 灰阶超声：肝右叶内见一个低回声区，大小约 1.1 cm×1.3 cm，形态规则，边界清晰，内部回声均匀；B. 彩色多普勒超声：病灶周边可见少量血流信号（箭头）；C. 超声造影：动脉期（17 s）病灶呈周边环状高增强（箭头）；D. 超声造影：延迟期（210 s）造影剂廓清，病灶呈近似无增强（箭头）。

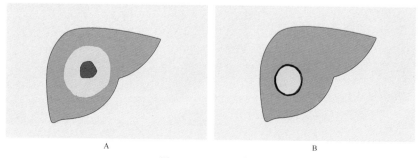

图 1-4-12　MLC 示意图

A."牛眼征"示意图；B."靶环征"示意图。

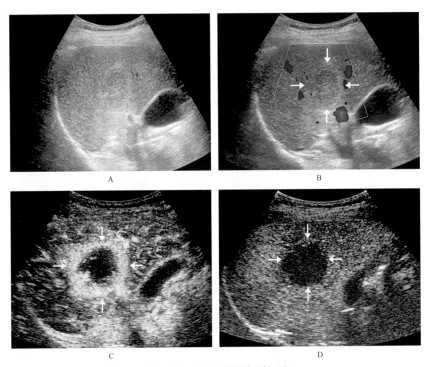

图1-4-13　MLC（胰腺癌肝转移）

A. 灰阶超声：肝右叶见一个等回声区，大小3.1 cm×3.0 cm，形态类圆形，边界清晰，内部回声不均匀；B. 彩色多普勒超声：病灶内部可测及少量血流信号（箭头）；C. 超声造影：动脉期（17 s）病灶呈周边环状高增强（箭头）；D. 超声造影：延迟期（218 s）病灶呈低至无增强（箭头）。

（2）病灶小者形态可呈圆形或类圆形，边界清楚；大者多呈椭圆形或不规则形，并可向肝表面凸起（图1-4-14）。

（3）多为多发的实性病灶，可分布于肝内任意位置，大小不一。当转移性病灶较多时，可弥漫性分布，亦可融合成团块。

（4）转移性病灶较大时可挤压或推移肝内管道，但较少出现血管内癌栓。

（5）彩色多普勒超声：病灶内血供多和原发肿瘤的血供类似。多数血供不丰富，内部或瘤周可见细线状或短棒状血流信号。

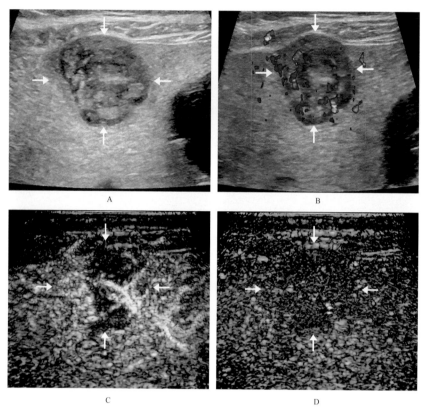

图1-4-14　MLC（胃间质瘤肝转移）

A. 灰阶超声：肝左叶包膜下见一个实性低回声肿块（箭头），大小2.3 cm×2.2 cm，形态尚规则、边界尚清晰，内部回声不均匀，肝表面隆起；B. 彩色多普勒超声：病灶（箭头）内部见较丰富血流信号；C. 超声造影：动脉期（25 s）病灶（箭头）呈不均匀略高增强；D. 超声造影：延迟期（235 s）病灶呈低至无增强（箭头）。

（二）超声造影表现

MLC超声造影模式也是"快进快出"，动脉期均匀或不均匀高增强，部分呈周边环状高增强或低增强，门脉期及延迟期迅速消退，呈低增强，部分病灶延迟期近似"无增强"。

（三）临床概要

MLC患者早期可仅有肝外肿瘤引起的症状，多无肝脏本身引起的症状，中晚期可有腹胀、腹痛、上腹部不适等。MLC通常需与HCC、肝内胆管癌、肝血管瘤等鉴别（表1-4-1）。

表 1-4-1　HCC 和 MLC 鉴别要点

鉴 别 点	HCC	MLC
肝外恶性肿瘤病史	一般无	有
慢性肝炎、肝硬化	一般有	一般无
男女比例	男性多见	无明显差别
多发性	少见	多见
周边晕环	薄	厚
靶环征/牛眼征	无	可有
门静脉癌栓	多见	少见

（四）注意事项

1. MLC病灶的检出·较小或位于肝脏包膜下时往往易漏诊，超声检查时应注意扫查肝脏边缘、膈顶等部位，超声造影有助于MLC病灶的检出。

2. 局部治疗疗效评价和随访·肝癌消融治疗近年来也成为治疗MLC的重要手段。超声造影是MLC局部治疗后疗效评估和随访的重要手段。

肿瘤完全消融者超声造影表现为消融灶动脉期、门脉期及延迟期均呈无增强；无增强区完全覆盖原肿瘤区并获得0.5～1.0 cm的安全边缘（即无增强区应超出原肿瘤外缘0.5～1.0 cm）（图1-4-15）。肿瘤不完全消融则表现为残留病灶动脉期高增强，门静脉期及延迟期消退为低增强（图1-4-16）。

3. 注意与肝脏外科术后改变鉴别（图1-4-17）

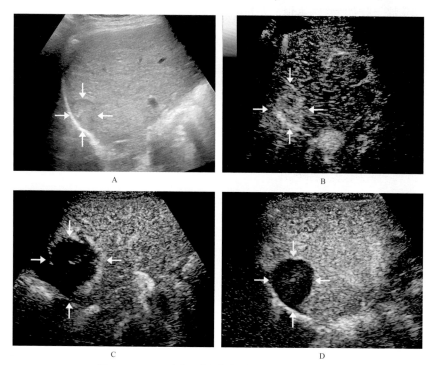

图1-4-15　MLC（直肠癌肝转移，射频消融后完全消融）

A. 射频消融术前灰阶超声：肝右叶见一个等回声区（箭头），大小2.9 cm×2.0 cm，形态规则，边界清晰，内部回声欠均匀，周边见低回声晕；B. 射频消融术前超声造影：动脉期（17 s）病灶呈高增强（箭头）；C. 射频消融术后超声造影：动脉期（23 s）术后2天消融灶周边呈环状稍高增强（炎症充血带），内部呈无增强（箭头），提示病灶完全消融；D. 术后3个月超声造影：动脉期（26 s）消融灶内部呈无增强（箭头），提示病灶完全消融。

四、肝脏淋巴瘤

肝脏淋巴瘤（hepatic lymphoma）是一种少见的肝脏恶性肿瘤。

（一）超声特征

（1）病灶大多数呈低回声（图1-4-18）。

（2）病灶呈圆形或椭圆形。

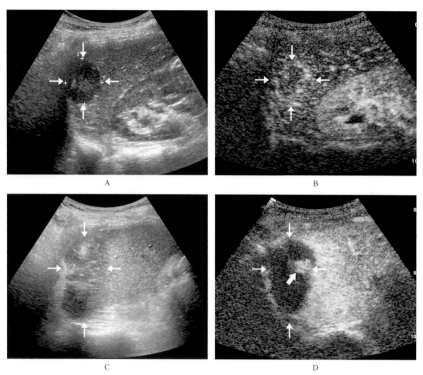

图1-4-16　MLC（乳腺癌肝转移，射频消融后，不完全消融）

A. 射频消融术前灰阶超声：肝右叶见一个低回声区（箭头），大小3.2 cm×2.7 cm，形态规则，边界清晰，内部回声均匀；B. 射频消融术前超声造影：动脉期（25 s）病灶呈稍高增强（箭头）；C. 射频消融术后4天灰阶超声：肝右叶见一个混合回声区（消融灶）（箭头），大小5.7 cm×3.9 cm，形态欠规则，边界欠清晰，内部回声不均匀。D. 射频消融术后4天超声造影：动脉期（22 s）消融灶内部大部分呈无增强（长箭头），边缘可见一高增强区（短箭头），提示病灶不完全消融。

（3）彩色多普勒超声：病灶内部可检出少量血流信号。

（二）临床概要

　　肝脏淋巴瘤多为单发，多数患者无明显临床症状，分为原发于肝脏的淋巴瘤和淋巴瘤累及肝脏。

（三）注意事项

　　注意肝外其他部位有无淋巴瘤，诊断困难，必要时可穿刺活检以明确诊断。

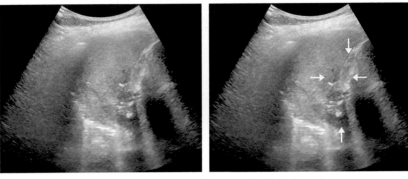

图1-4-17　MLC（结肠癌肝转移）肝脏部分切除术后改变

MLC患者肝脏部分切除术后，肝脏内见混合回声（箭头），形态不规则，边界不清晰，内部回声不均匀。

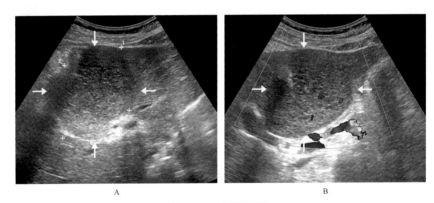

A　　　　　　　　　　　　　　　　B

图1-4-18　肝脏淋巴瘤

A. 灰阶超声：肝内见一个稍低回声肿块，大小8.7 cm×6.3 cm，内部回声欠均匀，形态椭圆形，边界欠清晰；B. 彩色多普勒超声：病灶内部可检测出少量血流信号（箭头）。

五、肝母细胞瘤

肝母细胞瘤（hepatoblastoma）是一种发生于胎儿肝脏细胞或肝脏胚胎组织的肝脏恶性肿瘤。

（一）超声特征

（1）病灶多为实性，呈高低不等的混合回声、等回声（图1-4-19）或

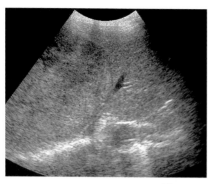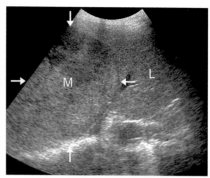

图1-4-19 **肝母细胞瘤**

肝右叶见一个等回声肿块（箭头），边界清晰，内部回声不均匀，周边可见声晕（箭头）。L. 肝脏；M. 肿瘤。

高回声，可伴有囊性变、钙化等。

（2）病灶多为圆形或椭圆形，边界清晰。

（3）肿瘤多较大，可致肝脏体积增大，肝脏变形。

（4）彩色多普勒超声：肿瘤内部及周边可检测出丰富血流信号。

（二）临床概要

肝母细胞瘤主要发生于婴幼儿。多为单发，以肝右叶为主。患者主要有腹部膨隆、食欲不振、体重下降等临床表现。血清甲胎蛋白常升高。

（三）注意事项

肝母细胞瘤一般体积较大，当婴幼儿出现右上腹肿块时，要注意检查肝脏，排除该病。

六、肝血管肉瘤

肝血管肉瘤（hepatic angiosarcoma）是由肝窦细胞异常增生引起的原发性肝脏恶性肿瘤。

（一）超声特征

（1）病灶可呈低回声（图1-4-20）、弱回声或高回声，周边可见高回声环，可伴钙化。

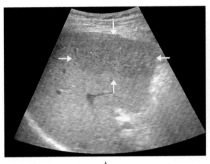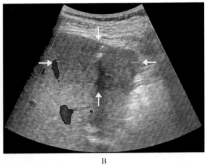

图 1-4-20　**肝血管肉瘤**

A. 肝内见一个低回声区（箭头），边界清晰，形态欠规则，内部回声欠均匀；B. 病灶内见强回声，后方伴声影，边缘见少量血流信号（箭头）。

（2）病灶多边界清晰，形态多不规则。

（3）病灶可呈局灶型或弥漫型，弥漫型时肝脏体积增大。

（4）彩色多普勒超声：病灶内部血流信号较少。

（二）临床概要

肝血管肉瘤又称肝血管内皮细胞肉瘤，是肝肉瘤的一种，是肝内罕见的原发性恶性肿瘤，但为血管源性恶性肿瘤中最常见的一种。患者可有腹痛、腹部不适等消化道症状，可有肝脏肿大、肝功能异常、白细胞升高、血小板较低等。本病恶性程度高，进展较快，常有肺、脾脏、肾上腺等肝外转移，预后较差。

（三）注意事项

本病主要与 HCC、肝母细胞瘤、MLC 及肝血管瘤鉴别。

第五节 · **肝脏弥漫性疾病**

一、脂肪肝

脂肪肝（fatty liver）是各种原因引起的肝细胞内脂肪堆积而形成的一

种可逆性病变。

（一）普通超声特征

（1）肝脏大小正常或轻至中度增大，形态饱满。

（2）肝实质回声弥漫性增高，呈"明亮肝"，回声强度比肾皮质高，肝肾对比征阳性。

（3）按严重程度分为轻度（图1-5-1）、中度（图1-5-2）、重度脂肪肝

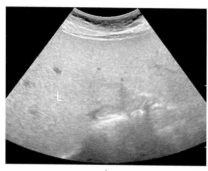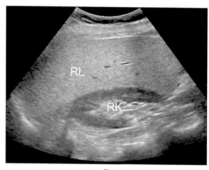

图1-5-1　轻度脂肪肝

A. 肝脏回声弥漫性增高，呈"明亮肝"；B. 肝脏回声比肾脏皮质回声高，即肝肾对比征阳性。L. 肝脏；RL. 肝右叶；RK. 右肾。

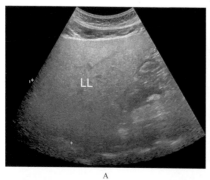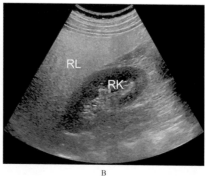

图1-5-2　中度脂肪肝

A. 肝左叶上下径13.9 cm，前后径10.5 cm，体积明显增大；B. 肝实质回声与肾脏相比明显增高，即肝肾对比征阳性。LL. 肝左叶；RL. 肝右叶；RK. 右肾。

（图1-5-3）。中度以上弥漫性脂肪肝肝内血管显示不清，重度弥漫性脂肪肝肝内血管和深部膈肌无法显示，后方回声衰减。

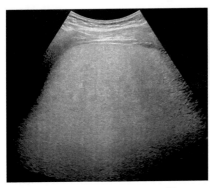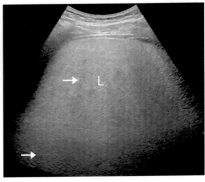

图1-5-3　**重度脂肪肝**

肝脏外形圆钝，实质回声增高、细密，肝内血管走行不清晰（上方箭头），肝脏远场回声明显衰减（下方箭头），远场肝包膜及膈肌显示不清。L. 肝脏。

（4）脂肪肝分布不均匀时肝实质内可见局灶性回声增高（即局灶性脂肪变，focal fatty change，FFC）（图1-5-4）或回声相对减低（即局灶性脂肪缺失，focal fatty sparing，FFS）（图1-5-5）。后者多见于胆囊周围、门静脉左支前方。病灶多形态不规则，片状分布，单发或多发，无球体感。

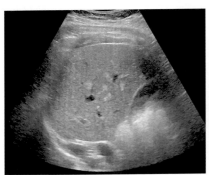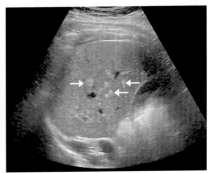

图1-5-4　**肝局灶性脂肪浸润**

肝右叶见多个片状高回声区（箭头），散在分布，形态不规则，边界尚清晰。

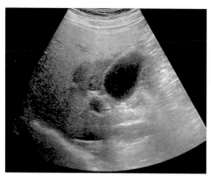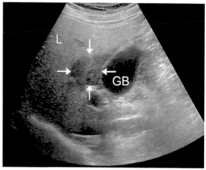

图1-5-5　肝局灶性脂肪缺失

肝右叶胆囊旁见一个片状低回声区（箭头），形态不规则，边界清晰；内部回声均匀。L. 肝脏；GB. 胆囊。

（5）部分不均匀脂肪肝表现为"叶段型"，即表现为整个肝叶或肝段脂肪变，与正常肝脏分界清晰（图1-5-6、图1-5-7）。

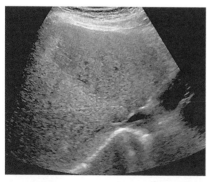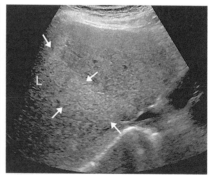

图1-5-6　脂肪肝（叶段型）

（二）超声造影特征

肝脏局灶性脂肪浸润或缺失超声造影表现为动脉期、门脉期及延迟期均呈等增强。

（三）临床概要

脂肪肝可有上腹部不适、食欲减退等症状，严重时肝功能可有异常。

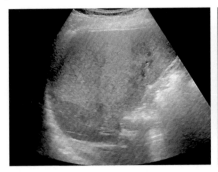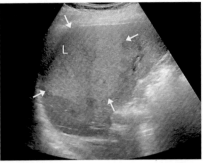

图1-5-7 脂肪肝（叶段型）

（四）注意事项

弥漫性脂肪肝注意与慢性肝炎、肝纤维化等鉴别，不典型局灶性脂肪肝注意与肝内肿瘤性病变鉴别，进一步超声造影可以明确诊断。

二、肝硬化

肝硬化（liver cirrhosis）是由于多种原因引起的以肝组织弥漫性纤维化、再生结节和假小叶形成为特征的慢性肝脏病变。

（一）超声特征

（1）肝实质回声增粗、不均匀（图1-5-8A、B），内可见多发高回声或低回声小结节，直径多小于1 cm（图1-5-9）。

（2）肝脏体积缩小，失去正常形态，左右叶比例失调（左叶增大，右

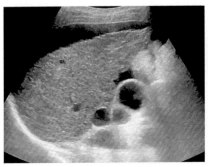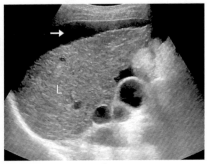

A   B

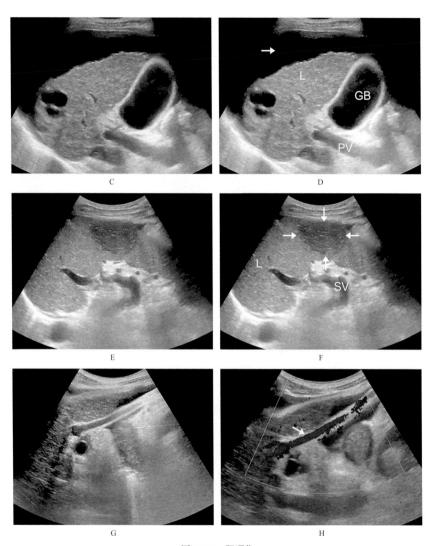

图1-5-8　肝硬化

A.B. 肝体积缩小，形态失常，表面呈锯齿状，实质回声增粗，分布不均匀，肝内血管走向欠清晰，肝前间隙见腹水（箭头）；C.D. 肝体积缩小，形态失常，表面呈锯齿状（箭头），胆囊壁毛糙，胆囊壁增厚（0.3～0.4 cm），门静脉增宽（内径1.4 cm）；E.F. 脾肿大，脾门血管增宽（内径1.4 cm），脾内栓塞后可见回声稍低的梗死灶（箭头）；G.H. 脐静脉开放（箭头）。L. 肝脏；GB. 胆囊；PV. 门静脉；SV. 脾静脉。

叶缩小），肝表面凹凸不平、呈锯齿状（图1-5-8C、D）。

（3）门脉高压时可伴有胆囊壁水肿、增厚，腹水，脾大，脐静脉开放（图1-5-8E、F）。

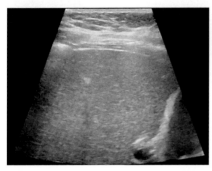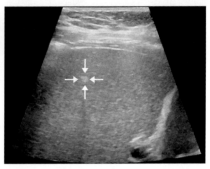

图1-5-9　**肝硬化结节**

肝脏回声增粗、不均匀，肝右叶见一个高回声小结节，直径0.7 cm，即肝硬化结节（箭头）。

（4）彩色多普勒超声

1）门静脉：内径增宽，彩色多普勒超声见血流信号变暗，脉冲多普勒检测可见门静脉流速减低（图1-5-10），部分可呈双向甚至反向的离肝血流（图1-5-11）。

2）肝动脉：较正常者增宽，脉冲多普勒检测可见其流速增快，RI增高。

3）肝静脉：内径变细、颜色变暗，脉冲多普勒检测可见其流速减低，严重者频谱形态类似门静脉。

4）侧支循环形成：脐静脉开放（图1-5-8G、H）、腹壁静脉曲张、胃冠状静脉及胃左静脉扩张、脾静脉增宽、脾肾分流等（图1-5-12）。

（二）临床概要

肝硬化主要包括肝炎性肝硬化和酒精性肝硬化，需要结合患者病史综合判断。早期可无明显临床症状，后期可出现上消化道出血、肝性脑病、肝肾综合征等并发症。

（三）注意事项

早期肝硬化需与脂肪肝、淤血性肝病等鉴别，必要时需进一步穿刺活

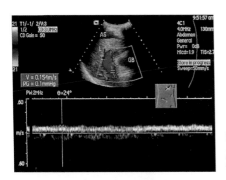

图1-5-10　**肝硬化**

肝硬化门静脉高压时血流平缓，随呼吸波动消失。

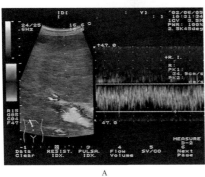

A

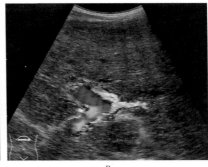

B

图1-5-11　**肝硬化**

A.门静脉右支出现反向离肝血流；B.门静脉左支矢状部出现反向离肝血流，周围肝动脉分支代偿性扩张。

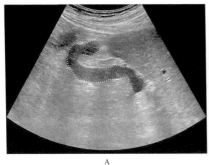

A

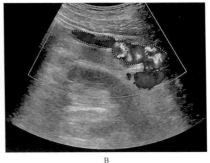

B

图1-5-12　**肝硬化，脾周静脉迂曲扩张**

A.脾脏脏面脾门区迂曲扩张的侧支血管；B.脾脏膈面与左肾之间迂曲扩张的侧支血管。

检。肝硬化合并结节包括再生结节和不典型增生结节，需与早期肝癌鉴别，必要时需进一步行增强影像学检查或穿刺活检。

肝硬化时应注意观察有无门静脉高压，门静脉高压症超声诊断标准如下。

1. 确诊条件（具备条件之一）

（1）门静脉双向或离肝血流。

（2）确认有门-体侧支循环。

2. 提示条件（具备条件之一）

（1）门静脉主干血流速度低于10 cm/s。

（2）门静脉狭窄或闭塞，门静脉海绵样变。

（3）脐静脉再通且直径 > 0.25 cm，并见离肝血流。

（4）胃左（冠状）静脉增粗、迂曲，直径 > 0.5 cm。

（5）门静脉多普勒频谱随呼吸的波动消失。

（6）脾大，脾静脉直径 > 1 cm（排除肝和门静脉系统外疾病）。

三、肝血吸虫病

肝血吸虫病（liver schistosomiasis）是由日本血吸虫成虫寄生在门静脉系统而引起的肝脏病变。

（一）超声特征

（1）肝内回声增粗、增强，回声不均匀。

（2）肝实质内可见条索状或网状高回声，将肝实质分割成大小不同的区域，形成"地图样"改变（图1-5-13）。

（3）肝脏大小、形态类似肝硬化表现。

（4）晚期可见门脉高压、脾大等征象。

（5）彩色多普勒超声：类似肝硬化表现，肝内血管纹理紊乱或模糊不清。

（二）临床概要

肝血吸虫病主要分布在日本、中国南方。患者常有疫区接触史。

（三）注意事项

本病诊断首先要注意结合病史，需与其他类型肝硬化鉴别。

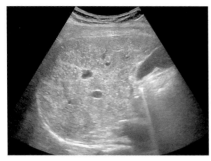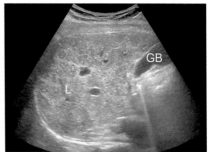

图 1-5-13　肝血吸虫病

肝实质回声增粗,形成"地图样"改变。L. 肝脏;GB. 胆囊。

四、淤血性肝病

淤血性肝病(congestive liver)是由于肝脏循环障碍,导致肝脏血液回流受阻,肝内血液长期淤滞所引起的肝脏病变的总称。

(一)超声特征

(1)淤血性肝病早期肝实质回声可正常或减低,出现淤血性肝硬化时回声增高、增粗。

(2)淤血性肝病早期肝脏体积增大,淤血性肝硬化时肝脏体积缩小。

(3)淤血性肝病典型超声表现为肝静脉、下腔静脉内径增宽(图1-5-14、图1-5-15)。

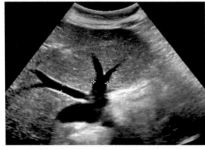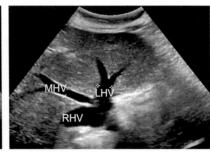

图 1-5-14　淤血性肝病

肝静脉内径增宽(LHV内径1.2 cm,MHV内径0.9 cm,RHV内径1.4 cm)。L. 肝脏;LHV. 肝左静脉;MHV. 肝中静脉;RHV. 肝右静脉。

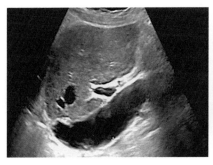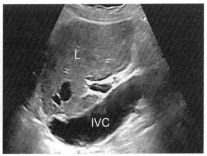

图1-5-15 **淤血性肝病**

肝段下腔静脉内径增宽（内径2.6 cm）。L.肝脏；IVC.下腔静脉。

（4）彩色多普勒超声：下腔静脉和肝静脉内血流颜色变暗，腔内呈云雾状回声（血流速度缓慢），脉冲多普勒可显示肝静脉速度减低，频谱形态发生改变。

（二）临床概要

淤血性肝病多见于右心功能不全和布-加综合征。

（三）注意事项

淤血性肝病超声上具有特征性表现，诊断不难，主要应与肝硬化等肝脏弥漫性病变鉴别。

五、肝豆状核变性

肝豆状核变性（hepatolenticular degeneration）是一种常染色体隐性遗传病，主要表现为铜代谢障碍引起的肝硬化、基底节损害为主的脑变性疾病。

（一）超声特征

（1）早期肝脏回声弥漫性增高、细密，晚期肝脏回声增粗（图1-5-16），肝内管道走行僵硬，管壁回声增强，肝脏表面不光滑、高低不等。

（2）早期肝脏体积可稍增大，晚期肝硬化时肝脏体积缩小。

（3）晚期可有脾肿大、脾静脉增宽、腹水。

（4）彩色多普勒超声：晚期门静脉增宽，流速减低。

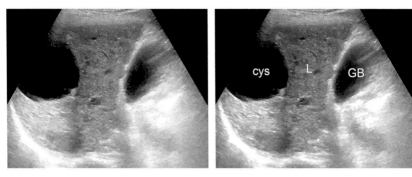

图1-5-16　肝豆状核变性合并肝囊肿

肝脏回声增粗、不均匀，内可见一个无回声区。L.肝脏；cys.囊肿；GB.胆囊。

（二）临床概要

本病多发生于儿童和青少年，病情进展缓慢，可有阶段性缓解或加重。角膜色素环（K-F环）是本病重要特征，出现率95%以上。K-F环位于巩膜和角膜交界处，呈绿褐色或暗棕色，是铜在后弹力膜沉积而成（图1-5-17）。

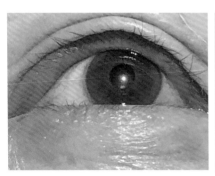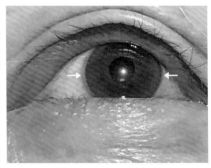

图1-5-17　肝豆状核变性患者K-F环（箭头）

（三）注意事项

患者进行肝脏检查时，发现急慢性肝炎、肝硬化或伴有角膜色素环表现时需注意考虑该病。

第六节 · 肝脏血管性疾病

一、肝动脉瘤

肝动脉瘤（hepatic aneurysm）包括真性和假性动脉瘤。

（一）超声特征

（1）肝动脉走行区域见无回声区，与肝动脉相通。

（2）病灶多为圆形或梭形，可见搏动。

（3）瘤腔内可见中低回声的血栓形成。

（4）彩色多普勒超声：瘤体内充满血流信号，脉冲多普勒超声检查瘤体内可见动脉血流频谱（图1-6-1）。

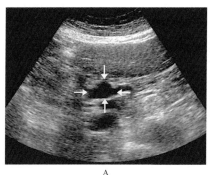
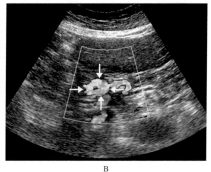

图1-6-1　**肝动脉瘤**

A. 灰阶超声：肝门区肝固有动脉局部囊状扩张（箭头）；B. 彩色多普勒超声：局部扩张的肝动脉内可见血流信号（箭头）。

（二）临床概要

按发病部位不同分为肝外型和肝内型，肝外型多见。肝动脉瘤可能与动脉粥样硬化、创伤、感染及动脉炎症等因素有关，其中创伤或感染后导致的多为假性动脉瘤。多数患者无特异性症状，部分可出现与饮食无关的右上腹或右季肋部疼痛，瘤体急性扩大或破裂出血时可有剧痛及右肩背部放射痛。

（三）注意事项

肝动脉瘤破裂后可在腹腔探及游离无回声区。

二、门静脉癌栓

门静脉癌栓（portal vein tumor thrombus）是HCC的特征性恶性征象之一。

（一）普通超声特征

（1）门静脉管腔内可见等或低回声结构（图1-6-2）。

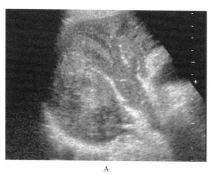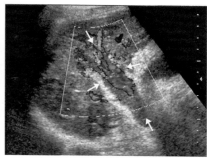

A   B

图1-6-2　门静脉癌栓

A. 灰阶超声：门静脉主干、右支内癌栓表现为实性中等回声充填；B. 彩色多普勒超声：门静脉内见血流信号，为离肝血流。

（2）病灶呈团块状或条状，也可充满门静脉管腔内。

（3）门静脉管壁可被浸润而显示不清或连续性中断。

（4）彩色多普勒超声：门脉癌栓内可测及血流信号，脉冲多普勒超声检查癌栓内可测及动脉血流频谱（图1-6-3）。

（二）超声造影特征

门静脉癌栓增强模式类似HCC，即动脉期快速高增强，门静脉及延迟期消退为低增强（图1-6-4）。

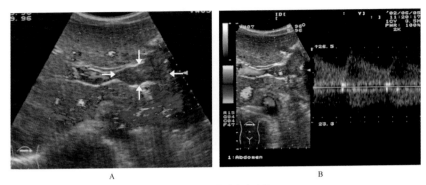

图1-6-3　门静脉左支癌栓

A. 彩色多普勒超声：门静脉左支内见实性中等回声充填；B. 脉冲多普勒超声：癌栓内测出动脉性血流频谱。

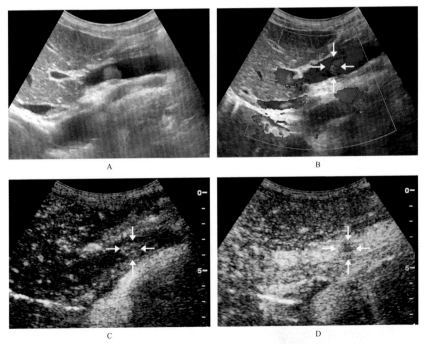

图1-6-4　门脉癌栓

A. 门脉主干内见一个高回声区，大小1.5 cm×1.1 cm；B. 彩色多普勒超声：病灶内见少量血流信号（箭头）；C. D. 超声造影：动脉期（10 s）呈高增强，门脉期（41 s）呈低增强（箭头）。

（三）临床概要

肝癌的进展过程中侵犯门静脉，形成门静脉癌栓的发生率为 44.0%～62.2%。门静脉癌栓的形成提示肿瘤组织突破门静脉壁进入血管腔，发生血运转移的机会增加，严重影响预后。

（四）注意事项

本病诊断首先要注意结合病史，主要与门静脉内血栓鉴别。超声造影检查可根据栓子在动脉期是否增强来判断栓子性质。

三、门静脉血栓

门静脉血栓（portal vein thrombosis，PVT）是发生在门静脉系统的深部血管阻塞性疾病，通常继发于肝硬化和门静脉高压。

（一）普通超声特征

（1）门静脉增宽，新鲜血栓呈低回声，陈旧性血栓呈等或稍高回声，血栓机化后呈强回声（图1-6-5A、图1-6-6）。

（2）血栓边界清晰，呈团块状或条带状。

（3）彩色多普勒超声：血栓本身一般无血流信号；出现闭塞性血栓时，病变血管内无法测及血流信号；对于部分闭塞性血栓，病变血管内可测及部分血流信号（图1-6-5B）。

（二）超声造影特征

理论上血栓在超声造影的所有时相都呈无增强。但因血栓形成后，其

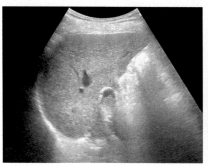

A

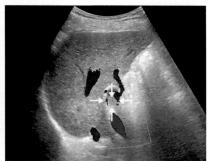

B

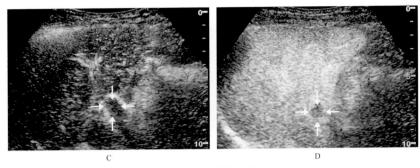

图1-6-5 门静脉血栓

肝硬化患者。A. 灰阶超声：肝脏回声稍增粗，门静脉主干内见一个中等回声，大小2.0 cm×0.9 cm，边界清晰；B. 彩色多普勒超声：病灶内未见明显血流信号（箭头）；C. 超声造影：动脉期（28 s）病灶呈无增强（箭头）；D. 超声造影：门脉期（84 s）病灶仍呈无增强（箭头）。

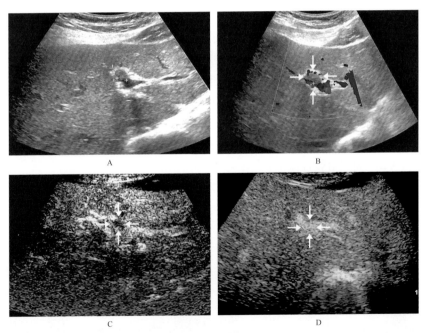

图1-6-6 门静脉血栓

A. 门静脉矢状部内见一个高回声区，大小1.7 cm×1.0 cm，边界清晰；B. 彩色多普勒超声：病灶未见明显血流信号（箭头）；C. 超声造影：动脉期（21 s）病灶呈无增强（箭头）；D. 超声造影：门脉期（91 s）病灶呈等增强（箭头）。

内部和周围可出现细小血管的再通，故门静脉期也可有造影剂进入血栓，而出现增强，但血栓动脉期仍呈无增强（图1-6-6）。

（三）临床概要

门静脉血栓大约20%是由于肝硬化引起的，也有20%是由恶性肿瘤直接浸润、外部压迫或血液高凝状态（如脾脏切除术后等）引起的。

（四）注意事项

门静脉血栓主要应与门静脉癌栓、门静脉缓慢流动的血流等相鉴别。本病诊断首选超声检查，超声造影更有助于鉴别。

四、门静脉海绵样变性

门静脉海绵样变性（cavernous transformation of the portal vein, CTPV）是指门静脉主干或分支部分或完全阻塞后引起门脉高压，机体为缓解门脉高压，在门脉周围形成侧支循环血管丛或阻塞后再通。

（一）超声特征

1. 原发性CTPV表现为：门静脉正常结构消失，门静脉区可见蜂窝状结构，为异常的侧支血管（图1-6-7、图1-6-8）。继发性CTPV表现为：门脉主干可显示，内部被栓塞物充填，周围可见侧支血管；或者门脉主干受周围肿块压迫使侧支循环形成。

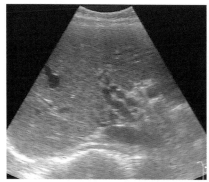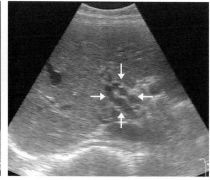

图1-6-7　CTPV（原发性）

门脉主干结构消失，门脉主干区可见数个条状无回声结构，呈"蜂窝状"（箭头）。

2. 彩色多普勒超声：门静脉区蜂窝状结构内部充满血流信号，血流方向无规律，多为静脉性血流，血流速度明显偏低（图1-6-8B）。

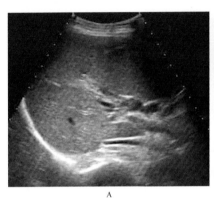 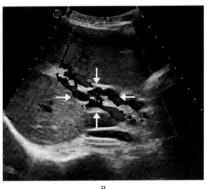

图1-6-8　CTPV（原发性）

A. 灰阶超声：门脉主干结构消失，门脉主干区可见数个条状无回声结构，呈"蜂窝状"；B. 彩色多普勒超声：门脉主干区"蜂窝状"结构内可见杂乱血流（箭头）。

（二）临床概要

CTPV按病因分为原发性和继发性。原发性CTPV儿童多见，是由于先天性门静脉发育异常，门脉闭锁、狭窄或缺如，导致侧支循环形成。继发性CTPV成人多见，是由于门静脉栓塞或肿瘤压迫等，导致门静脉血流受阻，从而使门静脉周边侧支循环形成。继发性CTPV患者多伴有肝硬化、肝癌。

原发性CTPV患者多无明显症状。继发性CTPV患者可因门静脉高压性胃病或（和）食管胃底静脉曲张破裂，出现呕血和黑便。

（三）注意事项

本病主要与肝硬化门静脉高压症鉴别。

五、门静脉-肝静脉异常交通

门静脉-肝静脉瘘（portal-hepatic fistula）是门静脉与肝静脉间功能性或器质性的交通。

（一）超声特征

1. 病灶呈迂曲管状或蜂窝状结构，分别与门静脉及肝静脉相通（图 1-6-9 ）。

2. 彩色多普勒超声：病灶内可见丰富血流信号，门静脉为输入血流，肝静脉为输出血流。脉冲多普勒频谱：病灶内测及高速湍流频谱，肝静脉频谱由三相波变为单向血流（图 1-6-9 ）。

（二）临床概要

本病较为罕见，其发病机制尚不明确，可为先天性或继发性，继发性多由于肝硬化、门静脉高压症或外伤所致，部分可与肝脏血管畸形并存。

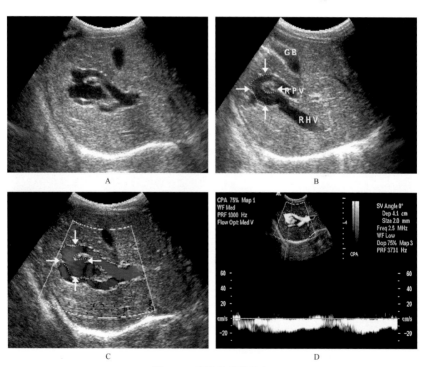

图 1-6-9　**门静脉-肝静脉瘘**

A. B. 灰阶超声：门脉右支和肝右静脉之间通过迂曲扩张的血管相通，提示"瘘管"形成（箭头）；C. 彩色多普勒超声：异常血管通道内充满血流信号（箭头）；D. 频谱多普勒超声：异常血管通道内可测及静脉样频谱。GB. 胆囊；RPV. 门脉右支；RHV. 肝右静脉。

本病大部分患者无明显症状，临床表现主要取决于其病因和分流量的大小，部分患者可有恶心、呕吐、行为异常及意识障碍等。

（三）注意事项

本病若为继发性，应关注是否合并肿瘤性病变。

六、门静脉瘤样扩张

（一）超声特征

（1）肝内局限性无回声区，边界清晰。单发多见。

（2）仔细观察可见与肝内门静脉相连通。

（3）彩色多普勒超声：内部可见血流信号，脉冲多普勒检查呈门静脉样血流频谱（图1-6-10）。

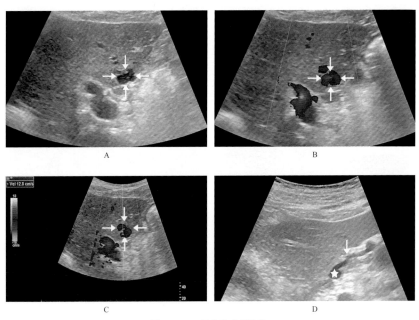

图1-6-10　门静脉瘤样扩张

A. 灰阶超声：肝S4段见一个无回声区，边界清晰（箭头）；B. 彩色多普勒超声：无回声区内充满血流信号（箭头）；C. 频谱多普勒超声：无回声区内可检出静脉样频谱；D. 灰阶超声：变换探头方向，可见无回声区（星号）与门静脉左支矢状部相连通（箭头）。

（二）临床概要

本病多由影像学检查偶然发现，一般无临床意义。

（三）注意事项

本病主要应与肝囊肿鉴别。

七、布-加综合征

布-加综合征（budd-chiari syndrome）是指肝静脉流出道和（或）下腔静脉上段部分或完全梗阻所引起的一组症候群。

（一）灰阶超声

（1）肝段下腔静脉及或肝静脉狭窄、闭塞或栓塞征象，狭窄远心段管腔扩张，其扩张程度与侧支循环开放程度有关（图1-6-11、图1-6-12）。

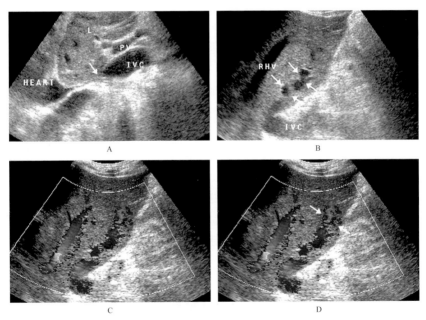

图1-6-11　布-加综合征

A. 灰阶超声：肝后段下腔静脉局部闭塞；B. 灰阶超声：肝内见迂曲扩张的异常交通血管（箭头），与下腔静脉和右肝静脉相通；C. D. 彩色多普勒超声：肝内异常交通血管内充满血流信号（箭头）。
L. 肝脏；PV. 门静脉；IVC. 下腔静脉；HEART. 心脏；RHV. 右肝静脉。

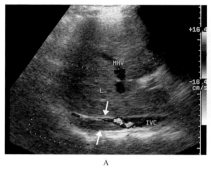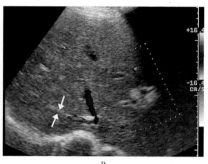

图1-6-12　布-加综合征

A. 彩色多普勒超声：肝后段下腔静脉（箭头）局部闭塞，血流中断；B. 彩色多普勒超声：肝右静脉局部闭塞，血流中断（箭头）。L.肝脏；IVC.下腔静脉；MHV.肝中静脉。

（2）肝内异常交通静脉及肝短静脉增粗。

（3）肝脏整体显著肿大，肝尾状叶增大明显，内部回声减低。

（4）可并发肝硬化及门静脉高压征象。

（5）彩色多普勒超声：病变血管不全梗阻或闭塞时表现为血流充盈缺损或无血流显示（图1-6-12），病变血管狭窄时表现为五彩镶嵌样血流信号。脉冲多普勒超声检查示病变血管狭窄处血流速度增高，狭窄远段波动性降低或消失、流速减慢甚至血流呈反向。

（二）临床概要

先天性者多在20～40岁起病。主要表现为肝脾肿大、门静脉高压症、腹水等。侧支循环的形成与下腔静脉和肝静脉梗阻的部位有关。

（三）注意事项

布-加综合征应与肝硬化、门静脉高压症或门静脉血栓形成等鉴别。

第七节 · 肝脏外伤

肝外伤（liver trauma）主要包括肝包膜下血肿、肝中央破裂、肝真性破裂。

（一）超声特征

可分为以下几种类型。

1. **肝包膜下血肿**·为肝脏包膜下出血，肝脏包膜下可见梭形无回声或低回声区，肝组织受压凹陷。

2. **肝中央破裂**·为肝实质破裂，肝脏内部可见片状低回声区，病程长者可见无回声区，肝脏包膜完整（图1-7-1）。

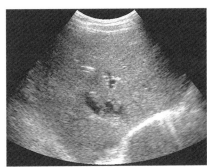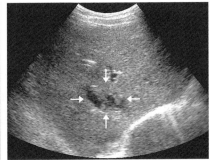

图1-7-1　**肝外伤（肝中央破裂）**
肝右叶实质内见片状无回声区，形态不规则（箭头）。

3. **肝真性破裂**·为肝脏包膜及实质同时破裂，肝脏包膜连续性中断或不平整，可见向肝实质伸展的不规则无回声或低回声区，常伴有腹腔（右侧膈下、肝肾间隙、盆腔等）出血。

（二）临床概要

肝外伤常于车祸伤、建筑工地创伤、锐器或弹片伤等创伤后发生。

（三）注意事项

肝破裂后可伴有胆道损伤，胆漏后形成的无回声区不易与血肿鉴别。肝内血肿吸收后需要与肝内实性占位鉴别，进一步超声造影可予以明确。

第八节 · **肝脏超声报告**

一、报告书写内容

1. 第一部分·为超声检查所见，主要内容包括：① 肝脏整体情况：肝脏大小测值、形态、包膜、内部回声；② 肝门静脉、肝动脉及肝静脉的内径、内部回声、管壁、血流充盈情况及血流速度等；③ 肝脏内占位性病变：病灶数目、部位、大小、形态、边界、边缘、内部回声、后方回声，病灶与周围脏器、血管的毗邻关系，病灶内部及周边血供情况。

2. 第二部分·为超声检查结论，主要包括：超声诊断及下一步的诊治建议。超声诊断包括：定位诊断（解剖位置）、定性诊断（物理性质、病灶良恶性）及病因、病理诊断等内容。下一步的诊治建议主要包括：进一步超声造影或超声引导下穿刺活检、超声引导下置管引流、其他影像学（CT/MRI/PET-CT等）进一步检查、手术治疗等。

二、报告模板

参见附录一。

第二章

胆囊和胆管疾病超声诊断

第一节·胆囊和胆管超声入门须知

一、胆囊和胆管超声测量正常值

胆囊和胆管超声测量正常值根据年龄不同有较多差别，具体见下表（表2-1-1、表2-1-2）。

表 2-1-1　胆囊超声测量正常值

人　群	长径（cm）	横径（cm）	胆囊壁厚度（cm）
成　人	＜9.0	＜3.5	＜0.3
新生儿	＜3.0	长径的1/3	—

表 2-1-2　胆管超声测量正常值

部　位	测量值（cm）
肝内胆管	＜0.2
肝门胆管	＜0.4
肝外胆管	成人＜0.8；老年人＜1.0；新生儿及1岁内婴儿＜0.2；儿童＜0.3

二、胆囊及胆管超声征象及常见疾病

胆囊及胆管常见的超声征象及相关疾病见下表（表2-1-3）。

表 2-1-3　胆囊及胆管超声征象及常见疾病

观察指标	超声表现	常　见　疾　病
胆囊大小	肿大	急性胆囊炎、慢性胆囊炎、胆管囊状扩张症、阻塞性黄疸
	萎缩	慢性胆囊炎、胆囊结石、胆囊癌、先天性胆道闭锁、肝门胆管肿瘤

（续表）

观察指标	超声表现	常见疾病
胆囊位置	异位	位置变异、游走胆囊、外源性压迫
	反转	内脏反位
胆囊壁	弥漫性增厚	急性胆囊炎、慢性胆囊炎、弥漫性胆囊腺肌增生症、胆囊癌、肝硬化失代偿期、肾病综合征
	局限性增厚	局限性胆囊腺肌增生症、胆囊癌
	模糊、不连续	急性胆囊炎、慢性胆囊炎、胆囊穿孔、胆囊壁脓肿、胆囊癌
胆囊腔内病变	可移动	胆囊结石、胆泥、血凝块、炎性沉积物
	不可移动	胆囊息肉、胆囊腺瘤、胆囊腺肌症、胆囊癌
胆囊占位性病变	息肉型	胆固醇性息肉、炎性息肉、胆囊腺瘤、胆囊癌
	肿块型	胆囊腺瘤、胆囊癌
胆管	扩张	先天性胆管囊状扩张症 继发性胆管扩张（肝内、外胆管结石，化脓性胆管炎，肝门肿瘤，胰腺癌，壶腹周围癌，胆道蛔虫病等）
	狭窄	硬化性胆管炎、先天性胆道闭锁、胆管癌
胆管壁增厚	弥漫性	化脓性胆管炎、硬化性胆管炎
	局限性	肝门胆管癌、肝外胆管癌、壶腹周围癌
胆管内病变	伴声影	肝内、外胆管结石
	不伴声影	胆管肿瘤、壶腹周围癌、胆道蛔虫病、部分结石、血凝块、胆泥等

第二节 · 胆囊和胆管解剖、超声检查方法及正常声像图

一、胆道系统解剖

胆道系统通常分为肝内、肝外两部分。肝内部分包括毛细胆管、小叶

间胆管、肝段（叶）胆管，以及左、右肝管。肝外部分包括肝总管、胆囊管、胆总管以及胆囊。胆总管依走行可分为四段：十二指肠上段、十二指肠后段、胰腺段和十二指肠壁内段（图2-2-1）。

超声图像上，肝总管和胆总管十二指肠上段与门静脉伴行，称为肝外胆管上段；其余与下腔静脉伴行，称为肝外胆管下段。

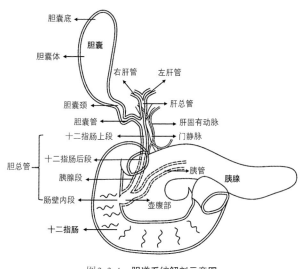

图2-2-1　胆道系统解剖示意图

二、超声检查适应证

（1）上腹不适需排除胆囊和胆道疾病。

（2）上腹痛的诊断和鉴别诊断，如需排除急性胆囊炎、胆囊结石、胆管结石、化脓性胆管炎等。

（3）胆道炎性病变的诊断及治疗后疗效评估，如急性胆囊炎、慢性胆囊炎、胆囊穿孔、胆管炎等。

（4）胆道结石的诊断、定期随访及手术后随访。

（5）胆囊隆起性病变的诊断、定期随访及手术后随访，如胆囊良性息肉样病变（胆固醇性息肉、局限性胆囊腺肌增生症、腺瘤）、胆囊内不移动的胆泥及血凝块等。

（6）胆囊壁增厚的诊断和鉴别诊断，如弥漫性增厚和局部增厚的鉴别，包括胆囊炎、胆囊腺肌增生症、胆囊癌等。

（7）胆囊及胆道恶性肿瘤的诊断、分型、评估进展程度及判断有无转移。

（8）黄疸原因的诊断和鉴别诊断，如鉴别梗阻性及非梗阻性黄疸，明确梗阻的部位。

（9）胆道其他疾病的诊断，如先天性胆管囊状扩张、胆囊出血、胆道蛔虫等。

（10）胆道周围其他脏器肿瘤，如肝癌、胰腺癌、壶腹周围癌等，需了解是否影响到胆囊或胆管时。

（11）急性胆囊炎、急性化脓性胆管炎、阻塞性黄疸等需要行经皮经肝胆囊穿刺置管引流术或经皮经肝胆管置管引流术的。

（12）其他怀疑胆囊和胆道疾患的情况，如血清肿瘤标志物CA199、CEA升高等。

三、检查前准备

禁食8 h以上，避免服用可能引起胆囊收缩的药物，以保证胆囊内有足够的胆汁充盈且不受肠气的干扰。检查前二天内避免进行胆系X线造影、胃镜及胃肠钡餐造影。

四、检查体位

1. 平卧位·最常用的体位。受检者充分暴露上腹部，平静呼吸。

2. 侧卧位·一般作为平卧位的补充体位。左侧卧位时受检者右臂上举至头顶以充分暴露检查部位。

3. 坐位、半坐位或直立位·适于胆囊位置较高或过度肥胖的受检者。

五、超声仪器

选用腹部彩色多普勒超声仪，配有1.0～6.0 MHz低频凸阵探头及

7.5 MHz以上的高频线阵探头。

低频探头适用于成人及体型肥胖者，高频探头适用于新生儿、儿童或体型瘦长者。

六、检查方法及正常声像图

（一）检查方法

行胆囊超声检查时，首先在右肋缘下纵向扫查以显示胆囊长轴断面，观察胆囊颈部、体部和底部；然后探头旋转90°显示胆囊体部短轴断面；之后探头上下移动显示胆囊颈部、底部短轴断面。

检查胆管时，于右肋缘下扫查左、右肝管，剑突下和右侧肋间显示左、右肝管长轴断面，右肋缘下扫查肝外胆管。

（二）扫查顺序

见图2-2-2。

（三）超声测量方法

1. 胆囊大小测量

（1）在超声图像上同时显示胆囊颈部与底部时测量胆囊大小。

（2）胆囊容积的测定对于评价胆囊收缩功能具有重要价值。通过测量胆囊最大长径（L）、横径（W）和横断面高（H）来计算胆囊容积（V），公式如下：

$$V = \frac{\pi}{6} L \times W \times H$$

（3）在临床中常通过脂餐试验来评估胆囊收缩功能和胆管通畅程度，其检查方法是：首先记录空腹时胆囊的大小；之后嘱患者高脂肪、高蛋白质饮食（可以食用煎鸡蛋2个），于餐后30分钟、1小时、2小时各检查一次，分别记录胆囊三个互相垂直平面的直径，计算胆囊容积。① 若餐后2小时内胆囊排空或缩小 > 2/3，表示胆囊收缩功能良好。② 若餐后2小时内胆囊收缩 < 1/2，表示胆囊收缩功能较差。③ 若餐后2小时胆囊收缩 < 1/3，提示胆囊收缩功能差。④ 若餐后2小时，胆囊大小同空腹，提示

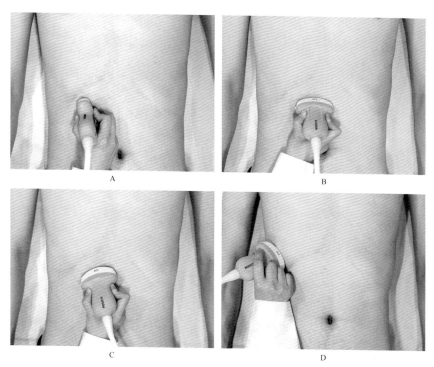

图2-2-2　扫查顺序

A. 右肋缘下纵断面：观察胆囊长轴、胆总管上段断面；B. 上腹部横断面：观察胆囊短轴、胆总管短轴断面；C. 右肋缘下斜断面：观察左右肝管、左肝管长轴断面；D. 右肋间斜断面：观察右肝管长轴断面。

胆囊无收缩功能；若胆囊增大，则表示胆囊以下水平有梗阻；如患者不伴有黄疸，提示梗阻部位在胆囊颈或胆囊管。

2. 胆管测量·超声图像上正常左、右肝管可清晰显示，位于门静脉左、右支的前方。三级以上肝内胆管不扩张时，超声图像上显示困难。一般于肝右动脉穿越门静脉与肝管下方约1～2 cm处，测量肝外胆管上段内径（图2-2-3、图2-2-4）。

（四）胆囊和胆管超声检查常用断面及声像图

1. 右肋缘下胆囊长轴断面（图2-2-5）

（1）扫查方法：平卧位或左侧卧位，探头置于右肋缘下，沿胆囊长轴

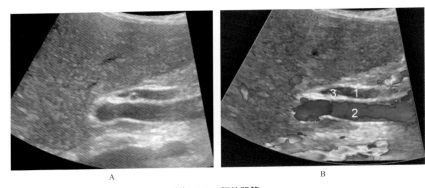

图2-2-3 **肝外胆管**

A. 肝外胆管和门静脉之间可见圆形无回声结构，为肝右动脉，常为区分肝总管与胆总管的解剖标志；B. 彩色多普勒超声：圆形无回声结构（肝右动脉）内见血流信号。1. 肝外胆管；2. 门静脉；3. 肝右动脉。

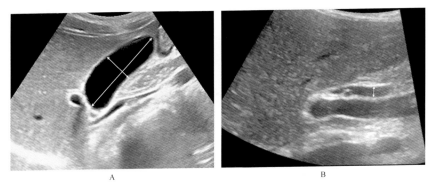

图2-2-4 **胆囊与胆管测量**

A. 成人胆囊大小测量（低频凸阵探头）；B. 成人肝外胆管内径测量（低频凸阵探头）。

扫查。

（2）测量：在此断面测量胆囊大小、胆囊壁厚度。

（3）临床意义：显示胆囊颈部、体部、底部与周边结构的关系。

（4）注意事项：测量胆囊大小时需将胆囊颈部与底部同时显示。应观察胆囊壁是否完整、连续，有无增厚。一般在胆囊前壁测量囊壁厚度。观察胆囊腔内有无占位性病变、胆汁透声情况等。

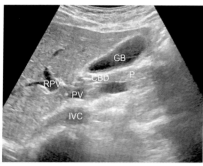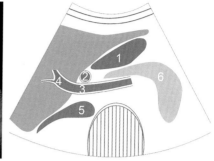

图2-2-5　右肋缘下胆囊长轴断面

1.胆囊（GB）；2.胆总管（CBD）；3.门静脉（PV）；4.门静脉右支（RPV）；5.下腔静脉（IVC）；6.胰腺（P）。

2. 胆囊体部短轴断面（图2-2-6）

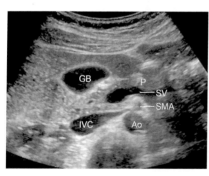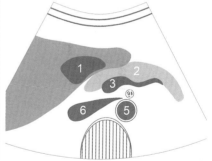

图2-2-6　胆囊体部短轴断面

1.胆囊（GB）；2.胰腺（P）；3.脾静脉（SV）；4.肠系膜上动脉（SMA）；5.腹主动脉（Ao）；6.下腔静脉（IVC）。

（1）扫查方法：平卧位，探头置于右肋缘下。在胆囊长轴断面基础上旋转约90°获得此断面。

（2）临床意义：显示胆囊体部。

（3）注意事项：胆囊周围肠气由于部分容积效应易误诊为囊内结石，应注意鉴别。

3. 胆囊颈部短轴断面（图2-2-7）

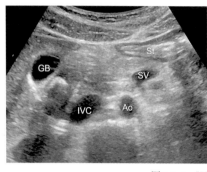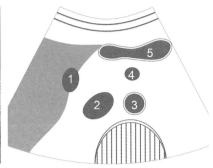

图2-2-7　胆囊颈部短轴断面

1. 胆囊（GB）；2. 下腔静脉（IVC）；3. 腹主动脉（Ao）；4. 脾静脉（SV）；5. 胃（St）。

（1）扫查方法：平卧位，在胆囊体部短轴断面的基础上上移探头。

（2）临床意义：显示胆囊颈部。

（3）注意事项：胆囊颈部占位及结石易漏诊，应尽量清晰显示。

4. 右肋缘下左右肝管断面（图2-2-8）

（1）扫查方法：平卧位，探头在剑突下横向或斜向扫查，声束指向后上方。显示左、右肝管及伴行的门静脉左、右支。

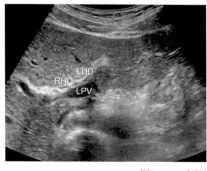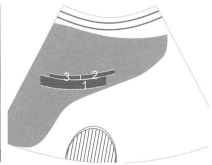

图2-2-8　右肋缘下左右肝管断面

1. 门静脉左支（LPV）；2. 左肝管（LHD）；3. 右肝管（RHD）。

（2）测量：在此断面测量左、右肝管内径。

（3）临床意义：显示左、右肝管。

（4）注意事项：由于肠气干扰以及肝门部解剖结构复杂，应通过仔细扫查识别左、右肝管。

5. 剑突下左肝管长轴断面（图2-2-9）

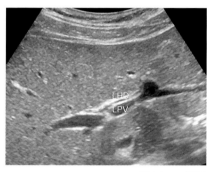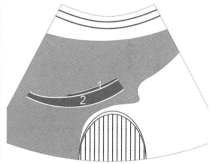

图2-2-9　剑突下左肝管长轴断面
1. 左肝管（LHD）；2. 门静脉左支（LPV）。

（1）扫查方法：平卧位，探头置于剑突下，在左、右肝管断面的基础上下移到探头，声束指向后上方。

（2）临床意义：显示左肝管及伴行的门静脉左支。

（3）注意事项：由于肠气干扰，必要时可让患者取左侧卧位获得清晰的左肝管图像。左肝管内存在肿瘤性病变时，还需要观察邻近门静脉分支有无受侵犯。

6. 右肋间右肝管长轴断面（图2-2-10）

（1）扫查方法：平卧位或左侧卧位，探头置于右侧肋间。

（2）临床意义：显示右肝管及伴行的门静脉右支。

（3）注意事项：右肝管内存在肿瘤性病变时，还需要观察邻近门静脉分支的管壁有无受侵犯。

7. 右肋缘下肝外胆管上段长轴断面（图2-2-11）

（1）扫查方法：平卧位，探头置于右肋缘下，在清晰显示第一肝门的

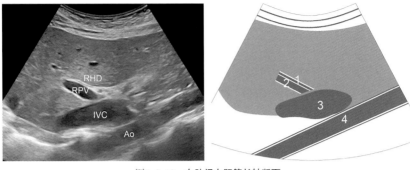

图2-2-10　右肋间右肝管长轴断面

1.右肝管（RHD）；2.门静脉右支（RPV）；3.下腔静脉（IVC）；4.腹主动脉（Ao）。

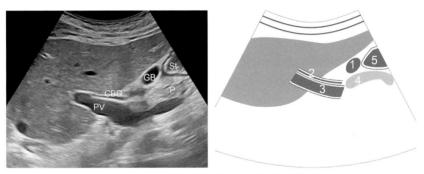

图2-2-11　右肋缘下肝外胆管上段长轴断面

1.胆囊（GB）；2.胆总管（CBD）；3.门静脉（PV）；4.胰腺（P）；5.胃（St）。

基础上顺时针旋转探头，与腹中线几乎平行。

（2）测量：此断面测量肝外胆管上段内径。

（3）临床意义：显示肝外胆管上段。

（4）注意事项：超声一般可清晰显示肝外胆管上段，在怀疑胆管内存在病变时如上段未发现病灶应继续向下追踪，直至显示整个肝外胆管。

8.右肋缘下胆总管长轴断面（图2-2-12）

（1）扫查方法：平卧位，探头置于右肋缘下，在肝外胆管上段长轴基础上向左侧扫查。

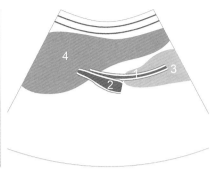

图2-2-12 **右肋缘下胆总管长轴断面**
1.胆总管（CBD）；2.门静脉（PV）；3.胰腺（P）；4.肝（L）。

（2）临床意义：显示胆总管胰腺段及末端。

（3）注意事项：胆总管下段由于肠气干扰常常显示不清，此时可采用饮水、探头加压、变换体位等方法，一般可清晰显示整个胆总管下段。

9. 胰头上部胆总管短轴断面（图2-2-13）

（1）扫查方法：平卧位，探头置于右肋缘下，探头在胆总管长轴的基础上旋转90°可获得此断面。

（2）临床意义：显示胰头上部的胆总管短轴断面。

（3）注意事项：此断面可清楚显示胆总管下段与胰头、十二指肠等的

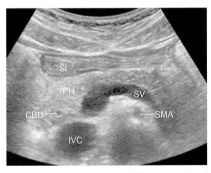
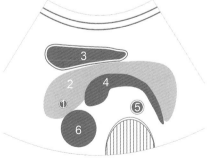

图2-2-13 **胰头上部胆总管短轴断面**
1.胆总管（CBD）；2.胰头（PH）；3.胃（St）；4.脾静脉（SV）；5.肠系膜上动脉（SMA）；6.下腔静脉（IVC）。

位置关系。

10. 胰头中部胆总管短轴断面（图2-2-14）

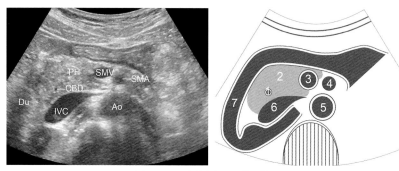

图2-2-14　**胰头中部胆总管短轴断面**

1. 胆总管（CBD）；2. 胰头（PH）；3. 肠系膜上静脉（SMV）；4. 肠系膜上动脉（SMA）；5. 腹主动脉（Ao）；6. 下腔静脉（IVC）；7. 十二指肠（Du）。

（1）扫查方法：平卧位，探头置于右肋缘下，在胰头上部胆总管短轴基础上下移动探头。

（2）临床意义：显示胰头中部的胆总管短轴断面。

（3）注意事项：胆总管下段病变与十二指肠壶腹部、胰头部病变常难以区分，鉴别时尤其需要熟悉相应区域解剖关系以及各种管道结构（血管、胆管、胰管等）。

七、超声检查主要观察内容

（一）胆囊主要观察内容

（1）观察和记录胆囊大小。

（2）观察胆囊壁厚度、层次及其完整性。

（3）胆囊腔内病变的数目、大小、部位、回声、移动性、后方声影、血供、与囊壁的关系、基底部特点等。

（4）怀疑恶性病变时，应常规扫查肝脏、肠道、邻近胆管、肝门、后腹膜淋巴结以了解有无转移情况。

（5）怀疑胆囊穿孔时，应常规扫查胆囊周围、腹腔、盆腔有无积液。

（6）胆囊收缩功能测定。

（二）胆管主要观察内容

（1）观察和记录胆管内径，了解胆管有无扩张。

（2）观察胆管壁厚度、层次及其完整性。

（3）胆管内病变的数目、大小、部位、回声、移动性、后方声影、血供、与管壁的关系、基底部特点等。

（4）怀疑胆管恶性病变时，应常规观察周围门静脉、肝动脉、十二指肠等了解有无受到侵犯。

（5）怀疑胆管恶性病变时，应常规扫查胆囊、肝脏、胰腺、肠道、后腹膜淋巴结以了解有无转移情况。

八、胆囊及胆道超声造影

（一）适应证

超声造影通过观察胆囊病变的血管形态及增强表现，对于部分胆囊病变有一定的诊断及鉴别诊断价值。建议对符合以下适应证的患者实施胆囊超声造影检查。

（1）胆囊疾病的定性诊断，如息肉、腺瘤、腺肌增生症与胆囊癌的鉴别。

（2）胆囊内不移动的胆泥、血凝块或声影不明显的结石与胆囊实性占位性病灶鉴别。

（3）常规超声疑似胆囊炎急性发作合并胆囊穿孔或周围的肝脏、腹腔内积液或脓肿。

（4）胆囊癌浸润范围及肝转移情况的判断等。

（二）方法

胆囊超声造影一般选用常规低频凸阵探头（中心频率3.5 MHz），部分胆囊底部病变可选用高频线阵探头（频率 > 7.5 MHz）。

（三）分期

目前较常用的胆囊超声造影时相分为增强早期和增强晚期。将团注造影剂开始至第30 s定义为增强早期，第31 ～ 180 s定义为增强晚期。整个观察时间不少于180 s。

（四）增强水平

一般与同一深度肝实质增强水平对照，病灶内部无造影剂进入为无增强（图2-2-15A），增强水平低于肝实质为低增强（图2-2-15B），增强水平等于肝实质为等增强（图2-2-15C），增强水平高于肝实质为高增强（图2-2-15D）。病灶内部增强水平不均匀时应以内部最高增强水平为准。

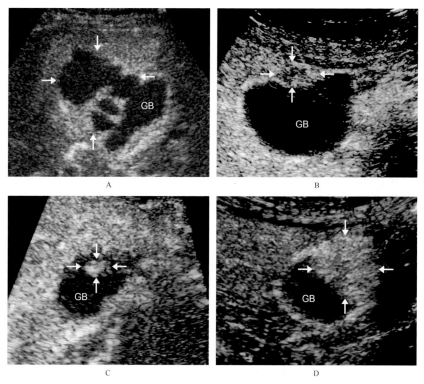

图2-2-15　胆囊超声造影不同增强水平

A. 无增强（胆囊穿孔）；B. 低增强（胆囊腺肌增生症）；C. 等增强（胆囊息肉）；D. 高增强（胆囊腺癌）。GB.胆囊。

第三节·胆囊常见疾病

一、急性胆囊炎

急性胆囊炎（acute cholecystitis）是常见的急腹症之一，多由胆道梗阻、胰液反流致细菌感染引起。

（一）超声特征

（1）胆囊壁弥漫性增厚，厚度 > 0.3 cm。囊壁多呈高回声，典型者表现为"双边征"（图2-3-1）。

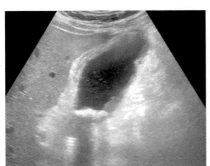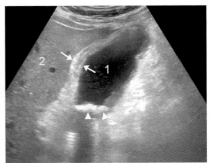

图2-3-1　急性胆囊炎

胆囊壁增厚（箭头）伴胆囊多发结石（△）。1.胆囊；2.肝脏。

（2）胆囊体积增大，横径增大更明显，横径大于4.0 cm更有诊断价值。

（3）超声Murphy征阳性：检查时嘱患者深吸气，探头深压胆囊区，触痛突然加剧并伴屏气。

（4）多合并胆囊结石（图2-3-2）。

（5）胆汁回声异常，腔内可见絮状或云雾状回声（图2-3-3）。

（6）急性胆囊炎合并囊壁穿孔时，肿大的胆囊突然变小，胆囊壁连续

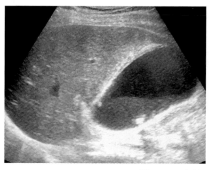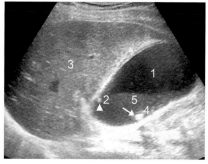

图2-3-2　急性胆囊炎伴胆囊肿大
1.胆囊；2.息肉（△）；3.肝脏；4.结石（箭头）；5.沉积物。

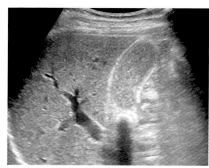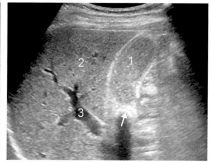

图2-3-3　急性胆囊炎
胆囊颈部结石（箭头）。1.稠厚的胆汁；2.肝脏；3.门静脉右支。

性中断，局部膨出或缺损，胆囊周围可见局限性积液。

（7）彩色多普勒超声：增厚的胆囊壁可测出丰富的血流信号。

（二）临床概要

起病急骤，临床症状明显，表现为右上腹不同程度的压痛（Murphy征阳性）。部分患者可伴有高热、恶心、呕吐及右肩部放射痛，严重者可出现黄疸。

（三）注意事项

普通超声结合患者临床表现以及实验室检查可诊断急性胆囊炎。对于年龄较大且不耐受急诊手术的患者，超声引导下经皮经肝胆囊穿刺置管

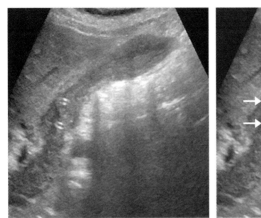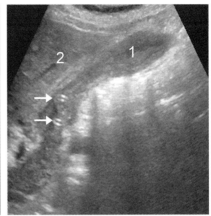

图2-3-4　急性胆囊炎PTGD术后

胆囊内可见引流管（箭头）。1.胆囊；2.肝脏。

引流术（PTGD）可有效缓解患者症状并降低胆囊穿孔的发生率（图2-3-4）。急性胆囊炎患者由于肝硬化、肾病综合征等原因出现低蛋白血症时超声也可表现为胆囊壁增厚，需要与急性胆囊炎鉴别，前者多伴有腹水、下肢水肿等（图2-3-5）。

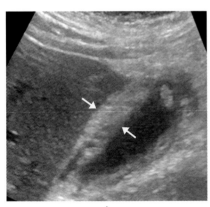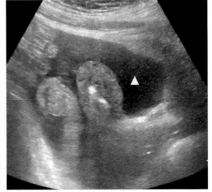

A　　　　　　　　　　　　　　　B

图2-3-5　肝硬化失代偿期，低蛋白血症，胆囊壁增厚

A.胆囊壁弥漫性增厚（箭头）；B.盆腔可见积液（△）。

二、慢性胆囊炎

慢性胆囊炎（chronic cholecystitis）多由炎症或结石反复刺激胆囊导致。

（一）超声特征

（1）胆囊壁增厚，厚度 > 0.3 cm。也可主要表现为囊壁毛糙，而囊壁不增厚。当慢性胆囊炎急性发作时，胆囊壁可出现"双边征"。

（2）部分患者初期胆囊体积不同程度增大，后期萎缩。因长期慢性炎症，胆囊可与周围组织分界不清。

（3）由于反复炎性发作，胆汁透声差，囊腔内可见云雾状或团块状的胆泥或炎性坏死物质回声，典型者呈"分层征"。改变体位时可见其缓慢移动，形态可发生变化。

（4）多伴有胆囊结石。胆囊充满结石时，可表现为"WES"征（wall-echo-shadow，WES）（图2-3-6、图2-3-7）。

（5）脂餐试验显示胆囊收缩差或者无功能。

（6）彩色多普勒超声：胆囊壁一般血流信号稀少或无血流信号（图2-3-8）。

（二）临床概要

慢性胆囊炎的病因较多，可由细菌感染、肝炎病毒和化学损伤等引起，也可由急性胆囊炎迁延而来。患者可表现为腹部不适。

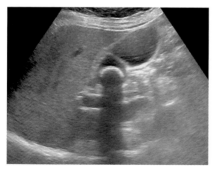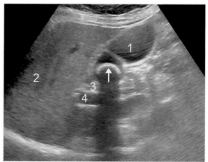

图2-3-6　**慢性胆囊炎**

胆囊壁增厚伴胆囊结石（箭头）。1.胆囊；2.肝脏；3.胆总管；4.门静脉。

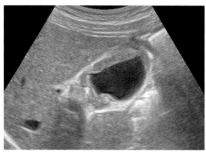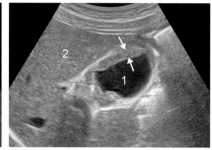

图2-3-7　慢性胆囊炎
胆囊壁明显增厚（箭头）。1.胆囊；2.肝脏。

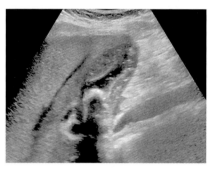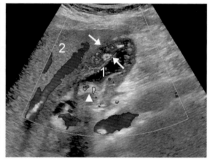

A   B

图2-3-8　慢性胆囊炎（黄色肉芽肿性胆囊炎）

A.灰阶超声：胆囊壁显著增厚（箭头）伴结石（△）；B.彩色多普勒超声：增厚的胆囊壁内见血流信号。1.胆囊；2.肝脏。

（三）注意事项

慢性胆囊炎病程较长，囊壁增厚明显时，应注意与厚壁型胆囊癌、弥漫型胆囊腺肌增生症鉴别。

慢性胆囊炎囊腔内充满胆泥时，灰阶超声上表现为实性低回声，易误诊为胆囊癌，此时可行超声造影检查进一步明确诊断。前者囊内实性回声超声造影上增强早期为无增强；后者呈高增强。

三、胆囊结石

胆囊结石（cholecystolithiasis）是最常见的胆囊疾病之一。

（一）超声特征

（1）胆囊腔内可见点状或团块状强回声结构（图2-3-9）。

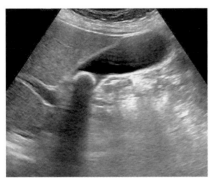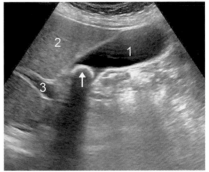

图2-3-9 **胆囊颈部单发结石**

胆囊颈部弧形强回声，后方伴声影（箭头）。1.胆囊腔；2.肝脏；3.门静脉。

（2）后方伴声影（图2-3-10、图2-3-11）。

（3）改变体位可移动。

（4）充满型结石：胆囊失去囊性结构，胆囊区见囊壁-结石-声影三联征，即"WES"征（图2-3-12）。

（5）彩色多普勒超声：强回声内部无血流信号，可见闪烁伪像。

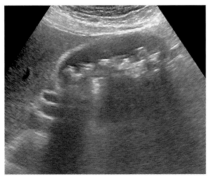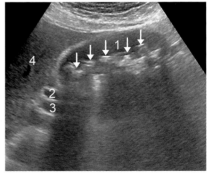

图2-3-10 **胆囊多发结石**

胆囊内数个点状或团块状强回声，后方伴声影（箭头）。1.胆囊；2.胆总管；3.门静脉；4.肝脏。

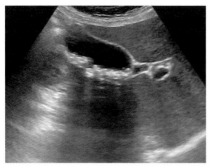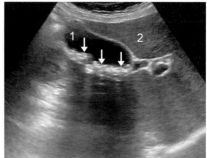

图2-3-11　**胆囊泥沙样结石**
胆囊内数个点状强回声，后方伴声影（箭头）。1. 胆囊；2. 肝脏。

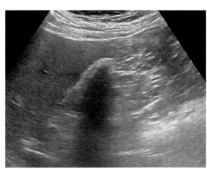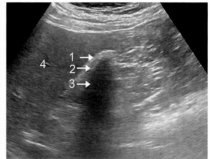

图2-3-12　**胆囊充满型结石（"WES"征）**
胆囊失去囊性结构，胆囊区见囊壁-结石-声影三联征，即"WES"征（箭头）。1. 胆囊壁；2. 结石；3. 声影；4. 肝脏。

（二）临床概要

胆囊结石多见于成年女性，其发病与肥胖、糖尿病以及胆囊收缩功能障碍等有关。20%～40%的胆囊结石患者无临床症状，部分伴有胆囊炎的患者可有上腹部不适。胆囊结石按成分可分为胆固醇结石（最常见）、胆色素结石及混合性结石。

（三）注意事项

后方声影不明显的胆囊结石需要与胆囊肿瘤鉴别。

结石位于颈部时容易漏诊，往往随体位改变移动不明显，同时合并胆囊肿大（图2-3-13）。

部分胆囊结石合并隐匿型胆囊癌，往往在胆囊结石或炎症急性发作手术后才发现合并胆囊癌，此时也称为意外型胆囊癌。

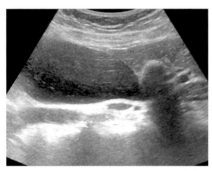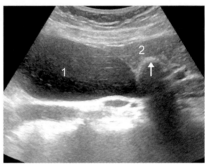

图2-3-13　胆囊颈部结石合并胆囊肿大

胆囊颈部弧形强回声，后方伴声影（箭头）。1.胆囊；2.肝脏。

部分结石同时合并息肉，因恶变风险较高，应注意密切随访观察（图2-3-14）。

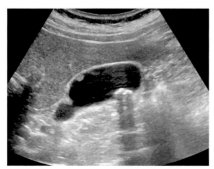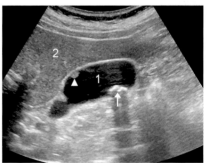

图2-3-14　胆囊结石合并胆囊息肉

胆囊内强回声，后方伴声影（箭头）；胆囊壁高回声，后方不伴声影（△）。1.胆囊；2.肝脏。

四、胆囊穿孔

胆囊穿孔（perforation of gallbladder）由急性或慢性化脓性胆囊炎发

展而来。

（一）普通超声特征

（1）胆囊壁增厚，壁连续性中断、层次不清。

（2）胆囊壁内局部可见无回声区。

（3）胆囊周边肝内或腹腔内可见低或混合回声区。

（4）多合并胆囊炎或胆囊结石。

（二）超声造影特征

胆囊壁连续性中断，中断处增强早期及增强晚期均呈无增强。其余胆囊壁增强模式同慢性胆囊炎（图2-3-15）。

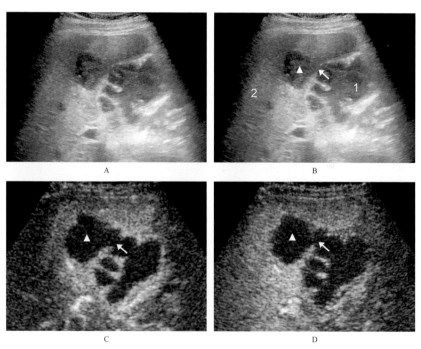

图2-3-15 **胆囊穿孔**

A. B. 灰阶超声：胆囊壁增厚，肝内胆囊旁见低回声结构（△），与胆囊分界不清，此处胆囊壁似见连续性中断（箭头）；C. 超声造影：增强早期（17 s）胆囊旁低回声区呈无增强（△），与胆囊相连，该处胆囊壁不连续（箭头）；D. 超声造影：增强晚期（87 s）胆囊旁低回声区呈无增强（△），与胆囊相连，该处胆囊壁不连续（箭头）。1.胆囊；2.肝脏。

（三）临床概要

胆囊穿孔病理多见胆囊壁增厚，局部可见小脓腔形成。患者的主要临床表现为白细胞升高、发热、右上腹疼痛、轻度黄疸等。

（四）注意事项

当胆囊壁内脓腔较小或多发小脓腔时，应注意与慢性胆囊炎和胆囊腺肌增生症鉴别，结合超声造影、临床表现或实验室检查可明确诊断。胆囊穿孔后，胆囊旁低回声区要注意与肝内病变、胆囊癌浸润肝脏等鉴别。

五、胆囊息肉

胆囊息肉（gallbladder polyp）是胆囊壁向胆囊腔内凸起的一类胆囊息肉样或隆起样病变的简称，一般指非肿瘤性息肉，胆固醇性息肉最常见。

（一）超声特征

（1）胆囊息肉常附着于胆囊壁，呈等回声或高回声。后方不伴声影。胆固醇息肉形态多呈桑葚状，仔细观察内部可见散在点状分布的高回声（图2-3-16）。

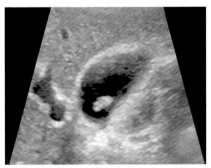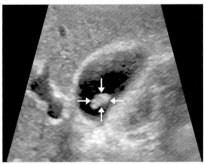

图2-3-16　**胆囊胆固醇性息肉**
息肉形态呈桑葚状，内部可见散在点状分布的高回声（箭头）。

（2）基底窄或伴有蒂，一般不随体位改变而移动。少数基底较窄者可随体位改变而在囊腔内飘动，但基底部恒定不变（图2-3-17）。

（3）体积小，直径一般不超过1.0 cm。

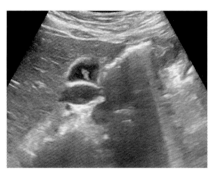
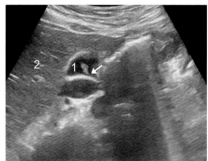

图2-3-17 **胆囊息肉伴细蒂**

胆囊息肉基底部较窄，见细蒂（箭头）。1.胆囊；2.肝脏。

（4）彩色多普勒超声：病灶内多无血流信号或基底部检测出少量血流信号（图2-3-18）。

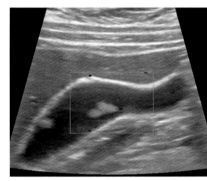
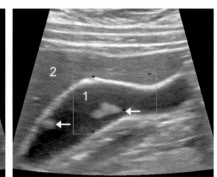

图2-3-18 **胆囊多发息肉**

胆囊壁数个高回声，呈桑葚状（箭头）。1.胆囊；2.肝脏。

（二）临床概要

胆囊息肉好发于胆囊体部，常多发。大部分在体检时发现，大多数患者无临床症状，少数表现为轻微的消化道症状如上腹不适、刺痛等。

（三）注意事项

胆囊息肉一般较小，检查时应注意多角度扫查，以防止遗漏。直径 >

1.0 cm者应注意与胆囊腺瘤或胆囊癌鉴别。

六、胆囊腺肌增生症

胆囊腺肌增生症（gallbladder adenomyomatosis）是一种非炎症性、非肿瘤性的良性疾病。

（一）超声特征

（1）局限型胆囊腺肌增生症：胆囊壁局限性增厚，内可见呈小囊状扩张的罗-阿窦（图2-3-19）。

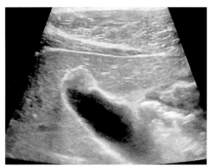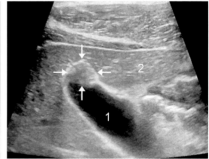

图2-3-19　**胆囊腺肌增生症**
高频超声在胆囊底部可见低回声结构（箭头）。1.胆囊；2.肝脏。

（2）节段型胆囊腺肌增生症：胆囊壁多处呈局限性增厚，内可见呈小囊状扩张的罗-阿窦。

（3）弥漫型胆囊腺肌增生症：胆囊壁连续，呈弥漫性增厚，内可见呈小囊状扩张的罗-阿窦。

（4）增厚的胆囊壁内若合并胆固醇结晶，可见彗星尾征（图2-3-20、图2-3-21）。

（5）彩色多普勒超声：增厚的胆囊壁内可检出少量或无明显血流信号。

（二）临床概要

典型病理特征为胆囊壁内罗-阿窦增殖，可分为局限型（多见）、节段

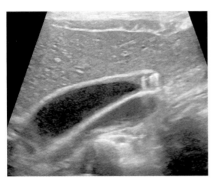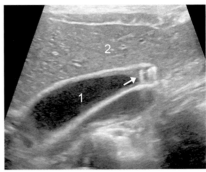

图2-3-20　**胆囊腺肌增生症**

高频超声在胆囊底部可见囊壁增厚（箭头），合并胆固醇结晶，结晶后方可见彗星尾征。1.胆囊；2.肝脏。

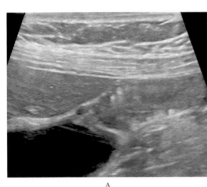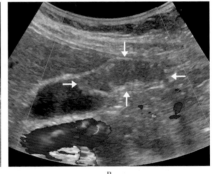

A　　　　　　　　　　　　　　　　B

图2-3-21　**胆囊腺肌增生症**

A.高频灰阶超声：在胆囊底部可见低回声结构，合并胆固醇结晶；B.彩色多普勒超声：低回声结构（箭头）内未见明显血流信号。

型和弥漫型（图2-3-22）。本病多见于女性，好发于胆囊底部，多单发。患者可出现上腹部不适等症状。

（三）注意事项

胆囊腺肌增生症应注意与慢性胆囊炎及胆囊癌鉴别。胆囊腺肌增生症在胆囊底部多见，容易漏诊，当怀疑胆囊腺肌增生症时高频超声可帮助明确诊断。

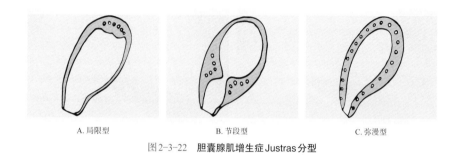

A. 局限型　　　　　　　B. 节段型　　　　　　　C. 弥漫型

图2-3-22　胆囊腺肌增生症Justras分型

七、胆囊腺瘤

胆囊腺瘤（gallbladder adenoma）是胆囊最常见的良性肿瘤。

（一）超声特征

（1）胆囊腺瘤自胆囊壁向胆囊腔隆起，呈等回声或高回声，内部回声均匀。

（2）病灶形态规则，呈椭圆形或乳头状。

（3）病灶基底部较胆囊息肉宽，偶见有蒂。

（4）彩色多普勒超声：病灶内部可检出血流信号（图2-3-23）。

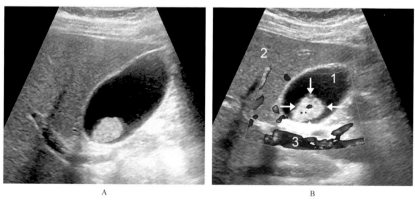

图2-3-23　胆囊乳头状腺瘤

A. 灰阶超声：胆囊颈部见一高回声结构，向胆囊腔内呈乳头状隆起；B. 彩色多普勒超声：病灶（箭头）内部检测出少量血流信号。1.胆囊；2.肝脏；3.门静脉。

（二）临床概要

胆囊腺瘤分为单纯性腺瘤和乳头状腺瘤（病理分型），后者具有癌变倾向。好发于胆囊颈部和体部，体积较小。

患者不合并慢性胆囊炎、胆囊结石时，可无任何临床症状。

（三）注意事项

胆囊腺瘤具有恶变倾向，应注意良、恶性的鉴别。当病灶体积较大、形态不规则、基底部较宽、彩色多普勒超声检查内部血供较丰富时应警惕恶变的可能（图2-3-24）。

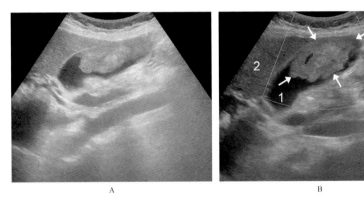

图2-3-24　**胆囊乳头状腺瘤伴癌变**

A. 灰阶超声：胆囊底部见一个稍高回声结构，向胆囊腔隆起，病灶体积较大，形态不规则，基底部较宽；B. 彩色多普勒超声：病灶（箭头）内部检测出少量血流信号。1.胆囊；2.肝脏。

八、胆囊癌

胆囊癌（gallbladder carcinoma）是胆道系统最常见的恶性肿瘤之一，起源于胆囊黏膜上皮细胞。根据胆囊癌形态可分为四型：厚壁型、隆起型、实块型和混合型（图2-3-25）。

（一）普通超声特征

（1）厚壁型：胆囊壁呈局限性或弥漫性不规则增厚，呈低回声或中等回声。浆膜层和黏膜层不光滑，可见回声连续性中断。增厚处囊壁回声多不均匀。胆囊腔狭窄，胆囊壁僵硬。

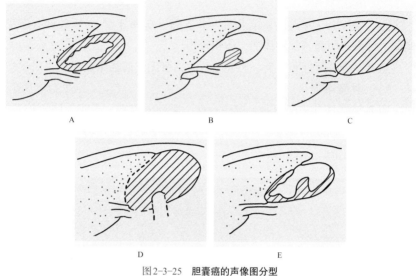

图2-3-25　胆囊癌的声像图分型

A.厚壁型；B.隆起型；C.实块型；D.实块型伴结石；E.混合型。

（2）隆起型：早期病灶呈结节状、乳头状和蕈伞状，自胆囊壁突入胆囊腔内，胆囊壁可见连续性中断。病灶多呈低或中等回声，内部回声不均匀，形态不规则，表面不光滑。基底部较宽，与囊壁分界欠清。

（3）实块型：多为胆囊癌晚期表现。病灶体积较大，多充满整个胆囊，胆囊腔变小甚至消失。病灶形态不规则，内部回声不均匀，表现为杂乱的低或等回声，部分病灶伴结石时可见强回声伴声影。由于胆囊癌容易向周边浸润性生长，常与周围肝脏、肠道等组织分界不清。

（4）混合型：最多见。同时表现厚壁型和隆起型胆囊癌的特征，即增厚的胆囊壁同时伴有结节状、乳头状或蕈伞状肿块向胆囊腔内突出（图2-3-26A）。

（5）彩色多普勒超声：病灶内多可检测出丰富血流信号（图2-3-26B）。

（二）超声造影特征

大部分胆囊癌超声造影增强早期呈快速不均匀高增强，增强晚期迅速

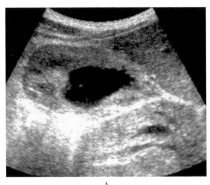
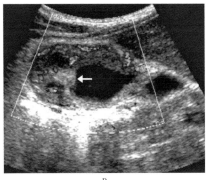

图2-3-26　**胆囊癌（厚壁型）**

A. 灰阶超声：胆囊壁不均匀增厚，以胆囊底部为著；B. 彩色多普勒超声：增厚的囊壁内检测出丰富血流信号（箭头）。

消退为低增强。

　　超声造影可显示基底部胆囊壁浸润及肝内转移灶（图2-3-27～图2-3-30）。

　　（三）临床概要

　　胆囊癌大多数为腺癌，预后差。慢性胆囊炎及胆囊结石慢性刺激是胆囊癌的重要诱因。患者早期大多数无临床症状，中晚期可有胆囊区压痛、腹痛、黄疸等临床表现。

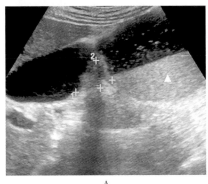
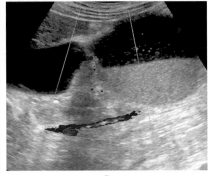

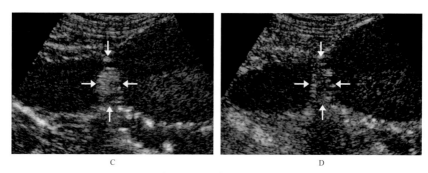

图2-3-27 **胆囊癌（厚壁型）**

A. 灰阶超声：胆囊增大，胆囊壁光滑，胆汁透声尚可，胆囊内见中等强回声点沉积带，后方声影不明显，改变体位可移动（△），胆囊体部皱襞不均匀增厚（黄色标记）；B. 彩色多普勒超声：病灶内部可见少量血流信号；C. 超声造影：增强早期（17 s）病灶呈高增强（箭头）；D. 超声造影：增强晚期（67 s）病灶呈低增强（箭头）。

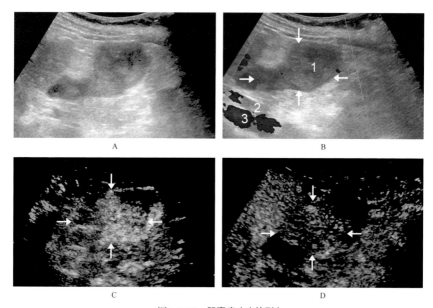

图2-3-28 **胆囊癌（实块型）**

A. 灰阶超声：胆囊内见一个不均匀等回声结构，后方无声影，改变体位移动不明显；B. 彩色多普勒超声：病灶（箭头）内部未见明显血流信号；C. 超声造影：增强早期（18 s）胆囊内等回声结构呈不均匀高增强（箭头），与胆囊壁分界不清；D. 超声造影：增强晚期（102 s）胆囊内等回声结构呈低增强（箭头）。1. 胆囊；2. 胆总管；3. 门静脉。

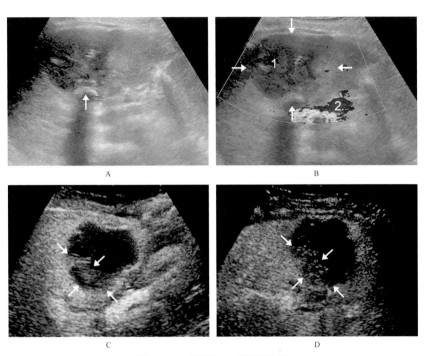

图2-3-29　**胆囊癌（实块型伴结石）**

A. 灰阶超声：胆囊区见一个低回声结构，边界不清晰，形态尚规则，内部回声不均匀，其内见弧形强回声，后方伴声影（箭头），肿块与周围肝脏分界不清；B. 彩色多普勒超声：病灶内部可见少量血流信号（箭头）；C. 超声造影：增强早期（23 s）胆囊区低回声，局部呈不均匀高增强（箭头），大部分呈无增强；D. 超声造影：增强晚期（72 s）胆囊区低回声，局部呈不均匀低增强（箭头）。1.胆囊；2.门静脉。

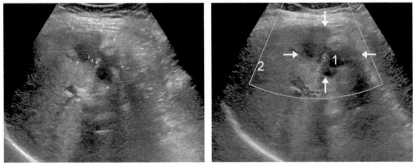

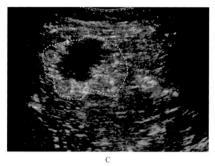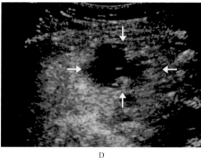

C   D

图2-3-30 **胆囊癌（实块型）**

A. 灰阶超声：胆囊区及肝右叶见一个低回声结构，边界不清晰，形态不规则，内部回声不均匀（黄色标记），肿块与周围肝脏分界不清；B. 彩色多普勒超声：病灶内部可见少量血流信号（箭头）；C. 超声造影：增强早期（28 s）病灶周边呈高增强，内部分呈无增强（黄色虚线）；D. 超声造影：增强晚期（117 s）病灶周边呈等增强，内部分呈无增强（箭头）。1.胆囊；2.肝脏。

（四）注意事项

普通超声上胆囊癌边界常显示不清，应注意与胆囊内胆泥、凝血块等鉴别，胆泥、凝血块内部无血流信号。

胆囊癌容易转移，当超声怀疑胆囊癌时应注意检查邻近肝脏、肝门、腹膜后淋巴结及有无腹水形成。

胆囊癌患者行胆囊切除术后，应定期复查，注意观察原胆囊区有无积液（图2-3-31）、有无胆囊残存（图2-3-32）。

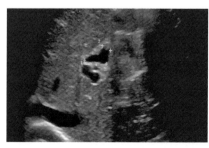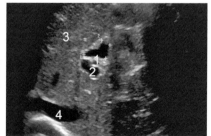

图2-3-31 **胆囊术后胆囊区积液**

灰阶超声：胆囊区见一个无回声结构（黄色标记），大小1.3 cm×1.0 cm，边界清，透声可。1.胆总管；2.门静脉；3.肝脏；4.下腔静脉。

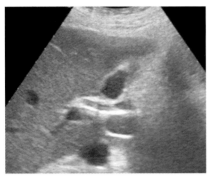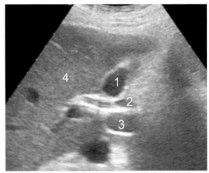

图2-3-32　胆囊术后残存胆囊

灰阶超声：胆囊区见一个胆囊样结构，大小1.9 cm×1.3 cm，边界清，形态规则。1. 残存胆囊；2. 胆总管；3. 门静脉；4. 肝脏。

第四节·胆管常见疾病

一、先天性胆管囊状扩张

先天性胆管囊状扩张（congenital cystic dilatation of the bile duct）可发生在肝内、外胆管。

（一）超声特征

（1）胆管呈球形、纺锤形囊状扩张，后方回声可增强。

（2）囊状扩张结构与胆管相连续，近端胆管多不扩张（图2-4-1、图2-4-2）。

（3）囊状扩张的无回声区内部有时见结石强回声团，伴或不伴声影。

（4）合并感染者内部可出现密集点状回声，呈"云雾状"改变。

（5）胆管壁显示为光滑的线样高回声。

（6）个别病例可合并癌变，表现为囊状扩张的无回声区，内部见附壁实性肿物，彩色多普勒超声内部见丰富血供。

（二）临床概要

先天性胆管囊状扩张病变可仅限于局部胆管，也可累及整个胆道。按

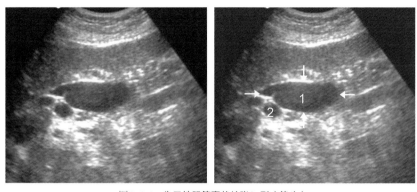

图2-4-1 先天性胆管囊状扩张 Ia型（箭头）
1.胆总管；2.门静脉。

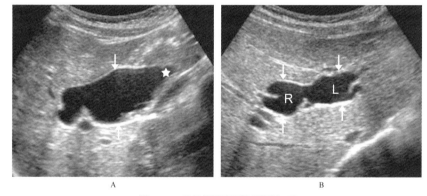

图2-4-2 先天性胆管囊状扩张 Ⅳ a型
A. 右肋缘下纵向扫查肝外胆管囊状扩张（箭头），远端呈"鸟嘴样"改变（☆）；B. 右肋缘下斜向扫查肝门区域左、右肝管囊状扩张（箭头）。

发生部位可分为胆总管囊肿、肝内胆管囊肿（Caroli病）和肝内外胆管囊肿合并囊状扩张症。1977年，Todani等提出了新的胆管囊状扩张分型，即Todani分型（图2-4-3）。

该病任何年龄均可发病，多见于儿童。临床主要表现为黄疸、腹痛、腹部包块。可伴有恶心、呕吐等消化道症状。有2%～8%的胆总管囊肿会发生癌变。

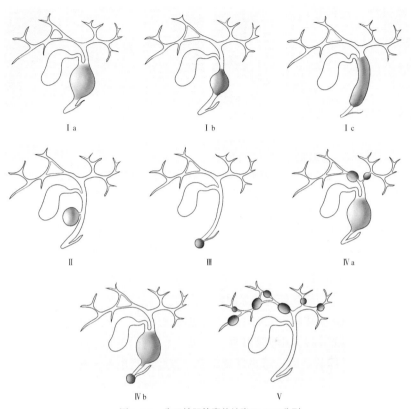

I a

I b

I c

II

III

Ⅳa

Ⅳb

V

图2-4-3　先天性胆管囊状扩张Todani分型

Ⅰa型：胆总管囊肿；Ⅰb型：节段性胆总管扩张；Ⅰc型：胆总管弥漫性或梭状扩张；Ⅱ型：胆总管憩室样扩张；Ⅲ型：胆总管十二指肠壁内段扩张，又称胆总管末端囊肿；Ⅳa型：肝内外胆管多发性囊状扩张；Ⅳb型：仅肝外胆管多发性囊状扩张；Ⅴ型：肝内胆管多发或单发囊状扩张，即Caroli病。

（三）注意事项

普通超声检查可明确病变的部位、程度、范围及是否合并感染。少数病例可合并癌变，此时在囊内可见实性结节，超声造影可观察到实性结节内部血供丰富，应引起重视。

先天性胆管囊状扩张应注意与胆囊术后肝外胆管扩张相鉴别，后者胆囊区未见胆囊（图2-4-4）。

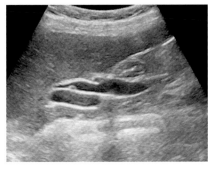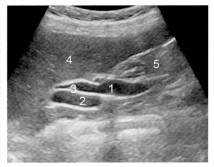

图2-4-4 胆囊术后肝外胆管扩张呈"平行管"征
1.肝外胆管；2.门静脉；3.肝右动脉；4.肝脏；5.胰腺。

二、肝内胆管结石

肝内胆管结石（calculus of intrahepatic duct）沿肝内胆管走行分布。

（一）超声特征

（1）肝内与门静脉伴行的强回声伴声影。

（2）伴胆汁淤积时，强回声周围可见无回声区。

（3）阻塞部位以上小胆管扩张，可见"平行管"征（图2-4-5）。

（4）合并胆管炎时，可见管壁增厚，管腔内透声差，有时可见胆泥、胆管积气。

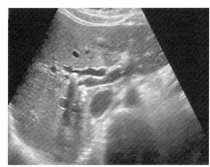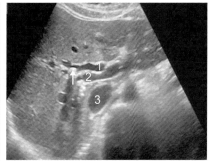

图2-4-5 肝内胆管结石
增宽的右肝管和门静脉右支形成"平行管"征，内可见结石（箭头）。1. 右肝管；2. 门静脉右支；3. 下腔静脉。

（5）合并胆管周围炎时，在周边肝实质内可见片状低回声区，彩色多普勒超声显示内部血供丰富。

（6）合并肝脓肿时可有相应超声表现。

（7）少数病例可合并癌变，需注意识别。

（二）临床概要

多发生于左肝管内或左右肝管汇合处，有时合并胆管炎。

（三）注意事项

注意与肝内钙化灶鉴别，后者多不伴有周围胆管扩张。

三、肝外胆管结石

肝外胆管结石（calculus of extrahepatic bile duct）多发于肝外胆管下段。

（一）超声特征

（1）胆管内强回声伴声影。少数为等回声或低回声，后方声影不明显。

（2）结石近端胆管扩张。

（3）管壁与强回声分界清晰（图2-4-6～图2-4-8）。

（4）合并胆管炎时，可见管壁增厚，管腔内透声差，有时可见胆泥、胆管积气。

（5）少数病例可合并癌变，需注意识别。

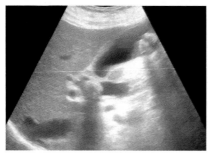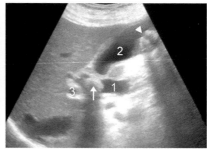

图2-4-6　胆总管上段结石伴胆囊结石

胆总管上段强回声伴声影，与管壁分界清晰（箭头）；胆囊内强回声伴声影（△）。1.胆总管；2.胆囊；3.门静脉。

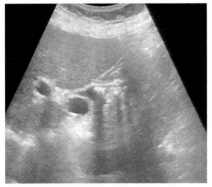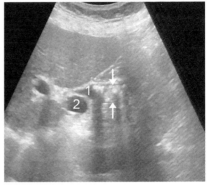

图2-4-7　胆总管中段多发结石（箭头）

胆总管中段数个强回声伴声影，与管壁分界清晰（箭头）。1. 胆总管；2. 门静脉。

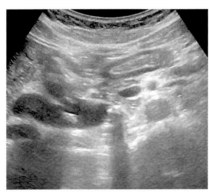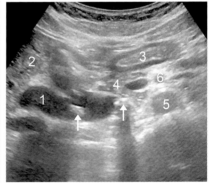

图2-4-8　胆总管中、下段结石（箭头）

胆总管中、下段强回声伴声影（箭头）。1. 胆总管；2. 肝左叶；3. 胃；4. 胰腺；5. 腹主动脉；6. 肠系膜上动脉。

（二）临床概要

患者可有反复发作的上腹痛、黄疸和胆系感染。

（三）注意事项

多发生于肝外胆管下段，当患者近端胆管扩张，并有反复发作的上腹痛、黄疸和胆系感染时，应于肝外胆管下段仔细扫查。肝外胆管结石声影不明显时应注意与胆管癌鉴别（图2-4-9）。

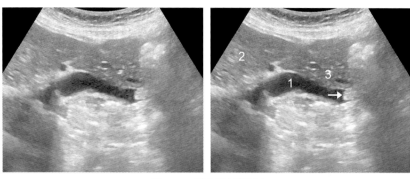

图2-4-9　**胆总管末端结石**

胆总管末端强回声，声影不明显（箭头）。1.胆总管；2.肝脏；3.胰腺。

四、化脓性胆管炎

化脓性胆管炎（suppurative cholangitis）多为胆管梗阻及感染引起，结石为常见的梗阻病因。

（一）超声特征

（1）胆管增宽，胆管壁增厚，回声增高。

（2）梗阻部位管腔内可见结石或蛔虫回声。

（3）近端胆管扩张（图2-4-10）。

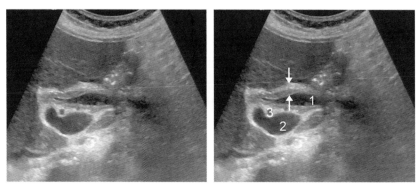

图2-4-10　**化脓性胆管炎**

胆总管内径增宽，管壁增厚，厚度约0.5 cm（箭头）。1.胆总管；2.门静脉；3.肝右动脉。

（二）临床概要

急性化脓性胆管炎可有Charcot三联征表现，即患者出现腹痛、寒战高热、黄疸。

（三）注意事项

超声检查时应注意结合患者病史及实验室检查，本病发病急，且临床症状较重。

对于初始的抗感染治疗无效的患者，应考虑胆道引流以缓解症状，目前在临床工作中，常使用经皮肝穿胆道引流术（percutaneous transhepatic cholangio drainage，PTCD）在胆管内梗阻部位置入引流管，使胆汁流向体外，主要用于胆道梗阻和急性炎症的治疗（图2-4-11）。

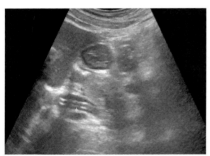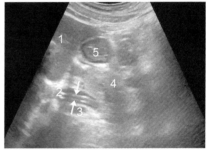

图2-4-11　PTCD胆总管引流管置入术后

胆总管扩张，内见引流管结构（箭头），呈等号样线状高回声。1. 肝脏；2. 胆总管；3. 门静脉；4. 胰头；5. 胃。

五、肝内胆管积气

肝内胆管积气（intrahepatic bile duct gas）是由于胆道结石、胆道狭窄、肿瘤压迫等引起肝内胆道气体积聚，多见于胆道感染、胆道手术后。

（一）超声特征

肝内条带状强回声，沿胆管走行分布，后方伴彗星尾征或不稳定声影，改变体位可移动（图2-4-12）。

（二）临床概要

肝内胆管积气可有上腹部胀痛、呕吐、恶心等。超声上多具有特征性

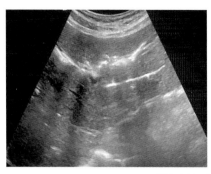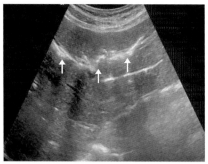

图2-4-12　**肝内胆管积气**

肝内见数个强回声排列呈条状（箭头），后方伴不稳定声影或"彗星尾"征。L.肝脏。

表现。

（三）注意事项

注意观察有无胆管结石、肝内肿瘤等，尤其关注有无胆道手术史。主要应与肝内胆管结石、肝内钙化灶等鉴别。

六、胆道蛔虫病

胆道蛔虫病（biliary ascarid）由肠蛔虫病引起，蛔虫由肠道经Oddi括约肌进入胆道。

（一）普通超声特征

（1）肝外及肝内胆管扩张，内见双线状平行高回声带。

（2）存活的蛔虫可见双线状高回声带间的中心暗带，内可见点线状高回声；蛔虫死亡后，中心暗带模糊甚至消失。

（3）超声检查时见胆管内活蛔虫蠕动具有特异性诊断价值。

（二）临床概要

胆道蛔虫病多见于儿童和青壮年，主要表现为剑突右下方阵发性"钻顶样"疼痛，伴恶心呕吐、寒战、发热等症状。

（三）注意事项

该病较为少见，超声诊断本病准确率高达95%以上，胆管内双线状平行高回声带可作为本病的诊断依据，显示胆管内活蛔虫蠕动即可确诊。

七、胆管癌

胆管癌（cholangiocarcinoma）多见于老年男性。大多数为腺癌，少数为鳞癌和未分化癌。

（一）普通超声特征

1.肝门部胆管癌

（1）肝门部胆管内可见形态不规则、边界不清的不均质肿块，呈低回声或等回声。部分仅表现为胆管壁不规则增厚，很难确定肿瘤边界。

（2）近端肝内胆管明显扩张且在肝门部截断，截断处管壁结构不清。

（3）左右叶之间的肿瘤与其周围扩张胆管构成蜘蛛样的声像图，称为"蜘蛛征"。

（4）门静脉、肝动脉可受累及，受累及血管管壁回声连续性中断、管腔狭窄、血流流速增快。

（5）肝门、胰周和腹膜后淋巴结肿大常见。

（6）彩色多普勒超声检查可判断门静脉、肝动脉受累程度（图2-4-13）。

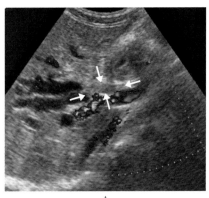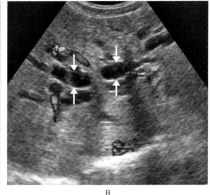

A   B

图2-4-13 肝门胆管癌

A.彩色多普勒超声：肝门胆管内见一个等回声结构（箭头），门静脉管壁回声连续性中断，管腔狭窄，管腔内见五彩镶嵌的血流信号，近端胆管扩张；B.彩色多普勒超声：扩张的左右肝管（箭头）内未见血流信号。

2. **肝外胆管癌** · 除肝内外胆管明显扩张、胆囊肿大外，病变局部可表现为以下三种类型。

（1）结节型：较多见，胆管明显扩张，内见不规则的中等或高回声结节，不伴声影，与胆管壁分界不清。彩色多普勒超声检查病灶内可见明显的血流信号。

（2）乳头型：较小，胆管明显扩张，内见中等或稍高回声的乳头状结节，突向腔内，边缘不整齐，不伴声影，胆管壁连续性中断。彩色多普勒超声检查可见病灶内血流信号较丰富。

（3）硬化型：较少见，肿瘤浸润胆管壁，管壁僵硬，不规则增厚，呈中等或高回声，近端胆管扩张。短轴扫查时，病变处胆管壁环形增厚。彩色多普勒超声检查病灶内可见血流信号。

肝门、胰周和腹膜后淋巴结常见肿大。

（二）超声造影特征

1. **肝门胆管癌** · 大部分肿瘤动脉早期呈高增强或等增强，小的肿瘤呈均匀增强，而较大者则呈不均匀增强，至动脉晚期或门脉期大部分肿瘤消退为边界清楚的低增强，有"快进快出"的特点，周围肝实质明显强化，两者差异显著，肿瘤及其浸润部位的轮廓得以清晰显示，延迟期亦如此（图2-4-14）。

2. **肝外胆管癌** · 大部分肿瘤增强早期呈快速高或等增强，较小的肿瘤呈均匀增强，而较大者则呈不均匀增强。增强晚期迅速消退为低增强，有"快进快出"的特点（图2-4-15）。

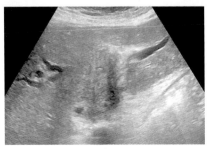

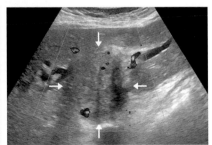

A　　　　　　　　　　　　　　　B

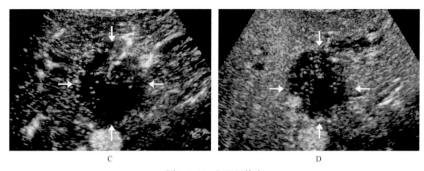

图2-4-14　**肝门胆管癌**

A. 灰阶超声：肝门部见一个低回声（箭头），大小5.9 cm×5.6 cm，边界不清晰，形态不规则，内部回声不均匀，左右肝管均可见扩张；B. 彩色多普勒超声：病灶内部见血流信号（箭头）；C. 超声造影：增强早期（22 s）病灶呈不均匀高增强，内部大部分呈无增强（箭头）；D. 超声造影：增强晚期（142 s）病灶呈低增强（箭头）。

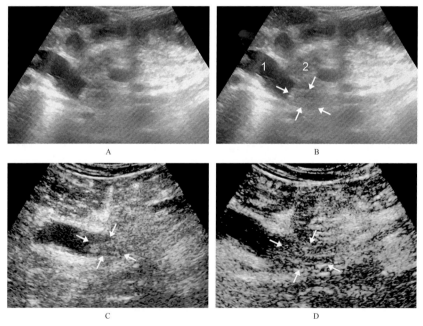

图2-4-15　**肝外胆管中分化腺癌**

A. B. 灰阶超声：肝外胆管扩张，中下段见一个低回声结构（箭头），边界不清；C. D. 超声造影：增强早期（19 s）病灶呈等增强，增强晚期（85 s）病灶呈低增强（箭头）。1.肝外胆管；2.胰腺。

（三）超声内镜特征

（1）胆管壁不连续。

（2）胆管壁不规则或偏心性增厚（图2-4-16）。

（3）管腔内边界不清、回声不均匀的低回声结构，可见乳头样突起。

（4）病灶可浸润周围组织，如门静脉等（图2-4-17）。

（5）胆管周围淋巴结肿大。

（四）临床概要

结石、寄生虫感染和慢性胆道炎症可能是胆管癌的诱因，进行性加重的黄疸为其最常见症状。

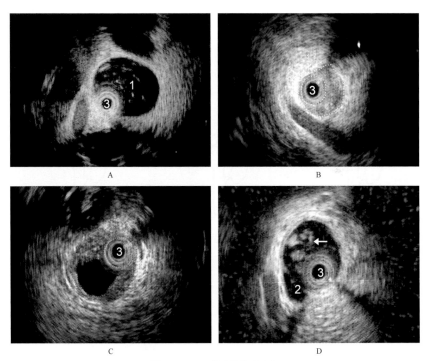

图2-4-16　**胆管癌伴管腔狭窄**

A. 超声内镜：右侧肝内胆管明显扩张，内径约1.3 cm；B. 超声内镜：右侧肝管近肝门部管壁不规则增厚（虚线）、管腔狭窄；C. D. 肝门部肝总管管壁不规则增厚（红色虚线），管腔狭窄，腔内见不规则偏高回声团块（箭头）。1. 右侧肝内胆管；2. 肝总管。

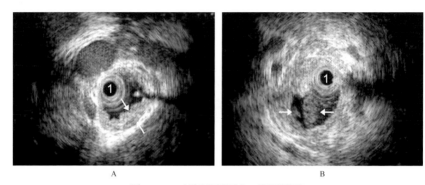

图2-4-17　壶腹周围癌肝内、外胆管侵犯

A. 超声内镜：胆总管、肝内胆管管壁欠清晰，管壁增厚（箭头）；B. 超声内镜：胆管内见多发不规则低回声团块（箭头）。1. 超声内镜。

　　根据解剖位置可分为肝内胆管癌、肝门部胆管癌和肝外胆管癌。其中，肝门部胆管癌可参考Bismuth-Corlette分型（图2-4-18）。

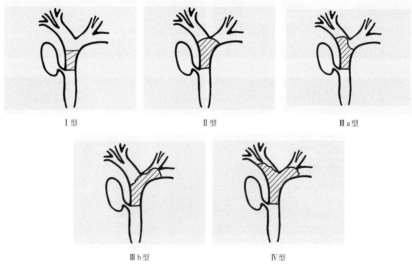

图2-4-18　Bismuth-Corlette分型

Ⅰ型：肝总管癌；Ⅱ型：左、右肝管汇合部肝总管癌；Ⅲa：右肝管癌。Ⅲb：左肝管癌；Ⅳ型：双侧肝管癌。

（五）注意事项

胆管癌分型较多，病灶较隐匿，易发生转移，超声检查时应注意其具体分型及侵犯程度。胆管癌侵犯肝脏时，易引起肝内胆管狭窄，胆汁引流不畅，胆管支架起到减轻黄疸、通畅胆道引流、防止肿瘤对胆管的压迫的作用（图2-4-19）。

怀疑胆管癌时还应常规检查有无肝门、胰周和腹膜后淋巴结肿大。

超声造影有助于清楚显示肿瘤浸润的范围、明确肿瘤的分型，为治疗方式的选择提供更准确的信息。

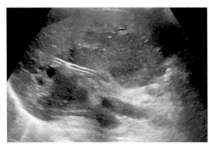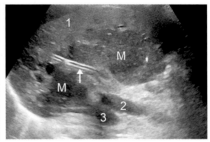

图2-4-19　胆管细胞癌肝脏多发转移瘤、肝内胆管狭窄，右肝管支架置入术后

肝内见数个低回声（M），边界不清，形态不规则，内部回声不均匀；右肝管内见支架样强回声结构（箭头）；门静脉管壁显示欠清晰，提示肿瘤侵犯可能。1.肝脏；2.门静脉；3.下腔静脉。

八、壶腹周围癌

壶腹周围癌（periampullary carcinoma）少见，恶性程度高，进展快。

（一）普通超声特征

（1）胆总管末端、壶腹部或胰头见实性结节，低回声为主。

（2）肝内、外胆管扩张，胆囊增大，部分伴胰管扩张。

（3）周围淋巴结转移常见，部分可见毗邻结构浸润。

（4）彩色多普勒超声：病灶内可见血流信号。

（二）超声造影特征

壶腹周围癌增强早期表现为均匀的高增强或等增强，增强晚期造影剂逐渐廓清，增强程度减低（图2-4-20、图2-4-21）。

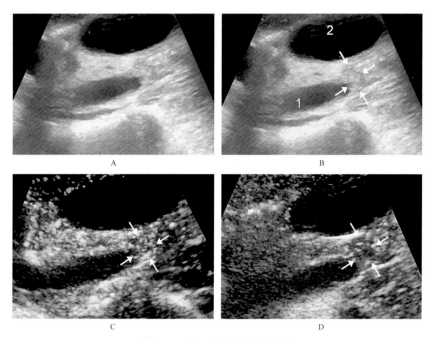

图2-4-20 十二指肠乳头壶腹部腺癌

A.B.灰阶超声：肝外胆管全程扩张，胆总管末端见一个等回声结构（箭头）；C.超声造影：增强早期（20s）病灶呈高增强（箭头）；D.超声造影：增强晚期病灶（67 s）呈低增强（箭头）。1.肝外胆管；2.胆囊。

（三）临床概要

壶腹周围癌指的是发生在胆总管末端、胰管开口处、Vater壶腹部、十二指肠大乳头及其附近的十二指肠黏膜等处的恶性肿瘤。

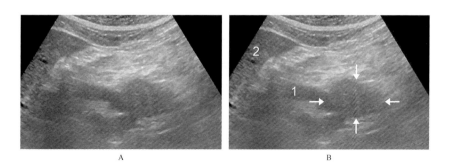

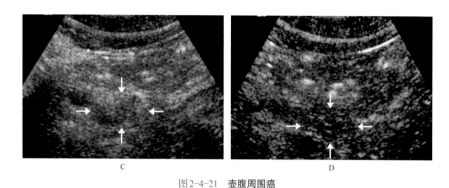

图2-4-21　壶腹周围癌

A. B. 灰阶超声：肝外胆管全程扩张，胆总管末端见一个低回声结构（箭头）；C. 超声造影：增强早期病灶呈等增强（箭头）；D. 超声造影：增强晚期病灶呈低增强（箭头）。1.肝外胆管；2.肝脏。

多数患者早期症状不明显，多因胆管扩张引起阻塞性黄疸就诊，发现时体积多较小。

（四）注意事项

壶腹周围癌因早期体积较小，且壶腹部周围解剖结构复杂，容易漏诊。超声发现肝内外胆管及胰管扩张、胆囊增大时，应仔细扫查胆总管下段。

壶腹部压迫胆总管下段，引起胆汁引流不畅，胆管支架植入可缓解压迫症状（图2-4-22）。

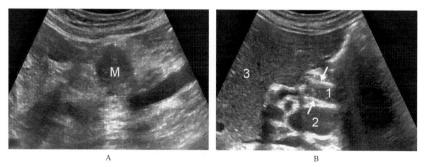

图2-4-22　胰头部恶性肿瘤，胆道金属支架植入术后

A. 胰头突部见一个低回声结构（M），大小2.5 cm×2.3 cm，边界尚清晰，形态尚规则，内部回声不均匀；B. 胆总管扩张，内见支架样强回声（箭头）；支架内部充满实性回声，考虑胆泥或肿瘤可能。1.胆总管；2.门静脉；3.肝脏。

第五节 · 胆囊及胆管超声报告

一、报告书写内容

1. 第一部分·为描述超声检查所见，主要内容包括：① 胆囊及胆管整体情况：胆囊大小、内部充盈、胆囊壁、胆汁透声、胆管内径及胆管壁情况；② 如果发现胆管扩张，还应描述肝内胆管情况；③ 胆囊内占位性病灶：病灶数目、部位、大小、形态、边界、内部回声、后方回声，病灶与周围脏器的毗邻关系，病灶内部的血供情况。

2. 第二部分·为超声检查结论，主要包括超声诊断及下一步的检查建议。超声诊断包括定位诊断（解剖位置）、定性诊断（物理性质）及病因病理诊断等内容。下一步的检查建议包括需要鉴别诊断的疾病，以及需要建议的实验室、影像学或病理学检查等。

二、报告模板

参见附录二。

第三章

胰腺疾病超声诊断

第一节 · 胰腺超声入门须知

一、胰腺超声测量正常值

胰腺超声测量正常值见表3-1-1～表3-1-3。

表 3-1-1　成人胰腺厚度超声测量正常值及异常判定

判　定	胰头（cm）	胰体（cm）	胰尾（cm）
正常	< 2.0	< 1.5	< 1.5
可疑	2.1 ～ 2.5	1.6 ～ 2.0	1.6 ～ 2.0
增大	> 2.6	> 2.1	> 2.1

表 3-1-2　成人主胰管超声测量正常值

项　目	胰头（cm）	胰体（cm）	胰尾（cm）
主胰管内径	< 0.3	< 0.2	< 0.1

表 3-1-3　小儿胰腺厚度超声测量正常值［平均值（范围）］

年　龄	胰头（cm）	胰体（cm）	胰尾（cm）
0 ～ 6 岁	1.6（1.0 ～ 1.9）	0.7（0.4 ～ 1.0）	1.2（0.8 ～ 1.6）
7 ～ 12 岁	1.9（1.7 ～ 2.0）	0.9（0.6 ～ 1.0）	1.4（1.3 ～ 1.6）
13 ～ 18 岁	2.0（1.8 ～ 2.0）	1.0（0.7 ～ 1.0）	1.6（1.3 ～ 1.8）

注：引自中国医师协会超声医师分会.腹部超声检查指南.人民军医出版社，2013.

二、胰腺超声征象及常见疾病

胰腺超声征象及常见疾病见表3-1-4。

表 3-1-4　胰腺超声征象及常见疾病

观察指标	超声表现	常 见 疾 病
胰腺		
大小	增大	急性胰腺炎、自身免疫性胰腺炎、胰腺肿瘤
	缩小	慢性胰腺炎
位置	反转	右位胰腺
	移位	异位胰腺
形态	异常	环状胰腺、胰腺分裂、多囊胰腺、胰腺肿瘤、胰腺炎
腺体回声	减低	急性胰腺炎
	增高	胰腺脂肪浸润
	不均匀	急（慢）性胰腺炎
胰管	规则扩张	胰头占位性病变（胰腺癌、局限性胰腺炎、胰腺囊腺瘤等）、壶腹部肿瘤
	不规则扩张	慢性胰腺炎、胰腺肿瘤
占位性病变		
形态	圆形或类圆形	先天性囊肿、潴留性囊肿、胰腺囊腺瘤（癌）、胰腺导管内乳头状黏液瘤、胰腺实性假乳头状瘤、胰腺神经内分泌肿瘤
	不规则	局限性胰腺炎、胰腺囊腺瘤（癌）、胰腺假性囊肿、胰腺癌
边界	清晰	胰腺囊腺瘤（癌）、胰腺导管内乳头状黏液瘤、胰腺实性假乳头状瘤、胰腺神经内分泌肿瘤
	不清晰	胰腺癌
回声	无回声	先天性囊肿、潴留性囊肿、胰腺囊性肿瘤、胰腺假性囊肿
	低回声	局限性胰腺炎、胰腺癌、胰腺神经内分泌肿瘤
	高回声	胰腺皂化灶、胰腺坏死灶
	混合回声	胰腺假性囊肿、胰腺囊性肿瘤、胰腺实性假乳头状瘤、胰腺癌
周围结构	异常	胰腺癌周围淋巴结转移、胰腺癌侵犯血管、胰腺癌肝脏转移等

第二节 · 胰腺解剖、超声扫查方法及正常声像图

一、胰腺解剖

胰腺位于腹膜后、腹主动脉及下腔静脉前方。胰头、胰颈、胰体及胰尾为胰腺的四个组成部分。十二指肠肠曲包绕胰头，胰尾向左走行至脾门。

多数情况下，走行于胰腺内的胰管与胆总管汇合为壶腹部，开口于十二指肠大乳头（图3-2-1）。

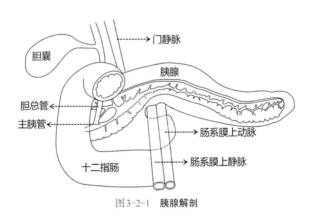

门静脉

胆囊

胰腺

胆总管

主胰管

肠系膜上动脉

肠系膜上静脉

十二指肠

图3-2-1　胰腺解剖

二、超声检查适应证

（1）急性或慢性上腹部疼痛、淀粉酶异常，需排除有无胰腺炎。

（2）肿瘤标志物升高，尤其是CA199升高，需排除有无胰腺肿瘤。

（3）梗阻性黄疸，需排除有无胰腺肿瘤。

（4）中上腹肿块，需要进一步明确来源。

（5）血糖、胃泌素、胰岛素、胰高血糖素等内分泌激素异常者，需排除有无胰腺神经内分泌肿瘤。

（6）有胰腺癌家族史。

（7）有多囊肝、多囊肾或多囊脾家族史，需排除有无合并胰腺病变。

（8）闭合性腹部外伤，怀疑胰腺损伤。

（9）其他影像学如CT、MRI检查发现上述胰腺病变，但性质不能明确。

（10）已明确急性胰腺炎，需了解胰腺组织坏死程度以及有无合并胰周脓肿、胰周积液、胰腺假性囊肿。

（11）已明确胰腺肿瘤，需了解肿瘤的进展程度。

（12）评估胰腺移植患者移植胰腺的血流灌注情况。

（13）需要评估胰腺癌在全身化疗或高能聚焦超声（HIFU）、放射性粒子植入、射频消融、微波消融、不可逆性电穿孔（纳米刀）、局部放疗、局部动脉灌注化疗等局部治疗后的疗效。

（14）胰腺介入性操作如穿刺活检、置管引流、消融等需要超声引导。

（15）胰腺外科术后复查及随访，需要了解有无并发症或复发。

三、检查前准备

检查前一晚清淡饮食，空腹6～8h以上，减少肠道气体干扰。检查前可饮水500～1 000 mL，使胃为透声窗，以便更好地显示胰腺。

四、检查体位

1. 平卧位·最常用的检查体位。

2. 侧卧位·探头置于上腹部：右侧卧位，使胃肠道内气体移向结肠左曲，提高胰头显示清晰度；左侧卧位，观察胰体及胰尾。

右侧卧位，探头置于左侧肋间观察胰腺体尾部。

3. 坐位或半坐位·胰腺显示不理想时，可取半坐位或坐位使横膈及肝脏下移，以肝脏为声窗，更好地显示胰腺。

4. 俯卧位·不常用。受检者胃肠充气明显时可采用该体位，以脾脏或左肾为声窗扫查胰尾。

五、超声仪器

彩色多普勒超声诊断仪；常规选用低频凸阵探头（中心频率3.5 MHz），

体形消瘦者或儿童可选用高频线阵探头（频率 > 7.5 MHz）。

六、检查方法及正常声像图

（一）扫查方法

平卧位，探头横向置于剑突下，上下移动探头直至胰腺消失。顺时针旋转探头90°，自剑突下向左、向右移动探头直至胰腺消失。

右侧卧位，探头置于左侧肋间隙，以脾脏为声窗显示胰尾。

胰腺显示不满意时，可取坐位以肝脏为声窗，或者饮水（建议饮用非含气水）以胃内液体为声窗显示胰腺。

超声扫查胰腺时，可适当加压探头，推挤开胰腺前方胃肠道内气体，同时与受检者的呼吸运动相配合，尽量减少胃肠道的气体干扰及缩短探头与胰腺的距离，提高胰腺显示清晰程度。

（二）扫查顺序

见图3-2-2。

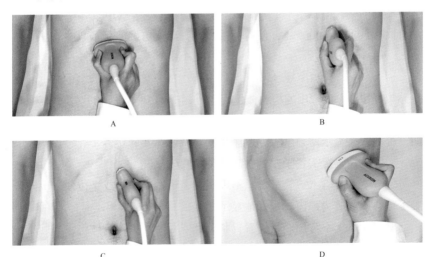

图3-2-2　胰腺超声扫查顺序

A. 剑突下横向扫查：胰腺长轴横断面、胰头上部横断面。B. 剑突下纵向扫查：腹主动脉纵断面、下腔静脉纵断面。C. 左肋缘下斜向扫查：左侧肋缘下胰尾长轴斜断面。D. 左肋间斜向扫查：左侧肋间胰尾斜断面。

（三）胰腺大小测量

在下腔静脉前方测量胰头，腹主动脉前方测量胰体，腹主动脉左侧缘测量胰尾。

测量方法分为最大前后径测量法和切线测量法（图3-2-3）。切线测量法为在测量处根据胰腺弧度作切线，于切线处垂直测量。

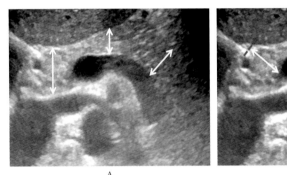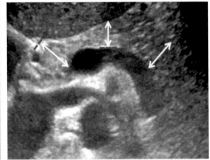

图3-2-3　胰腺大小超声测量

A. 最大前后径测量法；B. 切线测量法。

（四）胰腺超声检查常用断面及声像图

1. 剑突下胰腺长轴横断面（图3-2-4）

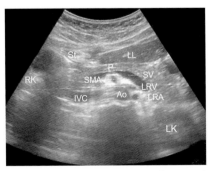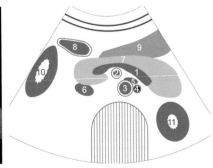

图3-2-4　胰腺长轴横断面

1. 脾静脉（SV）；2. 肠系膜上动脉（SMA）；3. 腹主动脉（Ao）；4. 左肾动脉（LRA）；5. 左肾静脉（LRV）；6. 下腔静脉（IVC）；7. 胰腺（P）；8. 胃（St）；9. 肝左叶（LL）；10. 右肾（RK）；11. 左肾（LK）。

（1）扫查方法：探头横向置于剑突与脐之间，右低左高，与水平线呈
15°～30°夹角。

（2）临床意义：显示胰腺长轴及毗邻脏器、血管。正常胰腺边缘整
齐、光滑，内部回声细密、均匀，稍高于肝脏。胰头位于下腔静脉前方，钩
突位于肠系膜上静脉与下腔静脉之间。肠系膜上静脉与脾静脉汇合处前方为
胰颈，胰体胰尾走行于脾静脉前方，两者以脊柱左侧缘为界（图3-2-5）。

胰腺回声随年龄增加而增高，纤维化和脂肪浸润致老年人胰腺回声增
高，儿童胰腺回声接近或低于肝脏（图3-2-6）。

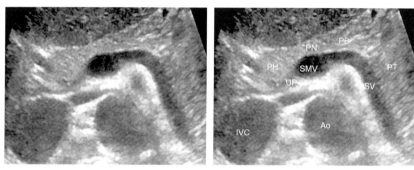

图3-2-5 正常胰腺声像图

PH：胰头；UP：钩突；PN：胰颈；PB：胰体；PT：胰尾；IVC：下腔静脉；SMV：肠系膜上静
脉；SV：脾静脉；Ao：腹主动脉。

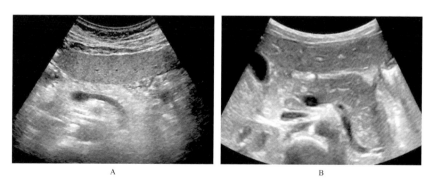

A   B

图3-2-6 不同年龄段胰腺长轴横断面

A. 老年人胰腺，回声高于肝脏；B. 儿童胰腺，回声与肝脏相近。

（3）注意事项：脊柱、腹主动脉、肠系膜上动脉及脾静脉位置固定，熟悉这些结构，有利于初学者识别胰腺。

胰腺具有一定体积，同时周围胃肠道气体较多，会干扰图像显示，扫查时应上下、左右移动探头直至胰腺消失，力求观察完全。

2. 剑突下胰头上部横断面（图3-2-7）

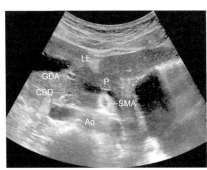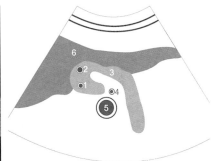

图3-2-7　剑突下胰头上部横断面

1. 胆总管（CBD）；2. 胃十二指肠动脉（GDA）；3. 胰腺（P）；4. 肠系膜上动脉（SMA）；5. 腹主动脉（Ao）；6. 肝左叶（LL）。

（1）扫查方法：于胰腺长轴横断面稍下移或下压探头。

（2）临床意义：显示胰腺病变与胆总管的关系，观察有无胆总管扩张，确定胆总管梗阻位置。

3. 经腹主动脉胰体纵断面（图3-2-8）

（1）扫查方法：探头纵向置于剑突下偏左，显示腹主动脉长轴。

（2）临床意义：观察胰腺体部形态、内部回声以及与邻近脏器的界限是否清晰。

4. 经下腔静脉胰头纵断面（图3-2-9）

（1）扫查方法：探头纵向置于剑突下偏右，显示下腔静脉长轴。

（2）临床意义：观察胰腺头部尤其是钩突部的形态、内部回声，观察胰头与邻近脏器的界限是否清晰。

5. 上腹部胰尾长轴斜断面（图3-2-10、图3-2-11）

（1）扫查方法：探头斜向置于剑突下偏左。

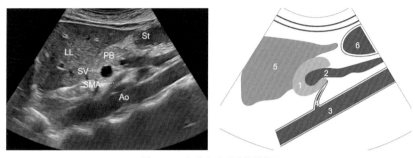

图3-2-8　经腹主动脉胰体纵断面

1.胰体（PB）；2.脾静脉（SV）；3.腹主动脉（Ao）；4.肠系膜上动脉（SMA）；5.肝左叶（LL）；
6.胃（St）。

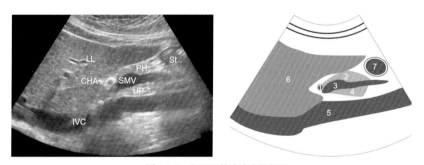

图3-2-9　经下腔静脉胰头纵断面

1.肝总动脉（CHA）；2.胰头（PH）；3.肠系膜上静脉（SMV）；4.钩突（UP）；5.下腔静脉
（IVC）；6.肝左叶（LL）；7.胃（St）。

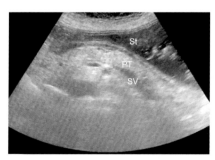
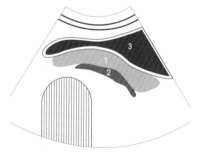

图3-2-10　以胃内液体为声窗的胰尾长轴斜断面

1.胰尾（PT）；2.脾静脉（SV）；3.胃（St）。

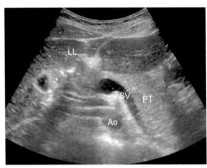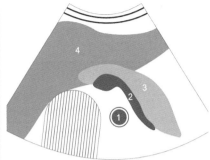

图3-2-11　以肝左叶为声窗的胰尾长轴斜断面
1.腹主动脉（Ao）；2.脾静脉（SV）；3.胰尾（PT）；4.肝左叶（LL）。

（2）临床意义：显示胰尾全貌。

（3）注意事项：深吸气以肝左叶或饮水以胃内液体为声窗，提高胰尾显示率。

6. 经脾脏胰尾斜断面（图3-2-12）

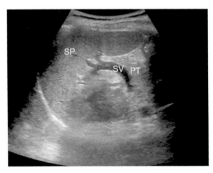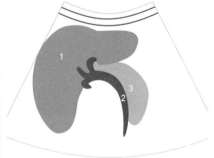

图3-2-12　经脾脏胰尾斜断面
1.脾脏（SP）；2.脾静脉（SV）；3.胰尾（PT）。

（1）扫查方法：右侧卧位，探头置于左侧肋间以显示脾门。

（2）临床意义：以脾脏为声窗显示胰腺，提高胰尾显示率，避免胰尾部病变的漏诊。

（五）胰腺周围主要血管

1. 肠系膜上动脉（图3-2-13 ~ 图3-2-15）

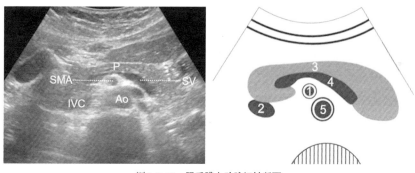

图3-2-13　**肠系膜上动脉短轴断面**

1. 肠系膜上动脉（SMA）；2. 下腔静脉（IVC）；3. 胰腺（P）；4. 脾静脉（SV）；5. 腹主动脉（Ao）。

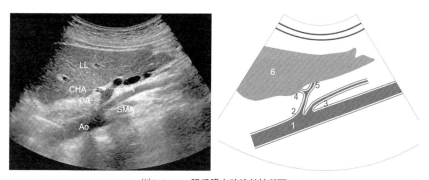

图3-2-14　**肠系膜上动脉长轴断面**

1. 腹主动脉（Ao）；2. 腹腔干动脉（CA）；3. 肠系膜上动脉（SMA）；4. 肝总动脉（CHA）；5. 脾动脉（SA）；6. 肝左叶（LL）。

（1）扫查方法：在胰腺长轴显示肠系膜上动脉短轴的基础上，顺时针旋转90°，显示长轴。

（2）临床意义：肠系膜上动脉位于胰腺后方，是识别胰腺的重要标志。

2. 腹腔干动脉（图3-2-16）

（1）扫查方法：在肠系膜上动脉短轴基础上稍右旋上翘探头。

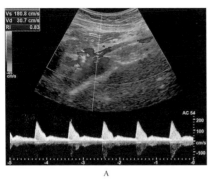
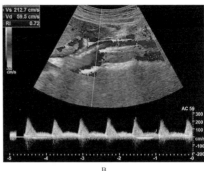

图3-2-15　肠系膜上动脉脉冲多普勒频谱

A.空腹高阻力频谱（RI=0.83）；B.餐后阻力指数降低(RI=0.72)。

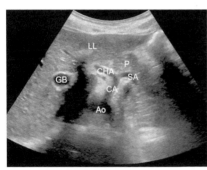
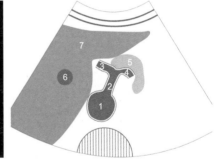

图3-2-16　腹腔干动脉长轴断面

1.腹主动脉（Ao）；2.腹腔干动脉（CA）；3.肝总动脉（CHA）；4.脾动脉（SA）；5.胰腺（P）；6.胆囊（GB）；7.肝左叶（LL）。

（2）临床意义：显示腹腔干动脉、肝总动脉及脾动脉。

3.脾静脉（图3-2-17）

（1）扫查方法：剑突下横向扫查显示脾静脉胰体段，左侧肋间斜向扫查显示脾静脉脾门段。

（2）临床意义：脾静脉是识别胰腺体尾部的标识。

4.左肾静脉（图3-2-18）

（1）扫查方法：剑突下横向扫查显示腹主动脉及肠系膜上动脉短轴，左肾静脉走行于两者之间。

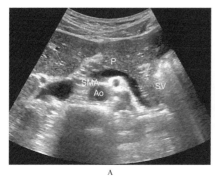
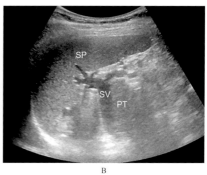

A   B

图 3-2-17　**脾静脉**

A. 脾静脉胰体段；B. 脾静脉脾门段。肠系膜上动脉（SMA）；脾静脉（SV）；胰腺（P）；腹主动脉（Ao）；胰尾（PT）。

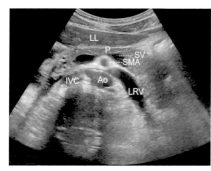
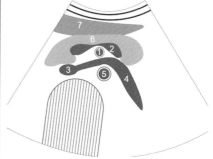

图 3-2-18　**左肾静脉长轴断面**

1. 肠系膜上动脉（SMA）；2. 脾静脉（SV）；3. 下腔静脉（IVC）；4. 左肾静脉（LRV）；5. 腹主动脉（Ao）；6. 胰腺（P）；7. 肝左叶（LL）。

（2）临床意义：显示左肾静脉，左肾静脉受压为胡桃夹综合征的超声表现。

七、超声检查主要观察内容

（1）观察及记录胰腺大小。

（2）观察胰腺形态、包膜、内部回声，胰管有无扩张，怀疑胰腺炎时应同时观察胰周、网膜囊、肾旁前间隙、胸腹腔有无渗出及积液。

（3）观察胰腺实质内病变的部位、数目、大小、形态、边界、回声、血供情况，以及病变与胰管、胆管的关系。

（4）怀疑恶性病变时，应同时扫查肝脏、肠道、脾脏、周围血管及周围淋巴结，了解有无转移、周围血管有无受浸润等情况。

八、胰腺超声造影

胰腺实质血供以动脉为主，无门静脉血流灌注。经静脉团注超声造影剂后，胰腺实质几乎与腹主动脉同步增强，随后增强水平逐渐减低，可低于同期正常肝实质的增强水平。

（一）胰腺超声造影时相

目前尚无定论，根据造影剂进入和廓清的时间一般可分为增强早期和增强晚期。

1. 增强早期·从注射造影剂开始至其后的30 s。

2. 增强晚期·造影剂注射后31 ～ 120 s。

（二）超声造影观察内容

（1）病灶和周围正常胰腺实质的造影剂到达时间、达峰时间及消退时间。

（2）超声造影各时相病灶的增强水平：参照正常胰腺实质增强水平，病灶的增强水平分为高增强、等增强、低增强和无增强（图3-2-19）。若同一病灶兼有不同的增强水平，则以病灶内最高增强水平定义病灶的增强水平。

（3）增强速度：是指胰腺病灶与正常胰腺实质造影剂到达时间的比较，分为快、等、慢。

（4）增强形态：是指增强的形态特征，一般以增强早期为准，包括：① 均匀增强：病灶内增强水平均匀一致；② 不均匀增强：病灶内增强水平高低不等（图3-2-20）。

（5）增强模式：病灶在增强早期及增强晚期分别呈现的增强水平、增强速度和增强形态。胰腺最常见的增强模式有：① 早期低增强，晚期持续低增强；② 早期高增强，晚期消退为等或低增强；③ 早期和晚期均为等增强。

（6）增强晚期或延迟期扫查肝脏，观察肝脏内有无异常增强区。

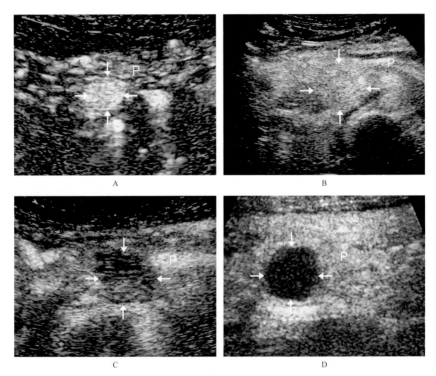

图3-2-19　胰腺病灶增强水平

A. 病灶呈高增强（胰腺神经内泌肿瘤）；B. 病灶呈等增强（胰腺炎）；C. 病灶呈低增强（胰腺癌）；D.病灶呈无增强（胰腺浆液性囊腺瘤）。P. 胰腺。

九、胰腺超声内镜检查

超声内镜以胃或十二指肠为声窗近距离、多角度地扫查胰腺，清晰显示胰腺形态、包膜、回声、胰管及胆道系统。

超声内镜不仅能提高异位胰腺、胰腺内小病灶检出率，还可观察胰腺周围淋巴结转移、血管受侵犯情况。

超声内镜引导下细针穿刺活检（endoscopic ultrasonography-fine needle aspiration，EUS-FNA）有助于明确病灶的病理诊断。

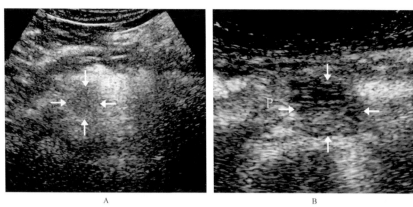

图3-2-20　胰腺病灶增强形态
A.病灶呈均匀增强（胰腺癌）；B.病灶呈不均匀增强（胰腺癌）。P.胰腺。

第三节 · 胰腺常见疾病超声诊断

一、胰腺炎症性病变

胰腺炎症性病变包括急性胰腺炎（acute pancreatitis，AP）、慢性胰腺炎（chronic pancreatitis，CP）和局限性胰腺炎（focal pancreatitis）。

（一）超声特征

胰腺炎症性病变超声特征见表3-3-1、表3-3-2及图3-3-1～图3-3-9。

表3-3-1　急性胰腺炎超声特征

超 声 特 征		水肿型	坏死型
直接征象	大小	形态饱满、肿大	形态失常，常重度肿大
	边界	边界清晰，边缘光滑	与周围组织分界不清
	回声	大部分回声减低	回声不均匀或呈混合回声
	胰管	一般不扩张或轻度扩张	一般不扩张或轻度扩张
间接征象		胰腺周围渗出	胰腺周围积液、胸腹腔积液

表 3-3-2 慢性胰腺炎超声特征

超声特征		慢性胰腺炎	慢性局限性胰腺炎
直接征象	大小	正常、萎缩或局部增大	局部呈肿块样增大
	边界	胰腺与周围组织分界不清	肿块样病灶边界不清
	回声	增高、不均匀，胰腺实质内见点状钙化强回声	低回声或不均匀高回声
	胰管	不规则扩张或呈串珠状，可合并胰管结石	可见胰管穿通征
间接征象		胰腺假性囊肿	胆总管、胰管扩张

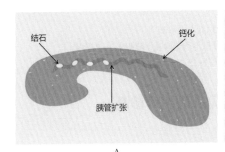
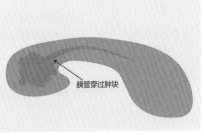

图 3-3-1 慢性胰腺炎示意图

A. 胰管结石伴迂曲扩张，胰腺实质内钙化灶；B. 胰管穿通征。

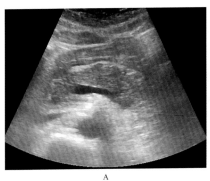
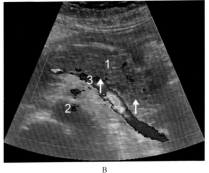

图 3-3-2 急性胰腺炎

A. 灰阶超声：胰腺体部、尾部形态饱满，回声减低、不均匀；B. 彩色多普勒超声：形态饱满的胰腺实质内见点状血流信号（箭头）。1. 胰腺；2. 腹主动脉；3. 脾静脉。

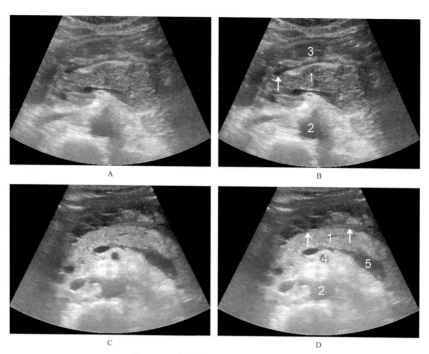

图3-3-3　急性胰腺炎（胰周炎性反应）

A. B. 胰腺前方见条状无回声区（箭头）；C. D. 胰腺前方小网膜囊增厚、回声减低（箭头）。1. 胰腺；2. 腹主动脉；3. 胃；4. 肠系膜上动脉；5. 脾静脉。

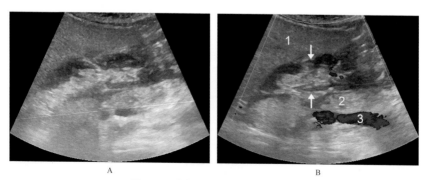

图3-3-4　急性胰腺炎（胰周炎性反应）

A. 灰阶超声：右肾旁前间隙增厚、回声不均匀；B. 彩色多普勒超声：增厚的右肾旁前间隙内见点状血流信号（箭头）。1. 肝左叶；2. 胰腺；3. 脾静脉。

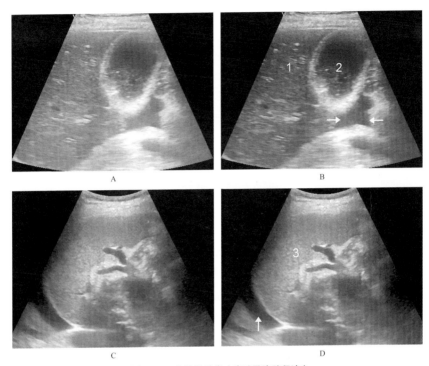

图3-3-5 急性胰腺炎（腹腔及胸腔积液）

A. B. 胆囊周围积液（箭头）；C. D. 左侧胸腔积液（箭头）。1. 肝脏；2. 胆囊；3. 脾脏。

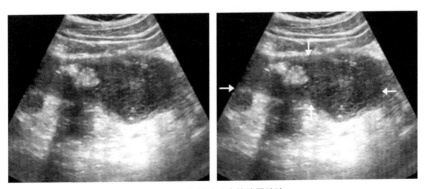

图3-3-6 急性胰腺炎伴胰周脓肿

中上腹见一个混合回声区，形态不规则，边界不清，内部回声不均匀（箭头）。

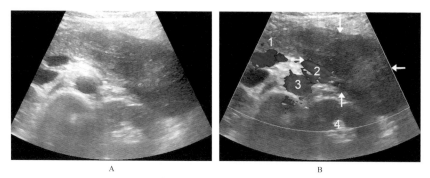

图3-3-7　急性坏死性胰腺炎

A. 灰阶超声：胰体尾部形态饱满，回声减低、不均匀；B. 彩色多普勒超声：胰体尾部内未见血流信号（箭头）。1. 胰腺；2. 脾静脉；3. 腹主动脉；4. 左肾。

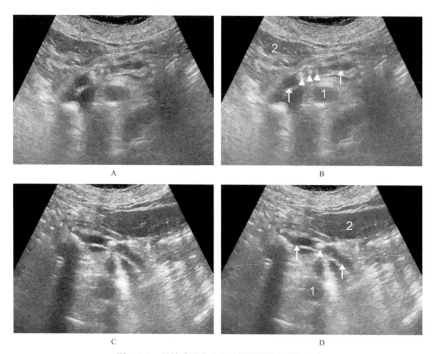

图3-3-8　慢性胰腺炎（主胰管结石伴胰管扩张）

A. B. 灰阶超声：主胰管扩张（箭头），内见数个强回声（△），后方伴声影；C. D. 灰阶超声：主胰管扩张（箭头），内见一个强回声（△），后方伴声影。1. 腹主动脉；2. 肝左叶。

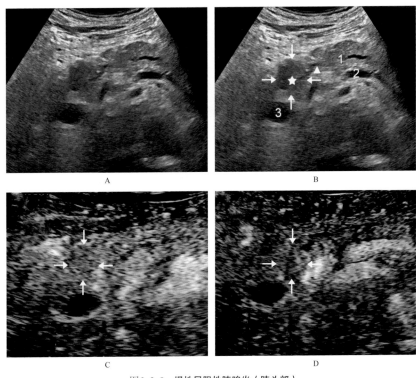

图3-3-9　**慢性局限性胰腺炎（胰头部）**

A. B. 灰阶超声：胰头部见一个低回声（箭头），大小3.4 cm×2.8 cm，外突，内部回声尚均匀，病灶与胰腺分界不清。胰体尾部主胰管扩张（△），内径约4.2 mm。扩张的主胰管（☆）穿过胰头部病灶，呈胰管穿通征；C. 超声造影：增强早期（26 s）病灶呈等增强（箭头）；D. 超声造影：增强晚期（82 s）病灶呈等增强（箭头）。1.胰腺；2.脾静脉；3.下腔静脉。

（二）临床概要

1. **急性胰腺炎**·是指胰酶被激活后导致胰腺组织发生自我消化的炎症反应，急性胰腺炎表现为急性炎症过程。根据病理变化，急性胰腺炎可分为水肿型和出血坏死型。胆石症和酗酒为急性胰腺炎主要病因，上腹痛、腹胀、血清、尿淀粉酶升高为其主要临床表现。

2. **慢性胰腺炎**·是指胰腺炎持续存在或反复发作，慢性炎症导致胰腺腺体结构进行性不可逆损害，以及胰腺内分泌和外分泌功能减退。慢性胰腺炎临床诊断较困难，主要依靠影像检查发现腺体结构破坏导致的形态学改变。

3. 慢性局限性胰腺炎·慢性局限性胰腺炎是慢性胰腺炎的一个特殊病理类型，表现为"肿块样"病灶，多位于胰头。慢性局限性胰腺炎与胰腺癌声像图的表现相似，肿块内钙化灶及"胰管穿通征"（肿块内有胰管穿入）是慢性局限性胰腺炎区别于胰腺癌主要特征征象，鉴别困难时可进一步行超声造影检查，必要时需穿刺活检获得病理组织学诊断。

（三）注意事项

（1）走行于胰体后方的脾动脉易被误认为胰管，彩色多普勒超声可帮助鉴别。

（2）胆石症是急性胰腺炎的主要病因之一，超声除了评价胰腺形态学变化，还应观察有无胆囊结石、胆管结石，以及评价有无肝内、肝外胆管扩张或梗阻，以明确病因。

（3）急性胰腺炎的声像图改变往往晚于临床症状，急性胰腺炎的诊断应结合病史、血清、尿淀粉酶及血脂肪酶的检验结果。

（4）急性胰腺炎可向腺体外扩展，超声除了观察胰腺，还应评价胰腺周围的网膜囊、肾旁前间隙和周围血管的胰腺炎相关炎性反应，以及胸腔、腹腔积液情况。

二、胰腺非肿瘤性囊性病变

胰腺非肿瘤性囊性病变包括胰腺真性囊肿（pancreatic cyst）和胰腺假性囊肿（pancreatic pseudocysts）。

（一）超声特征

见表3-3-3及图3-3-10、图3-3-11。

（二）临床概要

1. 胰腺真性囊肿·囊肿内壁覆盖上皮细胞者为真性囊肿，包括先天性囊肿、潴留性囊肿和寄生虫性囊肿。

2. 胰腺假性囊肿·胰腺损伤、胰腺炎或胰腺手术，导致渗出液、血液及坏死物等积聚在胰腺周围并被纤维组织包裹，形成胰腺假性囊肿。胰腺假性囊肿体积通常较真性囊肿更大，可为单发、多发或呈多房结构。

表 3-3-3　　胰腺非肿瘤性囊性病变特征

特　征	先天性囊肿	潴留性囊肿	胰腺假性囊肿
病史	多合并多囊肝或多囊肾	有胰腺炎病史	有胰腺炎、外伤或胰腺手术病史
大小	单个囊腔体积小	体积不大	一般体积较大
形态	单发或多发，单个囊腔圆形或椭圆形	单发多见，圆形或类圆形，部分见与胰管相通	单发或多发，类圆形、椭圆形或不规则形
囊壁	清晰	清晰	囊壁清晰，增厚（早期可囊壁不清）
回声	无回声	无回声	无回声或混合回声
彩色多普勒超声	病灶内无血流信号		
超声造影表现	病灶内部无增强，囊壁无结节状增强		

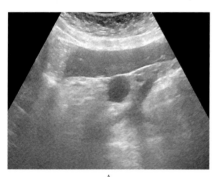
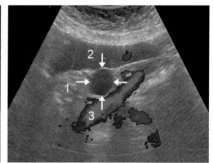

图 3-3-10　**胰腺囊肿**

A. 灰阶超声：胰体部见一个无回声区，大小 1.2 cm×1.0 cm，类圆形，边界清，后方回声增强；
B. 彩色多普勒超声：病灶内部未见血流信号（箭头）。1. 胰腺；2. 肝左叶；3. 脾静脉。

（三）注意事项

1. 胰腺假性囊肿与胰腺黏液性囊腺瘤鉴别·胰腺假性囊肿内容物为血液、坏死物时，肿块呈不均匀、混合回声，需与胰腺黏液性囊腺瘤鉴别。胰腺假性囊肿往往有胰腺炎或外伤史，胰腺黏液性囊腺瘤囊壁可有乳头状

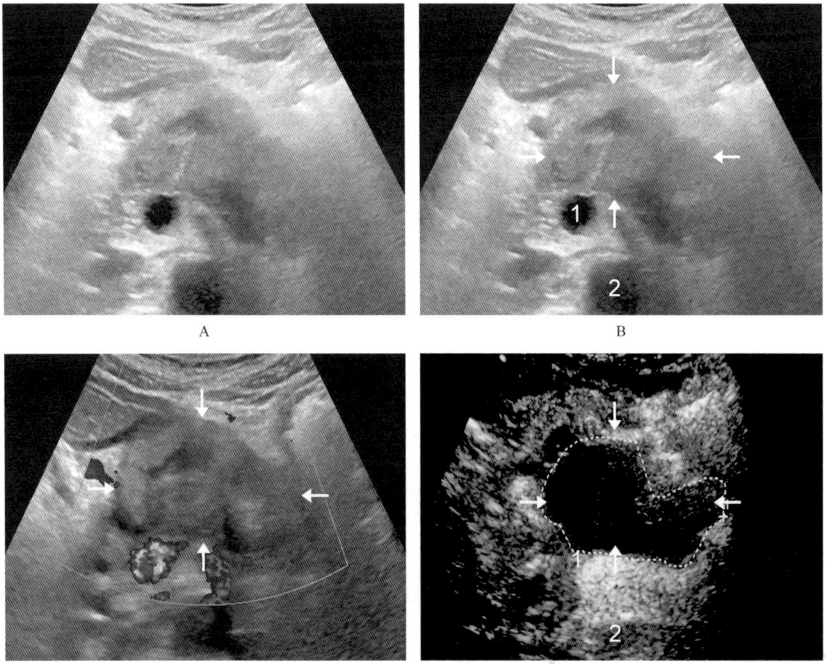

图3-3-11 **胰腺假性囊肿**

A. B. 灰阶超声：胰体区见一个混合回声区，大小5.3 cm×3.4 cm，形态不规则，边界清，内部回声不均匀（箭头）；C. 彩色多普勒超声：病灶内未见血流信号；D. 超声造影：增强早期（19 s）病灶呈无增强。1.门静脉；2.腹主动脉。

结构，两者也可通过超声随访、超声造影鉴别诊断。

2. **胰腺假性囊肿与胰腺导管内乳头状黏液瘤鉴别**·胰腺导管内乳头状黏液瘤起源于胰管或分支胰管，病灶与胰管相通。而胰腺假性囊肿有胰腺炎或外伤病史，仅少数与胰管相通。

3. **胰腺假性囊肿与胰腺的周围囊性结构鉴别**·应与脾囊肿、肾脏上极囊肿、胆总管囊肿、扩张的胃十二指肠等鉴别。

三、胰腺囊性肿瘤性病变

胰腺囊性肿瘤（pancreatic cystic neoplasms，PCN）发病率为2% ~ 45%，

主要包括浆液性囊性肿瘤、黏液性囊性肿瘤、导管内乳头状黏液瘤（intraductal papillary mucinous neoplasm，IPMN）和实性假乳头状瘤（solid pseudopapillary tumor，SPT）四大类。其中浆液性囊腺瘤（serous cystic neoplasm，SCN）、黏液性囊腺瘤（mucinous cystic neoplasm，MCN）和IPMN为最常见的胰腺囊性肿瘤性病变，其他少见的胰腺囊性肿瘤包括囊性淋巴管瘤、囊性绒毛膜癌、囊性畸胎瘤等。

（一）超声特征

见表3-3-4及图3-3-12～图3-3-19。

表3-3-4　胰腺囊性肿瘤特征

特　征	SCN	MCN	IPMN	实性假乳头状瘤
年龄	中老年	中老年	中老年	年轻女性
位置	胰头多见	胰体尾部多见	主胰管或分支胰管	胰腺任何位置
形状	多房蜂窝状结构多见	单房或多房结构	类圆形或分叶状	类圆形
囊壁	囊壁较薄	囊壁、囊隔厚薄不均	囊壁薄	包膜完整
回声	无回声或混合回声，部分见钙化	无回声、低回声或混合回声	无回声或低回声多见	囊实混合回声或低回声，病灶内可见钙化灶
实性或乳头状结构	无	部分可见	部分可见	部分可见
与胰管关系	不相通	不相通	部分可见与胰管相通	不相通
超声造影表现	囊壁、囊内分隔呈等增强	囊壁、囊内分隔或病灶内实性结构呈等增强或高增强	小病灶无增强，较大病灶内的实性结构呈等增强或高增强	病灶内实性结构呈高增强或等增强

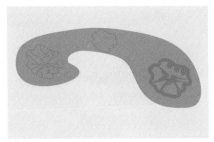
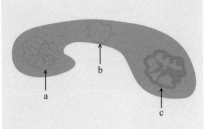

图3-3-12 胰腺囊性肿瘤示意图

a. 多房，囊内分隔薄；b. 单房；c. 多房，囊内分隔厚，囊内实性及乳头状结构。

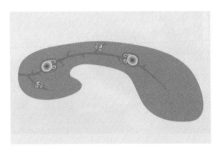
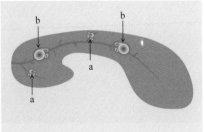

图3-3-13 胰腺IPMN示意图

a. 累及分支胰管；b. 累及主胰管。分支胰管型（a）；主胰管型（b）；混合型（a+b）。

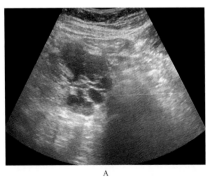
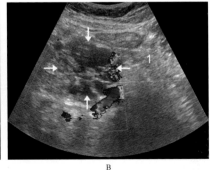

A   B

图3-3-14 胰腺浆液性囊腺瘤

A. 灰阶超声：胰头见一个蜂窝状囊、实混合回声区，大小5.8 cm×5.5 cm，边界清，形态不规则；
B. 彩色多普勒超声：病灶周边见血流信号（箭头）。1.胰腺。

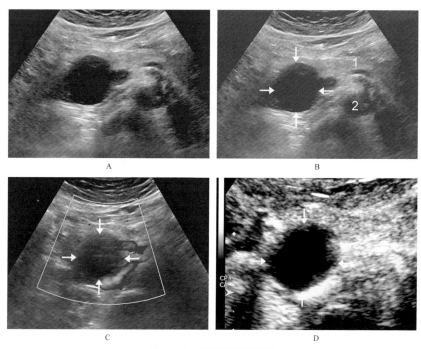

图3-3-15　**胰腺黏液性囊腺瘤**

A. B. 灰阶超声：胰头见一个无回声区（箭头），大小3.7 cm×3.0 cm，边界清，后方回声增强（箭头）；C. 彩色多普勒超声：病灶（箭头）内未见血流信号；D. 超声造影：增强早期（24 s）病灶（箭头）呈无增强。1. 胰腺；2. 腹主动脉。

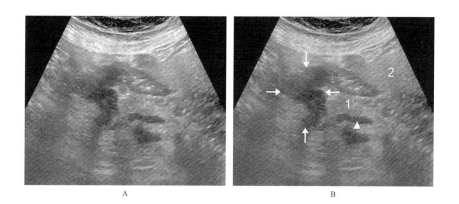

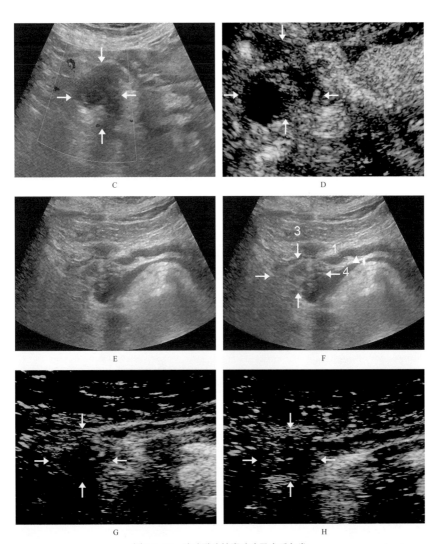

图3-3-16　**胰腺黏液性囊腺癌及术后复发**

A. B. 术前灰阶超声：胰腺颈部见一个低回声区（箭头），大小3.6 cm×2.7 cm，形态不规则，向外突出，边界清，胰管扩张，内径0.47 cm（△）；C. 术前彩色多普勒超声：病灶内未见血流信号；D. 术前超声造影：增强早期（27 s）病灶呈不均匀低增强，内大部分呈无增强；E. F. 术后灰阶超声：原胰头区域见一个低回声区（箭头），形态不规则，边界不清，回声不均匀，胰管扩张（△）；G. H. 术后超声造影：增强早期（26 s）及增强晚期（75 s）原胰头区域病灶均呈不均匀低增强。1.胰腺；2.肝左叶；3.胃；4.脾静脉。

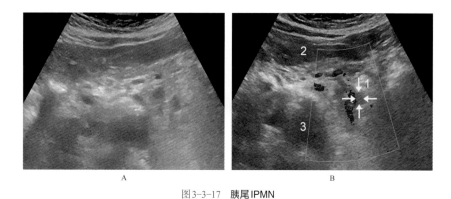

图 3-3-17　胰尾 IPMN

A. 灰阶超声：胰尾见一个低回声区，大小 0.9 cm×0.8 cm，形态规则，边界清；B. 彩色多普勒超声：病灶内未见血流信号（箭头）。1. 胰腺；2. 肝左叶；3. 腹主动脉。

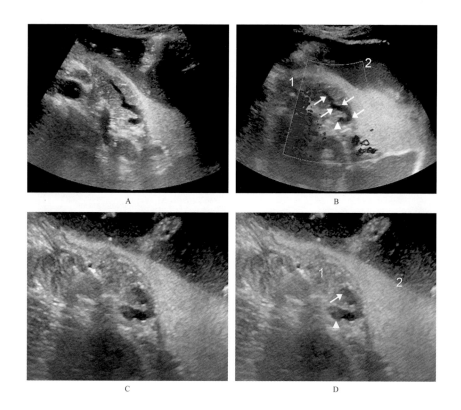

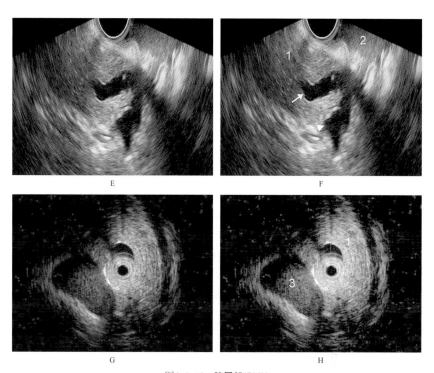

图 3-3-18 胰尾部 IPMN

A. C. D. 灰阶超声：主胰管扩张（箭头），胰尾部分支胰管呈囊状扩张（△）；B. 彩色多普勒超声：扩张的分支胰管内未见血流信号；E. F. 超声内镜：胰尾部主胰管扩张（箭头）、分支胰管呈囊状扩张（△）；G. H. 胰管超声内镜：胰尾部胰管扩张，直径约 0.65 cm（虚线）。1. 胰腺；2. 胃；3. 脾脏。

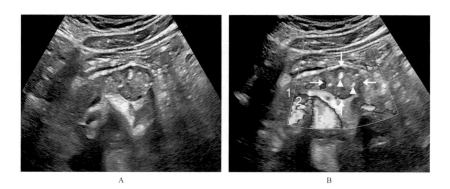

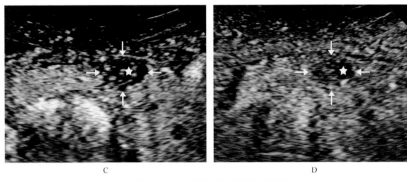

图3-3-19 **胰体尾部实性假乳头状瘤**

A. 灰阶超声: 胰腺体尾部见一个低回声区, 大小3.4 cm×2.1 cm, 形态规则, 边界清, 内部回声不均匀, 内见数个粗大钙化灶; B. 彩色多普勒超声: 病灶 (箭头) 内未见血流信号 (钙化灶△); C. 超声造影: 增强早期 (12 s) 呈不均匀低增强 (箭头), 内见数个无增强区 (☆); D. 超声造影: 增强晚期 (61 s) 呈不均匀等增强 (箭头), 内见数个无增强区 (☆)。1. 胰腺; 2. 肠系膜上静脉; 3. 腹主动脉。

（二）临床概要

1. **胰腺浆液性囊腺瘤**·胰腺浆液性囊腺瘤属于上皮来源肿瘤, 可分为微囊型、少囊型、大囊型及 Von Hippel Lindau disease 相关型四个亚型。囊腺瘤一般生长缓慢, 早期临床症状不明显。

2. **胰腺黏液性囊腺瘤**·胰腺黏液性囊腺瘤同样属于上皮来源肿瘤, 黏液性囊腺瘤囊壁的柱状上皮发生乳头状增生时, 有恶变倾向。

3. **胰腺IPMN**·胰腺 IPMN 起源于胰腺导管上皮细胞, 有恶变潜能。根据累及位置分为主胰管型、分支胰管型及累及两者的混合型, 潴留的黏液导致胰管或其分支扩张。

4. **胰腺实性假乳头状瘤**·胰腺实性假乳头瘤具有假乳头状及实性结构, 属于胰腺低度恶性肿瘤, 好发于年轻女性, 通常无明显临床症状。肿块较大时, 患者可出现上腹部不适、腹胀、腹痛、腹部肿块等临床表现。

高危型胰腺囊性肿瘤主要包括以下特征: 患者具有临床症状、肿块进行性增大、肿块直径 > 3 cm、肿块内有实性结构、囊壁或囊内分隔增厚。

（三）注意事项

（1）微囊型浆液性囊腺瘤因囊腔小而使整个瘤体呈 "实体瘤样" 回

声，需要与实质性病变鉴别，超声造影有助于明确病变的囊实性。

（2）胰腺导管内乳头状黏液瘤体积小时往往表现为囊性病灶，需与胰腺真性囊肿鉴别，前者区别于后者的主要超声征象为与胰管相通。

（3）胰腺黏液性囊腺瘤与囊腺癌的临床症状与影像学表现相似，鉴别困难时主要依靠病理组织学诊断。

四、胰腺癌

胰腺癌（pancreatic carcinoma）好发于胰头部，恶性程度高。

（一）普通超声特征

（1）病灶形态不规则，呈分叶状，无包膜，边缘不光滑，向周边浸润性生长，与周围组织界限不清（图3-3-20）。

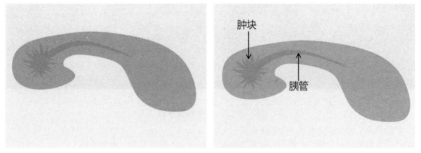

图3-3-20　**胰腺恶性肿瘤示意图**
病灶形态不规则，边缘呈"蟹足状"向周围组织浸润，主胰管扩张。

（2）较小的病灶呈均匀低回声，较大病灶呈混合回声（液化、坏死、钙化）（图3-3-21）。

（3）胰腺内病灶或胰腺周围增大的淋巴结可致主胰管、肝内、外胆管扩张或胆囊增大（图3-3-22）。

（4）胰腺癌较小时不引起胰腺大小与形态变化。局限性胰腺癌表现为胰腺局限性肿大，形态异常。弥漫性胰腺癌（全胰癌）表现胰腺弥漫性肿大、形态失常。

（5）胰腺周围脏器、血管被侵犯、受压（图3-3-23、图3-3-24）。

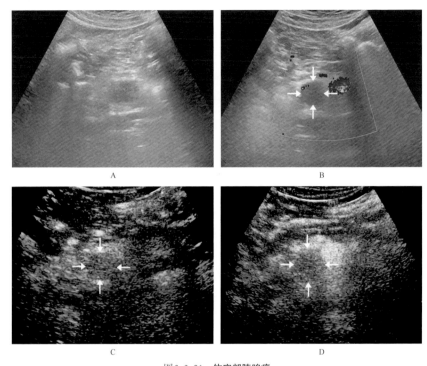

图 3-3-21　钩突部胰腺癌

A. 灰阶超声：胰腺钩突部见一个低回声区，大小 2.5 cm×2.0 cm，形态规则，边界清，边缘光滑；
B. 彩色多普勒超声：病灶（箭头）内未见血流信号；C. D. 超声造影：增强早期（17 s）及增强晚期（54 s）病灶（箭头）均呈低增强。

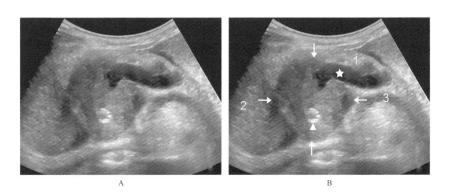

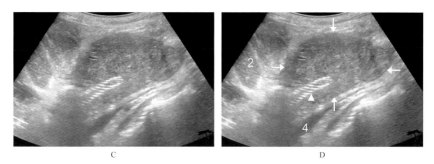

图3-3-22　胰头部胰腺癌胆管支架置入术后，胰管扩张

A. B. 灰阶超声：胰头部见一个低回声区（箭头），边界不清，内可见环状支架回声（△），胰体部胰管扩张（☆）；C. D. 灰阶超声：胰腺头部见实性低回声区（箭头），边界不清，内可见支架回声（△）。1. 胰腺；2. 肝脏；3. 脾静脉；4. 下腔静脉。

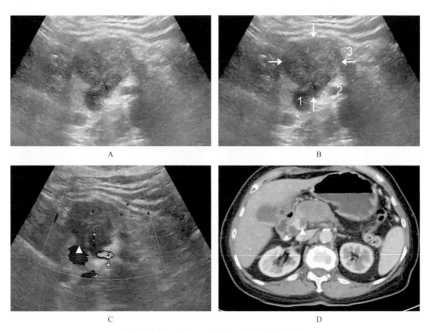

图3-3-23　胰颈部胰腺癌侵及门静脉主干

A. B. 灰阶超声：胰腺颈部见一个低回声区（箭头），大小4.2 cm×3.7 cm，形态不规则，边缘不光滑，病灶周边可见门静脉及脾动脉，门静脉管壁连续性中断，与肿块分界不清；C. 彩色多普勒超声：病灶内部可见点状血流信号，肿瘤侵及门静脉（△）；D. 增强CT：肿瘤侵犯门静脉主干，腔内可见癌栓形成（△）。1.门静脉；2.脾动脉；3.胰腺。

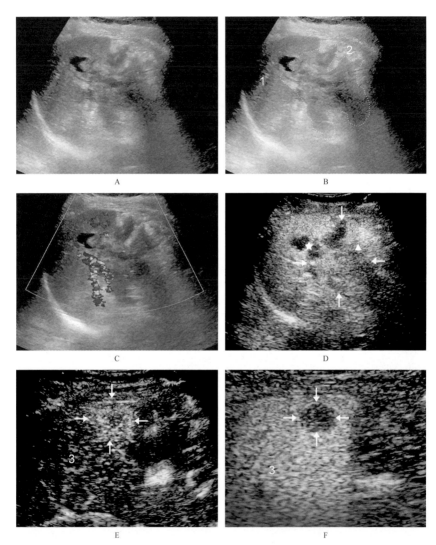

图3-3-24　胰尾部胰腺癌侵及脾脏、网膜以及肝转移

A. B. 灰阶超声：胰腺尾部见一个混合回声区（虚线），大小7.7 cm×7.6 cm，形态不规则，边界不清晰；C. 彩色多普勒超声：病灶内部可见点状血流信号，脾血管受压；D. 超声造影：增强早期（19 s）病灶呈不均匀低增强，病灶与脾脏（☆）及周围网膜结构分界不清（△）；E. F. 超声造影：动脉期（16 s）肝脏转移病灶（箭头）呈不均匀高增强（E），门脉期（58 s）呈不均匀低增强（F）。1.脾脏；2.网膜；3.肝脏。

（6）彩色多普勒超声：病灶内部血流信号不丰富。

（7）淋巴结转移或远处脏器血行转移（图3-3-25、图3-3-26）。

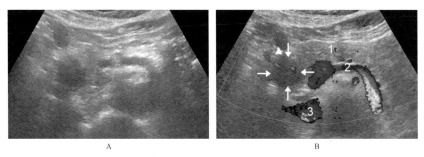

图3-3-25　**胰头部胰腺癌伴淋巴结转移**

A. 灰阶超声：胰头部见一个低回声区，形态类圆形，边界清；胰头前方见一个低回声区，类圆形，边界清，未见淋巴结门样结构；B. 彩色多普勒超声：胰头部病灶（箭头）内见点状血流信号；胰头前方结节内未见血流信号（△）。1. 胰腺；2. 脾静脉；3. 下腔静脉。

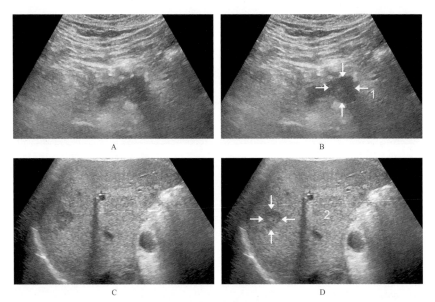

图3-3-26　**胰体部胰腺癌伴肝转移**

A. B. 灰阶超声：胰体部见一个低回声区（箭头），大小3.5 cm×2.4 cm，形态不规则，边界清；C. D. 灰阶超声：肝脏右叶见一个低回声区，边界清晰（箭头）。1. 胰腺；2. 肝脏。

（二）超声造影特征

胰腺癌多为乏血供肿瘤，胰腺癌典型超声造影表现为"慢进快出"模式。增强晚期病灶内造影剂廓清快于正常胰腺实质，使其边界更为清晰（图3-3-27）。肿瘤继发液化坏死时局部呈无增强区，伴肝脏转移时，延迟期扫查可见肝内低增强区。

（三）临床概要

胰腺癌早期临床症状主要表现为轻微上腹部不适，晚期可出现上腹痛、黄疸、腹水、腰背部疼痛及腹部肿块等临床表现。

胰腺癌的病理类型包括：胰腺导管腺癌、胰腺腺泡细胞癌、小细胞癌及其他上皮源性肿瘤胰腺转移灶，其中导管腺癌为最常见的病理类型。

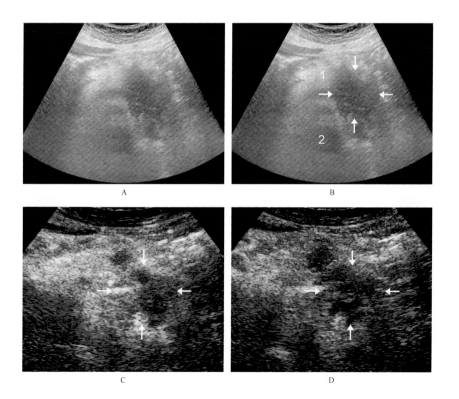

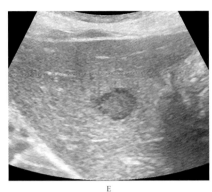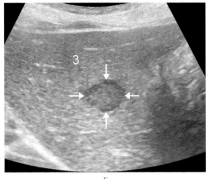

E F

图3-3-27　胰尾部胰腺癌伴肝转移

A. B. 灰阶超声：胰尾部见一个低回声区（箭头），大小6.3 cm×4.3 cm，形态不规则，边界不清，边缘呈"蟹足征"；C. D. 超声造影：增强早期（20 s）及增强晚期（59 s）病灶（箭头）均呈不均匀低增强；E. F. 灰阶超声：肝内见一个低回声区，边界清晰（箭头）。1. 胰腺；2. 腹主动脉；3. 肝脏。

　　影像学检查是胰腺癌初步诊断和分期诊断的主要方法，其中EUS是将内镜与超声成像相结合的检查技术，不仅可提高胰腺癌诊断的敏感度和特异度，而且可用于胰腺癌的分期诊断，EUS-FNA更是获得胰腺癌病理诊断的首选检查方法。

（四）注意事项

　　（1）胰腺癌的临床症状常不明显，胰腺的超声图像又受胃肠道气体的干扰，导致胰腺癌的超声检出率低。通过变换体位、饮水及多断面的扫查，可提高胰腺病变检出率。

　　（2）胰腺癌的首选治疗方法为根治性手术切除，术前需要评价胰腺癌的分期、周围淋巴结有无转移、血管是否受侵及有无远处转移等以确定治疗方案。胰腺癌根治性手术的标准为：① 年龄＜75岁，健康状况良好；② TNM分期为Ⅱ期胰腺癌；③ 无腹水、无肝转移；④ 术中探查，病灶未侵犯肠系膜上动脉、腹腔干动脉和肝动脉；⑤ 肿瘤未侵犯肠系膜上静脉和门静脉，或侵犯但没有超过180°，且静脉轮廓规则；⑥ 无远处转移或播散。

　　（3）胰腺癌局部治疗效果判断：WTO实体瘤疗效判断标准如下。① 完全缓解：肿瘤完全消失超过1个月。② 部分缓解：肿瘤最大直径和最大直径的垂直径，两径线的乘积缩小达50%，其他病变无增大，持续超过1个月。③ 病变稳定：病变两径乘积缩小不超过50%，增大不超过25%，持续超过1个月。④ 病变进展：病变两径乘积增大超过25%。

五、胰腺神经内分泌肿瘤

　　神经内分泌肿瘤（neuro-endocrine tumor，NET）是指来源于肽能神经元和神经内分泌细胞的异质性肿瘤，位于胰腺的NET即为胰腺神经内分泌肿瘤（pancreatic neuro-endocrine tumor，PNET）。

（一）普通超声特征

（1）胰腺实质内可见低回声区，边界清，回声均匀（图3-3-28）。

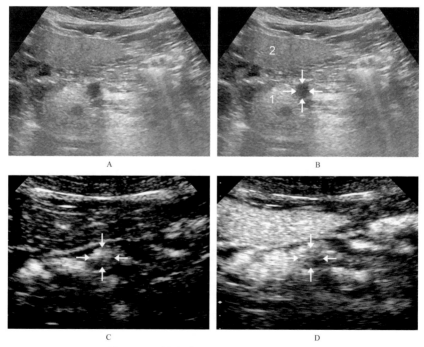

图3-3-28　**胰体部神经内分泌肿瘤（G1，低级别）**

A. B. 灰阶超声：胰体部见一个低回声区，大小0.7 cm×0.6 cm，边界清晰（箭头）；C. D. 超声造影：增强早期（16 s）病灶呈稍高增强（箭头），增强晚期（51 s）呈低增强。1. 胰腺；2. 肝左叶。

（2）肿瘤合并出血、囊性变者，体积增大，内部回声不均匀（图3-3-29）。

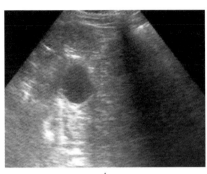
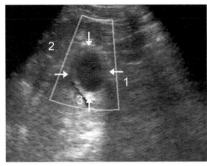

A　　　　　　　　　　　　　　　　B

图3-3-29　胰尾部神经内分泌肿瘤（G1，低级别）

A. 灰阶超声：胰尾部见一个厚壁环状无回声区，形态规则，边界清晰；B. 彩色多普勒超声：病灶（箭头）内部未见血流信号。1. 胰腺；2. 脾脏；3. 脾静脉。

（3）病灶形态规则，多呈圆形或类圆形。

（4）肿瘤远端胰管可有扩张，多为轻度、平滑扩张。

（5）恶性肿瘤边界不清晰，呈浸润性生长，可伴有周围淋巴结肿大和远处器官转移（图3-3-30）。

（6）彩色多普勒超声：肿块内血流信号较丰富，此征象不同于乏血供的胰腺癌。

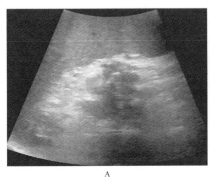
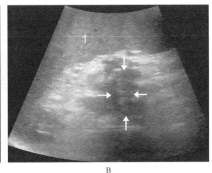

A　　　　　　　　　　　　　　　　B

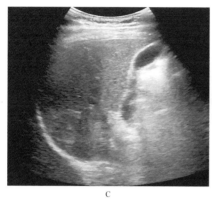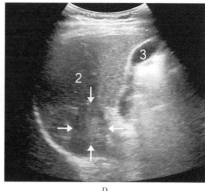

图3-3-30　胰尾部神经内分泌肿瘤（G2，中级别）伴肝转移

A. B. 灰阶超声：胰尾部见一个低回声区（箭头），形态不规则，边界不清晰，边缘毛糙、呈蟹足状，内部回声不均匀；C. D. 灰阶超声：肝内见一个低回声区（箭头），形态不规则，边界不清晰，边缘毛糙，内部回声均匀。1. 脾脏；2. 肝右叶；3. 胆囊。

（二）超声造影特征

（1）病灶增强时间早于周围正常胰腺实质，增强水平高于正常胰腺实质。

（2）病灶多为均匀增强，体积较大出现液化、坏死的肿瘤可呈不均匀高增强。

（3）与正常胰腺实质相比，病灶于增强晚期呈等增强或稍低增强。

（三）临床概要

根据PNET的临床表现，分为功能性PNET和无功能性PNET。功能性PNET具有内分泌功能，从而导致相应临床症状，胰岛细胞瘤为最常见的功能性PNET。无功能性PNET通常临床症状不明显。

PNET依据细胞增殖活性和组织分化程度分为3级，分级指标为每个高倍镜下核分裂象和（或）ki-67增殖指数。

1. G1，低级别·核分裂相数1/10 HPF（HPF，高倍视野），ki-67增殖指数≤2%。

2. G2，中级别·核分裂相数2～20/HPF，ki-67增殖指数3%～20%。

3. G3，高级别·核分裂相数＞20/HPF，ki-67增殖指数＞20%。

G1与G2级增殖指数较低，细胞分化较好，侵袭性比较低，G3级则为恶性胰腺神经内分泌肿瘤，预后较差。

（四）注意事项

（1）不同于乏血供的胰腺癌，胰腺神经内分泌肿瘤多为富血供，彩色多普勒超声和超声造影有助于鉴别诊断。

（2）无功能性PNET体积较大，临床表现通常不典型，主要依靠影像诊断。

六、胰腺转移性肿瘤

胰腺转移性肿瘤是指恶性肿瘤细胞从原发部位通过淋巴系统或血液循环转移至胰腺，形成与原发病灶性质相似的病灶。原发肿瘤以上皮源性肿瘤为最多见，其他还包括间叶性肿瘤和血液系统疾病。

（一）超声特征

（1）胰腺转移性病灶可为结节型或弥漫型（图3-3-31）。

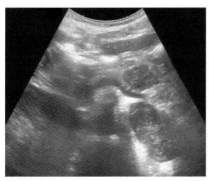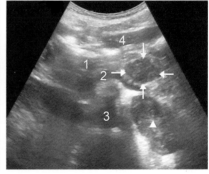

图3-3-31　**胰腺转移性肿瘤（恶性神经鞘瘤胰腺及肾上腺转移）**

胰尾部见一个低回声区（箭头），形态不规则、边界清、内部回声不均匀；左侧肾上腺区见一个低回声区（△），形态不规则、边界清、内部回声不均匀。1. 胰腺；2. 脾静脉；3. 腹主动脉；4. 肝左叶。

（2）结节型可单发或多发，病灶呈低回声，边界清，回声不均匀；合并出血、囊性变者，体积增大，回声不均匀（图3-3-32）。

（3）弥漫型者表现为胰腺弥漫性肿大、形态失常、回声不均匀（图3-3-33）。

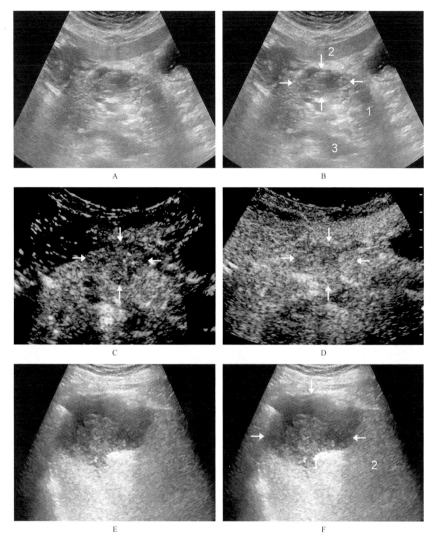

图 3-3-32　**恶性淋巴瘤侵犯胰腺和肝脏**

A. B. 灰阶超声：胰体部见一个等回声区（箭头），大小 2.8 cm × 1.8 cm，形态规则，边界不清，内部回声不均匀；C. D. 超声造影：增强早期（14 s）及增强晚期（46 s）病灶（箭头）均呈不均匀低增强；E. F. 灰阶超声：肝脏右叶见一个低回声区（箭头），大小 8.4 cm × 5.2 cm，形态不规则，边界清，内部回声不均匀。1. 胰腺；2. 肝脏；3. 腹主动脉。

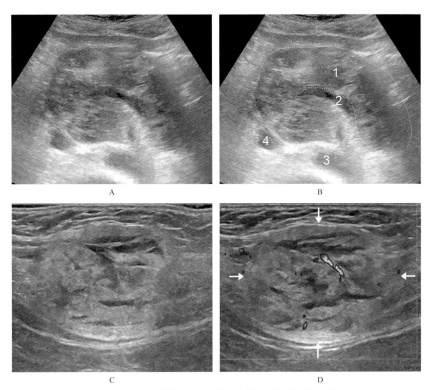

A. B. 灰阶超声：胰腺弥漫性增大（虚线），形态失常，内部回声增粗、不均匀，胰管未见扩张；C. 灰阶超声：右侧大腿内侧软组织内见一个混合回声区，大小4.1 cm×1.8 cm，边界不清，内部回声不均匀；D. 彩色多普勒超声：病灶内见点状及线状血流信号。1. 胰腺；2. 脾静脉；3. 腹主动脉；4. 下腔静脉。

（4）彩色多普勒超声：恶性淋巴瘤胰腺浸润的病灶多血流信号丰富。

（二）临床概要

上皮组织来源的胰腺转移瘤，原发肿瘤主要包括肺癌、胃癌、结肠癌及乳腺癌等。间叶组织来源的胰腺转移性肿瘤，原发肿瘤主要包括血管肉瘤、恶性纤维组织细胞瘤和恶性神经鞘瘤等。

原发血液系统肿瘤包括髓系肿瘤、淋巴系肿瘤、组织细胞肿瘤和肥大细胞肿瘤。

1. **淋巴瘤结外病变·**淋巴瘤（lymphoma）为最常见的血液系统肿瘤，可首发于淋巴器官或淋巴结，即原发性结内淋巴瘤；也可首发于淋巴结外，即原发性结外淋巴瘤（primary extranodal lymphoma，PENL）。原发性结内淋巴瘤以颈部淋巴结受累最多见，其次为腹膜后、纵隔淋巴结。淋巴瘤结外病变包括原发性结内淋巴瘤结外浸润及PNEL两大类，其中原发性结外淋巴瘤多首发于胃肠道、肝脏、胰腺等脏器。

2. **多发性骨髓瘤髓外病变·**多发性骨髓瘤（multiple myeloma，MM）是单克隆浆细胞恶性增殖性疾病。大部分患者的病灶局限于骨髓，少数患者累及骨髓以外部位，称为髓外病变（extramedullary disease，EMD）。EMD包括累及骨骼的骨旁浆细胞瘤（EMD-B）、累及软组织和脏器的软组织浆细胞瘤（EMD-S）。EMD-B侵犯骨皮质并局部增生形成肿块样或结节状病灶，EMD-S则侵及不与骨皮质相连的软组织或脏器，可形成单发、多发的结节状或肿块样病灶，或者弥漫浸润脏器。

（三）注意事项

（1）胰腺转移性肿瘤需与胰腺原发肿瘤鉴别，弥漫型病变者还需与慢性胰腺炎鉴别。

（2）血液系统疾病属于全身性疾病，超声诊断淋巴瘤结外病变或多发性骨髓瘤髓外病变累及胰腺时，应与患者病史、临床表现相结合。

七、胰腺外伤

胰腺损伤的病因包括外伤和医源性。

（一）超声特征

（1）胰腺轻度挫裂伤的超声表现为胰腺大小正常或稍大，胰腺内可见片状低回声区。

（2）胰腺挫裂伤严重时可见胰腺包膜不完整，腺体部分或全部断裂。

（3）合并胰管断裂时可见胰管连续性中断、胰液外漏、胰周积液（图3-3-34）。

（二）临床概要

胰腺位置较深，位于上腹部腹膜后，前方有胃，后方有脊柱，腹部外

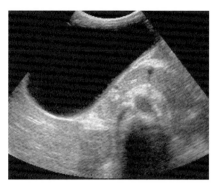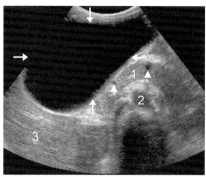

图3-3-34 **胰腺主胰管断裂伴胰腺假性囊肿形成**

胰腺前方见一个无回声区，形态规则，边界清，内部透声好（箭头），胰体部主胰管连续性中断
（△）。1. 胰腺；2. 腹主动脉；3. 肝脏。

伤导致胰腺受损较罕见。胰腺损伤可导致出血、胰漏/瘘、脓肿和胰腺炎等并发症，病死率高。

1990年，美国创伤外科学会（AAST）制订了胰腺损伤的分级标准（图3-3-35），并发症的发生率随等级的增高而增高，预后也更差。

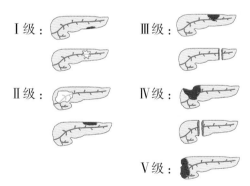

图3-3-35 **胰腺损伤AAST分级**

Ⅰ级：胰腺轻微挫伤、撕裂伤或血肿，无胰管损伤（白色标记表示损伤未累及胰管）。

Ⅱ级：胰腺较深的挫伤或撕裂伤、胰腺内较大血肿，无胰管损伤（白色标记表示损伤未累及胰管）。

Ⅲ级：胰颈和胰体尾部的撕裂伤，累及胰管（红色标记表示损伤累及胰管）。

Ⅳ级：胰头横断伤或累及壶腹部，合并主胰管的撕裂伤（红色标记表示损伤累及胰管）。

Ⅴ级：胰头部的大范围、严重损伤伴主胰管的撕裂伤。

（三）注意事项

胰腺损伤通常发生于腹部外伤患者，胰腺周围有腹部重要的血管和脏器，因此超声检查时需同时观察有无肝脾损伤、胸腹腔有无积液。

八、异位胰腺

异位胰腺亦称迷走胰腺，是指与主胰腺完全分离的胰腺，与正常胰腺无解剖、神经和血管的联系。

（一）超声内镜特征

（1）病灶多位于胃或十二指肠壁黏膜下层，边界清晰（图3-3-36）。

（2）内部回声以低回声多见，回声不均匀，亦有混合回声（图3-3-37）。

（3）病灶呈息肉状或半球形隆起，隆起顶部中央可见脐样凹陷。

（4）彩色多普勒超声：部分病灶内可见血流信号。

（二）临床概要

异位胰腺患者通常无特异临床症状，部分患者可有腹痛。

异位胰腺好发于胃窦及幽门前大弯侧，以黏膜下层多见，黏膜层及肌层少见，少数可侵及全层。

异位胰腺患者经普通内镜检查可发现局部呈息肉样隆起的肿块，可见中央凹陷，但因异位胰腺位于黏膜下，活检难以获得黏膜下组织，导致检出率低，超声内镜的出现明显提高了异位胰腺的检出率。

（三）注意事项

异位胰腺位于肌层时与间质瘤较难区别，需依靠病理明确诊断。

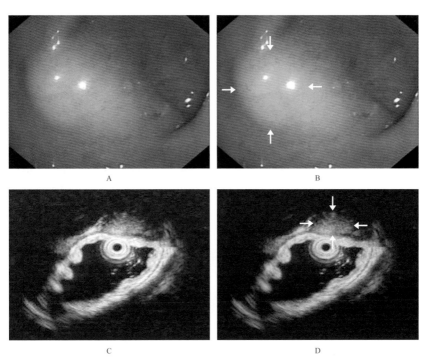

图 3-3-36　**异位胰腺（十二指肠）**

A. B. 内镜：十二指肠球部前壁见一个黏膜下隆起（箭头）；C. D. 超声内镜：将内镜探头置于病灶处，见病灶位于黏膜肌层（箭头），边界清，呈低回声。病灶回声与胰腺相似，向腔内突起。

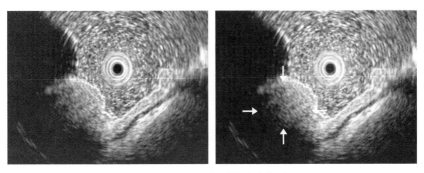

图 3-3-37　**异位胰腺（胃壁黏膜下）**

超声内镜：胃壁黏膜下内见一个高回声区（箭头），边界不清，内部回声不均匀，病灶向腔内突起。

第四节 · 胰腺超声报告

一、报告书写内容

1. 第一部分·描述超声检查所见，主要内容包括：① 胰腺整体情况：胰腺大小测值、形态、边界包膜、内部回声、胰管及胰腺腺体血供情况；② 如果发现胰管扩张，还应描述肝内、肝外胆道情况；③ 胰腺内占位性病灶：病灶数目、部位、大小、形态、边界、内部回声、后方回声，病灶与周围脏器、血管的毗邻关系，病灶内部的血供情况。

2. 第二部分·超声检查结论，主要包括超声诊断及下一步的检查建议。超声诊断包括定位诊断（解剖位置）、定性诊断（物理性质）及病因病理诊断等内容。下一步的检查建议包括需要鉴别诊断的疾病，以及需要建议的实验室、影像学或病理学检查等。

二、报告模板

见附录三。

第四章

脾脏疾病超声诊断

第一节 · 脾脏超声入门须知

一、脾脏超声测量正常值

脾脏大小与年龄、性别等有一定关系，超声测量正常值见表4-1-1～表4-1-3。

表 4-1-1　脾脏超声测量正常值

测 量 内 容	正 常 值
脾脏长径	≤ 12 cm
脾脏厚径	成年男性≤ 4 cm，女性≤ 3.8 cm
脾静脉内径	≤ 0.8 cm
脾动脉内径	0.2 ～ 0.3 cm
脾脏面积	< 38 cm^2
脾脏指数	12.2 ± 3.8 cm^2

表 4-1-2　未成年人脾脏长径正常值

年 龄	脾脏长径上限值（cm）
0 ～ 3 个月	6.0
3 ～ 6 个月	6.5
6 ～ 12 个月	7.0
1 ～ 2 岁	8.0
2 ～ 4 岁	9.0
4 ～ 6 岁	9.5
6 ～ 8 岁	10.0

年　　龄	脾脏长径上限值（cm）
8～10岁	11.0
10～12岁	11.5
12～15岁	12.0

引自：Rosenberg HK, et al. AJR, 1991, 157：119-121。

表 4-1-3　**成人脾脏的面积及代表值**

性　　别	面积（cm²）	面积代表值（cm²）
男	26.6±6.5	30.6±6.8
女	24.3±6.8	27.2±6.5

引自：中国医师协会超声医师分会.腹部超声检查指南.人民军医出版社，2013.

二、脾脏超声征象及常见疾病

脾脏疾病类型众多，常见的超声征象及相关疾病参见表4-1-4。

表 4-1-4　**脾脏超声征象及常见疾病**

检查项目	超声表现		常　见　疾　病
脾脏			
位置	异位		脾脏下垂、游走脾、脾脏反位
大小	增大		脾肿大、脾脏占位
	萎缩		脾萎缩
数量	增多		多脾综合征（合并内脏反位、胆囊缺如等）
	减少		无脾综合征（合并内脏反位、大血管转位及肺动脉狭窄等）
血管	脾静脉		脾静脉增宽（门脉高压、贫血等）、脾静脉血栓、肿瘤浸润
	脾动脉		脾动脉瘤、脾动脉硬化、脾动静脉瘘、肿瘤浸润

（续表）

检查项目		超声表现	常 见 疾 病
占位性病变			
回声		无回声	脾囊肿、多囊脾、脾包虫病、脾脓肿、脾结核、脾破裂
		低回声	脾淋巴瘤、脾梗死、脾转移癌、脾破裂、脾结核
		高回声	脾血管瘤、脾错构瘤、脾转移癌
		混合回声	脾转移癌、脾脓肿、脾结核、脾血管内皮肉瘤
		强回声	脾钙化灶、脾结核
形态		规则	脾血管瘤、脾囊肿、脾错构瘤
		不规则	脾转移癌、脾脓肿、脾结核、脾淋巴瘤
边界		清晰	脾血管瘤、脾囊肿、脾错构瘤
		不清晰	脾转移癌、脾脓肿、脾结核、脾淋巴瘤
后方		回声增强	脾囊肿、多囊脾、脾包虫病、脾脓肿
		回声减弱	脾钙化灶、脾结核
病灶血供		丰富	脾脓肿、脾淋巴瘤、脾转移癌
		稀少/无	脾血管瘤、脾错构瘤、脾囊肿、脾结核

第二节 · 脾脏解剖、超声检查方法及正常声像图

一、脾脏解剖

脾脏位于左季肋部，胃底与膈之间，第9～11肋的深面。脾脏分为脏膈两面、上下两极、前后两缘，脏面与胰尾、胃、左肾、左肾上腺、结肠脾曲相邻，膈面与膈肌、左侧胸膜、左肺、左侧肋骨相邻。

脾脏由脾动脉供血。脾内小静脉在脾门处汇合成脾静脉。脾静脉位于脾动脉后下方，走行于胰后横沟，至胰颈部与肠系膜上静脉汇合成门静脉（图4-2-1）。

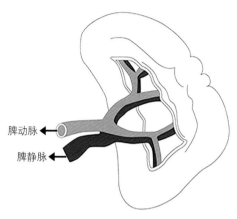

脾动脉 ←

脾静脉 ←

图4-2-1 **脾脏解剖图**

二、超声检查适应证

（1）左上腹或左季肋部不适（胀痛等）等症状的评估。

（2）全身感染性疾病、血液系统疾病、肝硬化等疾病时脾脏肿大与否的判断。

（3）腹部外伤后脾破裂的定性诊断。

（4）脾脏栓塞后梗死范围的评估。

（5）脾脏外恶性肿瘤（如胰腺癌、乳腺癌、肺癌等）脾脏转移情况的判断。

（6）其他影像学检查（CT平扫等）发现的脾脏异常或局灶性病变时的再次超声判断。

（7）全身淋巴瘤、肺结核时脾脏是否累及的判断。

（8）肝硬化门脉高压脾静脉扩张与否、脾肾分流情况的判断。

三、检查前准备

常规脾脏超声检查，检查前受检者可不做任何准备，检查当天空腹效果更佳。部分受检者可先空腹饮水500 mL，以更好显示胃、左肾、胰尾与脾脏关系。

四、检查体位

1. 右侧卧位·右侧卧位是检查脾脏最常用的一种体位，受检者向右侧卧，左臂举起，使肋间隙增宽，从左侧腋前线至腋后线间的肋间隙进行扫查。

2. 平卧位·检查方法同右侧卧位，主要观察脾脏及其与邻近器官的关系，检查时探头置于肋间隙，做小幅侧向摆动扫查，形成最大范围的扇形扫查区。

3. 坐位·不常用，主要用于难以取卧位及脾脏位置较高的受检者。

4. 俯卧位·不常用，主要用于脾脏体积较小时。

五、超声仪器

选用高分辨率彩色多普勒超声诊断仪，常规选用低频凸阵探头。探头频率多用 1.0 ～ 6.0 MHz，婴幼儿、儿童及体型较瘦者可选用高频线阵探头。

六、检查方法及正常声像图

（一）脾脏检查方法

检查脾脏时，将探头置于左侧腋后线肋间隙，逐个肋间扫查脾脏长轴各断面，脾脏显示从无到有、从有至无。然后将探头旋转 90° 与肋间隙垂直，扫查脾脏短轴各断面。

通过腋后线冠状断面，观察脾脏与左肾、胃、脊柱之间有无异常。必要时也可让受检者饮水后经左侧肋缘下扫查，观察脾脏与左肾、胰尾及胃等的关系，判断脾脏肿大程度。

对于位置较高、受肺气遮挡的脾脏，可嘱受检者深吸气或呼气后屏气，以更好显示整个脾脏。

（二）扫查顺序

见图 4-2-2。

（三）脾脏大小的测量

（1）方法一：测量脾脏长径和厚径（临床上常用）。右侧卧位或平卧

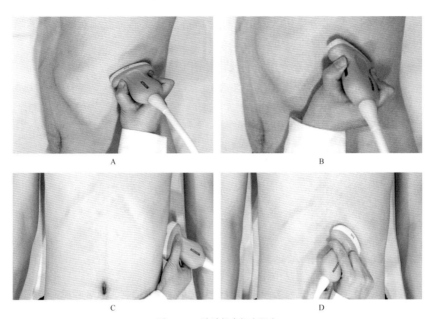

图4-2-2　**脾脏超声扫查顺序**

A. 左侧肋间斜扫查，脾脏长轴断面；B. 垂直左肋间扫查，脾脏短轴断面；C. 冠状面扫查，脾与左肾、胰尾、胃间冠状断面；D. 左肋缘下斜扫查，脾脏长轴斜断面。

位，将探头置于左侧腋后线肋间隙，显示经脾门脾脏最大斜断面，测量脾脏上极最高点至脾脏下极最低点的距离，即脾脏长径；脾门至对侧缘的最小距离，即脾脏厚径（图4-2-3）。

（2）方法二：测量脾脏面积（S）（临床上少用）。古贺（Koga）方法：

$$S = k × 长径（cm）× 厚径（cm）$$

$$k = 0.8（正常人）或 k = 0.9（肝病患者）$$

（3）方法三：测量脾脏指数（SI）（临床上少用）。

$$SI（cm^2）= a（cm）× b（cm）$$

式中：a 为脾门脾静脉中心至脾脏下端的距离；b 为脾门脾静脉中心至对侧膈面，与 a 线垂直的距离（图4-2-3）。

若脾门脾静脉分支进入脾脏，则以脾静脉分支汇合点相对的脾门凹陷处为中心。

（四）脾脏超声检查常用断面及声像图

1. 经脾门肋间斜断面（图4-2-3）

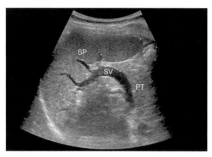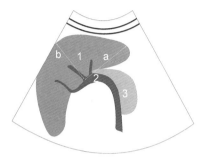

图4-2-3　经脾门肋间斜断面

1. 脾脏（SP）；2. 脾静脉（SV）；3. 胰腺尾部（PT）。测量标记：测量脾脏长径和厚径。a. 脾门脾静脉中心至脾脏下端的距离；b. 脾门脾静脉中心至对侧膈面、与a线垂直的距离。

（1）扫查方法：右侧卧位或平卧位，探头置于左侧腋后线肋间。

（2）测量：脾脏长径、厚径、脾静脉内径。

（3）临床意义：此断面可用于测量脾脏大小，清晰显示脾静脉、胰腺尾部，是观察胰腺尾部的重要断面。正常脾脏实质回声均匀、细密，回声强度略低于肝脏，略高于肾脏皮质。

（4）注意事项：测量脾脏大小时需清晰显示脾脏上下极、脾门。

2. 脾脏冠状断面

（1）扫查方法：右侧卧位或平卧位，将探头置于左侧腋中线肋间。

（2）临床意义：此断面可显示脾与左肾、肾上腺等邻近脏器毗邻关系及脾肾间隙有无积液等。

3. 脾静脉和脾动脉·见图4-2-5、图4-2-6。

七、超声检查主要观察内容

脾脏、脾门血管主要观察内容如下。

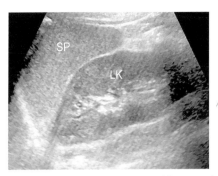
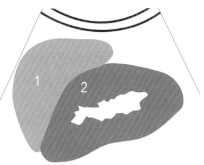

图4-2-4　脾脏冠状断面

1.脾脏（SP）；2.左肾（LK）。

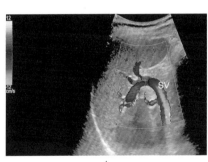
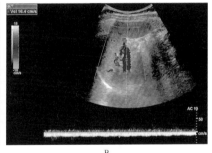

A　　　　　　　　　　　　　　　　　B

图4-2-5　脾静脉彩色多普勒血流成像

A.脾静脉彩色多普勒血流图；B.脉冲多普勒测量脾静脉平均流速。SV.脾静脉。

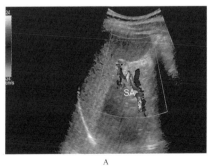
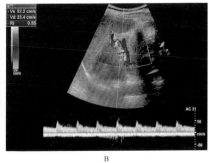

A　　　　　　　　　　　　　　　　　B

图4-2-6　正常脾动脉彩色多普勒血流成像

A.正常脾动脉彩色多普勒血流图；B.正常脾动脉脉冲多普勒。SA.脾动脉。

（1）脾脏位置、数目有无异常，脾门有无副脾。

（2）脾脏大小（长径、厚径等）。

（3）脾脏内有无局灶性占位性病变及病灶的数目、大小、部位、回声、形态、边界、边缘、后方声影、血供等情况。

（4）脾周有无积液。

（5）脾门处脾动静脉有无异常、脾门占位、胰腺尾部病变等。

八、脾脏超声造影

脾脏超声造影禁忌证、受检者检查前准备、超声仪器及参数设置等同肝脏超声造影。脾脏造影前操作医生需了解患者临床资料及检查目的。

（一）脾脏超声造影适应证

（1）脾脏内局灶性占位性病变有无的诊断，如脾转移瘤和脾淋巴瘤的检出。

（2）脾脏局灶性占位性病变的定性诊断，如脾脏病变囊实性的鉴别、典型脾血管瘤的诊断。

（3）脾脏内恶性肿瘤（脾转移瘤、脾淋巴瘤等）浸润范围的评估。

（4）脾梗死范围的评估。

（5）脾破裂的诊断。

（6）脾门部副脾、淋巴结、胰尾部病变、左肾及左肾上腺疾病的鉴别诊断。

（7）脾动脉瘤、脾静脉血栓的诊断。

（8）脾脓肿液化范围的诊断。

（二）脾脏超声造影时相

通常分为增强早期和增强晚期。从注入造影剂开始至第30 s定义为增强早期，30 s后定义为增强晚期。整个过程至少要观察3 min。

（三）脾脏超声造影观察内容

（1）脾脏组织和病灶的造影剂到达时间、达峰时间、消退时间。

（2）脾脏内病灶增强水平：与周围正常脾脏组织比较，可分为高增强、等增强、低增强和无增强（图4-2-7）。病灶内出现不同水平增强时

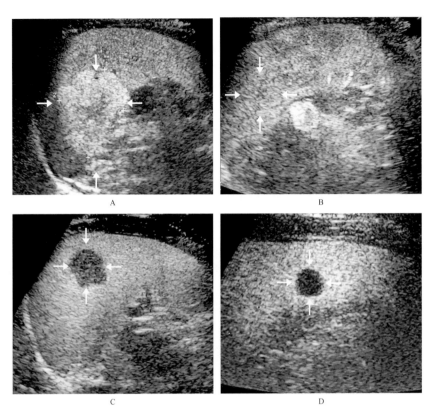

图4-2-7　脾脏增强水平

A.高增强；B.等增强；C.低增强；D.无增强。

以最高增强水平增强为准。

（3）脾脏内病灶常见增强模式：①"快进快退"：即"高增强快消退"，增强早期高增强，增强晚期消退为显著低增强，多见于脾淋巴瘤。②增强早期呈周边结节状向心性增强，增强范围逐渐扩大，增强晚期高于或等于脾脏回声，多见于脾血管瘤。③"低增强快消退"，即增强早期呈低增强，增强晚期快速消退呈显著低增强，多见于脾转移瘤。④增强早期和增强晚期均为等增强或低增强，多见于脾血管瘤。⑤增强早期和增强晚期均为无增强，多见于脾囊肿、脾梗死、脾破裂、脾脓肿。

第三节·脾脏常见疾病

一、脾肿大

脾肿大（splenomegaly）是由于各种原因引起的脾脏体积增大。

（一）超声特征

1. 超声诊断标准·成人脾脏厚度男性超过 4 cm、女性超过 3.8 cm；或者脾脏最大长径超过 12 cm（图 4-3-1）。

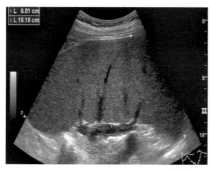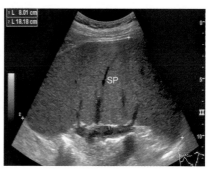

图 4-3-1　脾肿大

脾脏长径 18.2 cm，厚度 8.0 cm。SP. 脾脏。

2. 超声分级

（1）轻度肿大：脾脏形态未见明显异常，脾脏厚径或长径稍大，平卧位深吸气时，脾下极不超过肋弓下缘 3 cm。

（2）中度肿大：脾脏失去正常形态，各径线明显增大，深吸气后脾脏下极不超过脐水平线。

（3）重度肿大：脾脏失去正常形态，深吸气后脾脏下极超出脐水平线。

（二）临床概要

脾肿大可由脾外及脾内多种疾病引起（表 4-3-1），主要表现为左侧腹胀、食欲不振等症状。

表 4-3-1　**引起脾肿大原因**

分　类	疾　病
淤血性脾肿大	肝硬化、慢性右心衰竭、门静脉血栓形成、门静脉海绵样变性等
感染性脾肿大	各种急慢性感染性疾病，如急慢性病毒性肝炎、慢性血吸虫病、伤寒败血症、粟粒性肺结核等
血液病性脾肿大	白血病、淋巴瘤、各种原因的贫血、真性红细胞增多症等
脾脏占位	脾脏良恶性肿瘤及囊肿等
自身免疫性疾病	系统性红斑狼疮、皮肌炎等

二、副脾

副脾（accessory spleen）是由于胚胎时期脾组织胚芽融合不完全所致。

（一）超声特征

（1）副脾内部回声与正常脾脏类似，仔细观察多与脾脏相连（图4-3-2）。

（2）副脾形态多为圆形或椭圆形，边界清晰。

（3）体积多较小，数目可一个到多个。

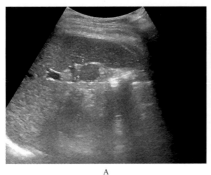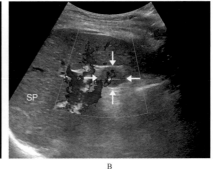

A

B

图4-3-2　**副脾**

A. 灰阶超声：脾门处见一个类圆形实性结构，大小1.8 cm×1.5 cm，回声与脾实质回声类似（测量标记所示）；B. 彩色多普勒超声：副脾内见少量血流信号（箭头）。SP. 脾脏。

（4）部位多位于脾门，也可位于脾脏上、下极周围。

（5）彩色多普勒超声：副脾内可见血流信号。

（二）临床概要

副脾一般无明显临床症状，发生扭转时可出现急腹症。

（三）注意事项

主要与脾门淋巴结鉴别，脾门淋巴结一般为低回声。正常淋巴结有淋巴门样结构，且无与脾脏动静脉相通的血管；异常肿大淋巴结常有相关病史。

部分病例在脾脏切除后可出现副脾代偿性肿大，需注意与上腹部肿瘤鉴别。

三、脾囊肿

脾囊肿（splenic cyst）为脾内囊性病变，临床上较少见。

（一）超声特征

（1）脾脏实质内无回声区，后方回声增强（图4-3-3）。

（2）脾囊肿形态圆形或椭圆形，边界清晰，边缘光滑。

（3）彩色多普勒超声：脾囊肿囊内及囊壁一般无血流信号，边缘有时

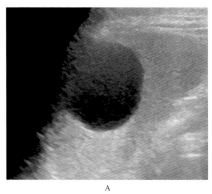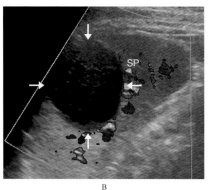

图4-3-3 **脾囊肿**

A. 灰阶超声：脾内见一个无回声区，大小3.6 cm×2.9 cm，内透声好，后方回声增强；B. 彩色多普勒超声：囊肿内部未见血流信号（箭头）。SP. 脾脏。

可见血管走行或包绕。

（二）临床概要

脾囊肿分为真性囊肿与假性囊肿。其中以假性囊肿较为常见。真性囊肿囊壁有上皮细胞覆盖，如单纯性囊肿、淋巴管囊肿、血管性囊肿、表皮样囊肿和包虫囊肿等。假性囊肿常继发于外伤后的血肿（出血性囊肿）、梗死后的吸收（梗死液化性囊肿）和胰腺炎累及脾内（炎症性囊肿）等。

（三）注意事项

脾囊肿合并出血或感染时，囊内透声差，可见密集分布的中等回声或弱回声；假性囊肿合并钙化时，囊壁可见斑块状强回声伴声影。

四、脾血管瘤

脾血管瘤（splenic hemangioma）为脾脏最常见的良性肿瘤，其中以海绵状血管瘤最常见。

（一）超声特征

（1）脾血管瘤回声与肝血管瘤相似，多为高回声，部分为混合性回声或低回声。有时可见周围血管进入病灶，使边缘出现"裂隙现象"（图4-3-4），表现为内部回声不均匀，可见蜂窝状结构（图4-3-5）。有时可见由大血窦引起的无回声区。

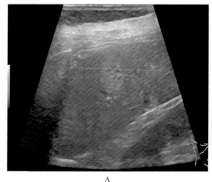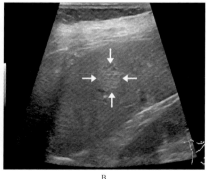

A　　　　　　　　　　　　　　　　B

图4-3-4　脾血管瘤（高回声型）

脾内见一个高回声结节，大小1.8 cm×1.3 cm，边缘呈"裂隙现象"（箭头）。

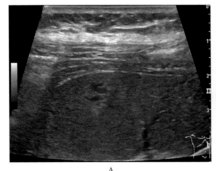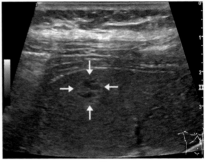

A B

图 4-3-5　**脾血管瘤（混合回声型）**

脾内见一个混合回声结节，大小 1.2 cm × 1.0 cm，内部呈蜂窝状改变（箭头）。

（2）单发或多发。形态为圆形或椭圆形，边界清晰。

（3）彩色多普勒超声：直径小于 2 cm 的血管瘤内难以显示血流信号。病灶体积较大时，内部可检出低速血流信号，病灶周边可见点状或短线状血管。

（二）临床概要

脾血管瘤多为偶然发现，可以单发或多发，多无明显临床症状。

（三）注意事项

与脾脏淋巴管瘤不易鉴别。需注意与脾脏高回声型转移瘤、脾脏恶性淋巴瘤、脾脏错构瘤等鉴别。

五、脾淋巴瘤

脾淋巴瘤（splenic lymphoma）多为全身淋巴瘤累及脾脏所致，原发性脾淋巴瘤少见。

（一）超声特征

（1）脾淋巴瘤病灶呈低回声或弱回声（图 4-3-6），肿瘤内部也可发生液化，形成无回声区。

（2）肿瘤呈弥散性浸润生长时，脾脏明显肿大，内部回声减低，无占位性病变特征。肿瘤呈小结节状弥漫性分布时，脾实质内可见密集分布的

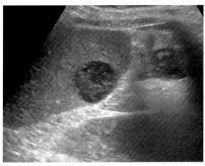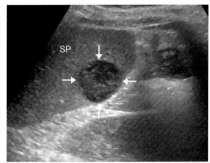

图4-3-6　脾脏弥漫性大B细胞淋巴瘤

SP.脾脏。

弱回声区，间以较厚的高回声分隔，呈蜂窝状。

（3）病灶形态呈圆形或椭圆形，当肿瘤融合时，可呈分叶状，边界清晰，但无明显的包膜，后方回声多无明显增强（图4-3-7）。

（4）彩色多普勒超声：部分淋巴瘤病灶内见轻-中度血流信号，血流丰富及稀少者较少见。

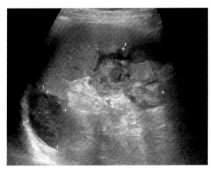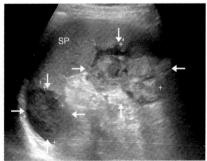

图4-3-7　脾淋巴瘤

脾脏上极（长箭头）见一个低回声，大小4.2 cm×3.4 cm，边界清晰，形态规则，内部回声不均匀。脾门处（短箭头）见一个混合回声，大小6.5 cm×3.8 cm，与胰腺尾部、结肠脾曲分界不清，形态不规则，内部回声不均匀。

（二）临床概要

脾淋巴瘤可单发或多发，主要表现为左上腹不适或持续性钝痛等症状。

（三）注意事项

脾淋巴瘤主要应与脾脏转移瘤鉴别，后者往往有脾外恶性肿瘤病史。还需与脾结核鉴别，后者多并存其他脏器结核，临床上常伴有结核毒性症状。

六、脾脏转移瘤

脾转移瘤（splenic metastasis）一般是指来源于上皮系统的恶性肿瘤，而不包括来源于造血或淋巴系统的恶性肿瘤。常见来源包括胰腺癌、卵巢癌、肺癌、乳腺癌和胃癌等。

（一）普通超声特征

（1）由于原发肿瘤不同，脾转移瘤超声表现多样，多表现为低回声，也可表现为弱回声、高回声或混合回声；若周围有水肿或有较多血管者，周围可出现声晕；当肿瘤内部有坏死、液化者，可类似囊肿表现。如卵巢癌脾转移可表现为囊实混合性回声（图4-3-8A），胰腺癌脾转移多数为直接侵犯，此时脾内病灶与胰腺相连。

（2）脾转移瘤多呈圆形或椭圆形，边界清晰。肿瘤较大时形态可不规则，呈浸润性生长，边界模糊。

（3）彩色多普勒超声：病灶内部血供根据肿瘤原发部位可有不同，一般为稀少到丰富血供，有时能检测到动脉高阻力血流频谱（图4-3-8B）。

（二）超声造影特征

（1）增强模式与肿瘤原发灶相似。

（2）病灶常表现为"低增强快消退"：增强早期周边明显增强，强度低于周边脾脏实质，同时消退较快。

（3）增强晚期病灶与正常脾脏组织对比呈现显著低增强（图4-3-8C、D）。

（三）临床概要

脾转移瘤相对少见，可单发或多发，多无明显症状。

（四）注意事项

注意结合患者病史，主要与脾淋巴瘤鉴别。

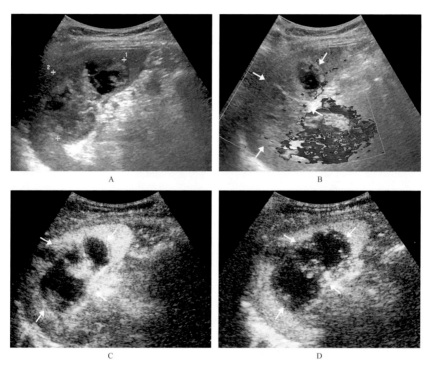

图4-3-8　**卵巢癌脾转移瘤**

A. 灰阶超声：脾脏内见一个囊实混合回声区（测量标记），大小6.8 cm×4.3 cm，形态椭圆形，边界不清晰；B. 彩色多普勒超声：病灶内部及周边见少量血流信号；C. D. 超声造影：增强早期（18 s）病灶呈不均匀等增强，增强晚期（146 s）呈不均匀低增强，内可见无增强区。

七、脾梗死

脾梗死（splenic infarction）是由于脾内动脉分支阻塞，造成脾脏局部组织缺血坏死。

（一）超声特征

（1）脾梗死区回声因病程长短而异，梗死早期为均质性低回声或弱回声，周缘为回声更低的晕环。随着病程的延长，内部回声逐渐增强、不均匀。当梗死区发生坏死液化时，形成不规则无回声区，可能发展为假性囊肿。局部钙化后，出现强回声伴后方声影。

（2）脾梗死典型超声表现为尖端朝向脾门部的楔形或不规则形异常回声区，边界清楚（图4-3-9A）。

（3）脾梗死也可表现为脾脏周边多发不规则形、类圆形或片状低回声区。

（4）彩色多普勒超声：梗死区无血流信号（图4-3-9B）。

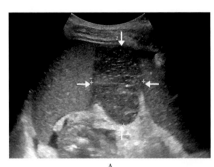 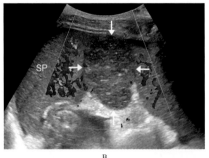

图4-3-9　**脾梗死**

A. 灰阶超声：脾脏肿大，脾脏内见一个尖端朝向脾门的楔形低回声，大小4.0 cm×6.4 cm，内部回声不均匀；B. 彩色多普勒超声：梗死区内未见明显血流信号（箭头），与周围正常脾实质内丰富血流信号形成鲜明对比。SP. 脾脏。

（二）临床概要

脾脏轻度梗死时，患者可有发热、白细胞增多等，严重时可有左上腹疼痛、脾区压痛及脾脏轻度增大，有时可闻及腹膜摩擦音。

（三）注意事项

脾梗死诊断时要注意结合患者病史，如脾脏栓塞史、血液系统疾病（白血病、真性红细胞增多症等）。

八、脾结核

脾结核（splenic tuberculosis）在临床上通常分为继发性和原发性两类。前者多见，为全身性结核病的一部分，常继发于肺结核、结核性腹膜炎或腹腔淋巴结结核，多数通过血行播散引起，少数经由淋巴途径或邻近脏器的结核病灶直接感染引起。

（一）超声特征

脾结核主要分为以下类型，超声表现也有所不同。

1. 粟粒型脾结核·脾脏呈轻至中度肿大，脾实质回声可无特殊改变；也可出现轻度弥漫性不均匀的稍高回声；当出现钙化时，脾实质内可见点状强回声，强回声后方多数无声影，偶尔有彗星尾征或声影。

2. 干酪坏死型脾结核·脾脏呈中至重度肿大，脾内有多个大小不等、形态不规则的混合性回声或低回声区（图4-3-10），由于坏死程度不同，内部可有液化形成的无回声区，其内可见散在的细点状回声。

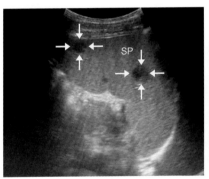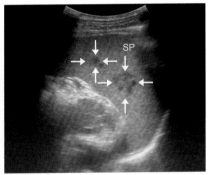

图4-3-10　**脾结核**

肺结核确诊患者，脾脏内见数个低回声（箭头），形态规则，边界清晰，内部回声不均匀（中国人民解放军第309医院超声科曹兵生提供）SP. 脾脏。

3. 钙化型脾结核·脾内有单个、多个点状、团块状强回声，后方声影多不明显。

彩色多普勒超声：血流一般不丰富，内部和周边可见少量血流信号，如内部完全坏死则无血流信号。

（二）临床概要

脾结核患者多伴有全身粟粒型结核。患者临床症状不典型，可有低热、消瘦、乏力、贫血等全身中毒症状。

（三）注意事项

脾结核超声表现多样，需要与脾脏转移瘤、脾脏淋巴瘤鉴别。

九、脾破裂

脾破裂（splenic rupture）可分为创伤性、自发性及医源性。

（一）超声特征

可分为以下几种。

1. 中央型破裂·为脾实质破裂，脾脏体积增大，脾脏内部回声不均匀，可见不规则低回声区，病程长者可见无回声区（图4-3-11）。

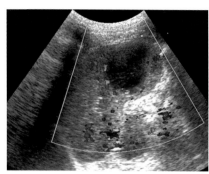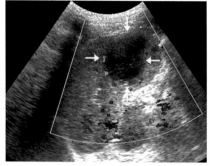

图4-3-11　**中央型脾破裂**
脾实质内见弱回声（箭头），为脾脏穿刺后引起的中央型脾破裂。

2. 包膜下脾破裂·为脾包膜下出血，脾脏形态失常，脾脏包膜下可见月牙形或不规则无回声或低回声区，以前者多见。

3. 真性脾破裂·为脾脏包膜及脾脏实质同时破裂，超声表现为脾脏包膜连续性中断，实质内不规则低或高回声区，可伴有腹腔大量出血（图4-3-11、图4-3-12）。

（二）临床概要

脾脏是腹部外伤中最易受损伤的器官，脾破裂占腹腔脏器伤的30%，大部分是真性脾破裂。

（三）注意事项

脾破裂通常发生于外伤患者，超声检查时需同时观察胸腹腔有无积液。

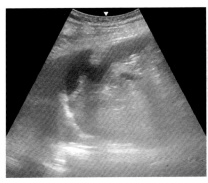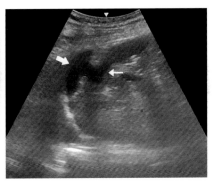

图4-3-12　**真性脾破裂**

外伤后5天。脾内见一个近似无回声（细箭头），大小2.2 cm×1.4 cm；脾包膜连续性中断，脾脏包膜下见月牙形无回声（粗箭头），大小4.6 cm×1.3 cm，与脾内无回声相连。SP. 脾脏。

十、脾脓肿

脾脓肿（splenic abscess）常继发于全身感染性疾病后，细菌经血行至脾脏。

（一）普通超声特征

（1）早期呈低回声、高回声或混合回声（图4-3-13A），脓肿液化坏死后呈无回声，内见点状或斑片状高回声。

（2）脾脓肿时脾脏体积常增大。病灶多呈类圆形或不规则，液化后边界清晰。脓肿壁较厚，内缘不整齐。

（3）彩色多普勒超声：脓肿内部多无血流信号（图4-3-13B）。

（二）超声造影表现

病灶常表现为增强早期呈周边厚环状高增强，内部可见分隔状强化；增强晚期呈等增强或低增强，液化坏死区始终呈无增强（图4-3-13C、D）。

（三）临床概要

脾脓肿较罕见，可单发或多发。典型患者有发热、左上腹痛及白细胞升高等表现。

（四）注意事项

注意结合患者病史，主要与脾血肿、脾结核鉴别。

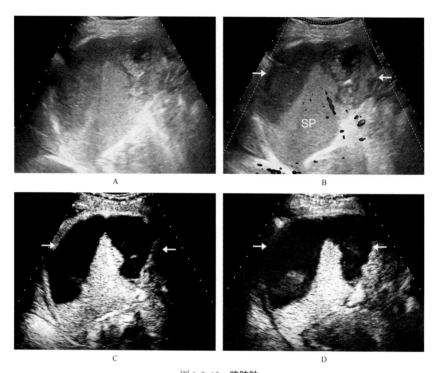

图 4-3-13　**脾脓肿**

A. 脾脏体积增大，内见混合回声区，范围约 11.4 cm×5.8 cm，形态不规则，边界尚清晰，内部回声不均匀，内可见无回声区（液化坏死区），无回声区内见点状回声（箭头）；B. 病灶（箭头）内部未见血流信号；C. D. 超声造影：增强早期（26 s）及晚期（103 s）病灶均呈无增强（箭头），提示脓肿几乎完全液化。SP. 脾脏（江苏大学附属医院超声医学科陈宝定主任提供）。

十一、脾动脉瘤

脾动脉瘤（splenic artery aneurysm）包括真性和假性动脉瘤。

（一）超声特征

（1）脾门处类圆形无回声区（图 4-3-14A），与脾动脉相连。

（2）体积多较小。

（3）彩色多普勒超声：类圆形无回声区内充满血流信号，脉冲多普勒可测及动脉血流频谱（图 4-3-14B）。

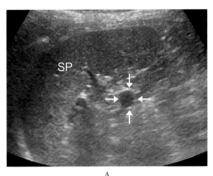 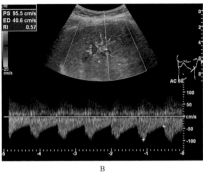

A   B

图 4-3-14 脾动脉瘤

A. 灰阶超声：脾门处见一个类圆形无回声区（箭头）；B. 彩色多普勒超声：无回声区内测及动脉血流频谱。SP. 脾脏。

（二）临床概要

脾动脉瘤可分为脾动脉主干型、近脾门型（位于脾门）、远离脾门型（距离脾门 > 5 cm）。以假性动脉瘤常见，一般多见于外伤和胰腺炎后形成。

（三）注意事项

脾门处脾动脉通常较细，灰阶超声上有时难以显示，当灰阶超声发现脾门处无回声或低回声，需注意多断面扫查，结合彩色多普勒超声及频谱多普勒超声综合判断是否为动脉瘤。

第四节 · 脾脏超声报告

一、报告书写内容

1. 第一部分·为超声检查所见，主要内容包括：① 脾脏整体情况：脾脏大小测值、形态、包膜、内部回声及脾脏整体血供情况；② 脾动静脉管腔回声、内径及血流充盈情况、血流速度等；③ 脾脏内占位性病灶：病灶数目、部位、大小、形态、边界、边缘、内部回声、后方回声，病灶与周围脏器、血管的毗邻关系，病灶内部及周边血供情况。

2. 第二部分·为超声检查结论，主要包括：超声诊断及下一步的诊治建议。超声诊断包括：定位诊断（解剖位置）、定性诊断（物理性质、病灶良恶性），以及病因、病理等内容。下一步的诊治建议主要包括：进一步超声造影或超声引导下穿刺活检、超声引导下置管引流、其他影像学（CT/MRI/PET-CT等）进一步检查、手术治疗等。

二、报告模板

见附录四。

第五章
食管疾病超声诊断

第一节 · **食管超声入门须知**

一、 食管超声测量正常值

食管壁厚约0.3 cm，一般不超过0.4 cm，厚度均匀，管腔居中。食管空虚时，管壁相贴。

二、 食管超声征象及常见疾病

食管疾病超声主要从管壁、管腔和功能几个方面观察，具体如下（表5-1-1）。

表 5-1-1　**食管超声征象及常见疾病**

观察指标	超声表现	异 常 时 疾 病
管壁	增厚	食管癌、食管平滑肌瘤、食管静脉曲张贲门失弛缓症
管腔	扩张	贲门失弛缓症
	狭窄	食管癌
	局部膨出	食管憩室
	占位	食管异物、食管癌、食管平滑肌瘤、食管囊肿、食管脂肪瘤
功能	反流	贲门失弛缓症

第二节 · **食管解剖、超声检查方法及正常声像图**

一、食管解剖

食管是消化道的一部分，全长约25 cm，依走行路径可分为颈段、胸段和腹段。颈段起自咽部，在气管后方下行，在第一胸椎体上缘平面移行为胸段。胸段在气管、心脏后方下行，穿过膈肌食管裂孔进入腹腔，与胃的贲门相连，即为腹段（图5-2-1）。

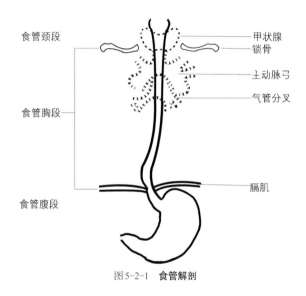

图5-2-1　**食管解剖**

1. **颈段食管** · 位于甲状腺左叶后方。超声检查时可以甲状腺作为声窗进行观察，观察内容包括食管管壁厚度、层次结构及管腔是否有占位。

2. **胸段食管** · 因肺气及骨骼影响，体表超声检查困难。超声探头置于左侧胸锁关节上缘，可显示部分胸段食管上部。胸段食管中部不能显示。胸段食管下部可利用心脏声窗来显示。

3. **腹段食管**·位于肝左叶后方，与胃贲门相连。超声检查时在剑突下以肝左叶作为透声窗进行观察，观察内容包括食管管壁、管腔。此外，还可观察食管下段功能，了解是否有反流等。

二、超声检查适应证

（1）有吞咽不适等症状，需排除食管疾病患者。

（2）有反酸、嗳气等症状，需排除食管疾病患者。

（3）食管癌高发地区，作为初筛工具。

（4）对有食管癌家族史者，作为初筛工具。

（5）发现颈部肿物，需排除食管来源病变者。

（6）发现颈部红肿热痛，需排除食管来源病变的患者。

（7）有吞咽异物史，需了解异物部位的患者。

（8）食管功能测定。

（9）有食管癌病史，需判断治疗后疗效及有无复发的患者。

（10）有食管憩室病史，需定期复查的患者。

（11）其他怀疑食管疾病患者。

三、检查前准备

（1）颈段食管超声检查时，受检者需去除颈部饰品，充分暴露颈部。

（2）胸段食管超声检查时，受检者需充分暴露颈部和胸前区。

（3）腹段食管超声检查时，受检者需充分暴露上腹部。

四、检查体位

1. **颈段食管**·仰卧位，受检者头部转向右后方，充分暴露颈部。

2. **胸段食管**·平卧位、右侧卧位约10°～45°。

3. **腹段食管**

（1）平卧位：常用的检查体位。

（2）左侧卧位：补充检查体位，受检者左侧卧位约10°～30°。

（3）坐位或站立位：补充检查体位。

五、超声仪器

一般选用常用的腹部超声仪。

1. **颈段食管**·选用高频线阵探头，频率 > 7.5 MHz。

2. **胸段食管**·根据需要选择线阵探头、相控阵探头或凸阵探头。

3. **腹段食管**·选用低频凸阵探头，中心频率3.5 MHz。

六、扫查方法及正常声像图

（一）扫查方法示意图

见图5-2-2。

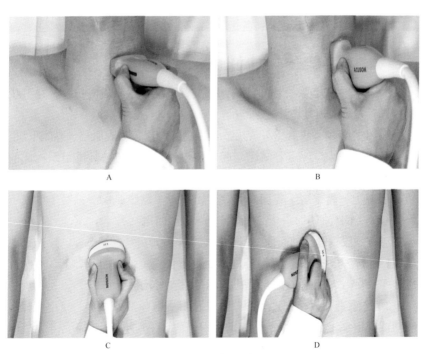

图5-2-2　**食管扫查方法**

A. 颈段食管，短轴断面；B. 颈段食管，长轴断面；C. 腹段食管，短轴断面；D. 腹段食管，长轴断面。

（二）食管超声检查常用断面及声像图

1. 颈段食管断面

（1）颈段食管短轴断面（图5-2-3）

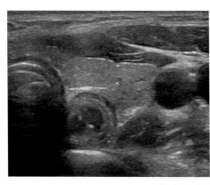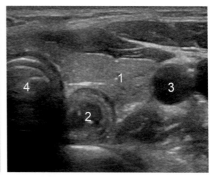

图5-2-3　**颈段食管短轴断面**
1.甲状腺左叶；2.食管；3.左侧颈总动脉；4.气管。

1）扫查方法：受检者仰卧位，探头置于气管左侧横向扫查，在甲状腺左叶后方显示颈段食管短轴断面。

2）注意事项：食管壁分五层，分别为黏膜层、黏膜肌层、黏膜下层、固有肌层和外膜层（食管缺乏浆膜层的覆盖，仅为疏松纤维组织构成的外膜层所包裹，内含血管、淋巴管和神经）。其管壁由内向外层次清晰，超声表现为"高（声学界面及黏膜层）—低（黏膜肌层）—高（黏膜下层）—低（固有肌层）—高（外膜层）"五层回声。

（2）颈段食管长轴断面（图5-2-4）

1）扫查方法：受检者仰卧位，在颈段食管短轴断面基础上，顺时针旋转探头90°，在甲状腺左叶后方显示颈段食管长轴断面。

2）注意事项：检查过程中，嘱受检者吞咽唾液或饮水，超声可显示唾液或少量水缓慢通过食管，有助于识别食管，判断病灶是否源于食管。

2. 胸段食管断面

（1）扫查方法：探头置于左侧胸锁关节上缘，声束指向后下方作扇形扫查，可显示部分胸段食管上部。胸段食管中部不能显示。探头置于胸骨

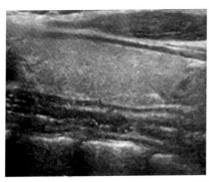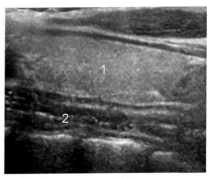

图5-2-4 颈段食管长轴断面

1. 甲状腺左叶；2. 食管。

旁左侧第5肋间，在左心房后方偶可显示部分胸段食管下部。

（2）注意事项：由于通常受到胸骨、肋骨遮挡和肺部气体干扰，胸段食管超声较难显示。

3. 腹段食管断面

（1）腹段食管短轴断面（图5-2-5）

扫查方法：受检者平卧位或坐位，探头置于上腹部剑突下偏左，声束略向头端倾斜作横向扫查，在肝左外叶后方和腹主动脉左前方显示腹段食管短轴断面。

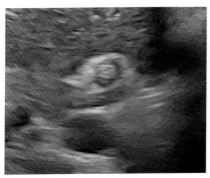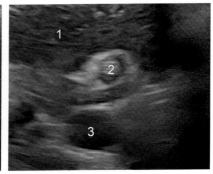

图5-2-5 腹段食管短轴断面

1. 左肝；2. 食管；3. 腹主动脉。

（2）腹段食管长轴断面（图5-2-6）

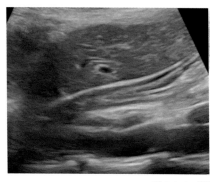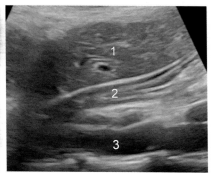

图5-2-6　**腹段食管长轴断面**
1. 左肝；2. 食管；3. 腹主动脉。

1）扫查方法：受检者平卧位或坐位，在腹段食管短轴断面基础上，将探头顺时针旋转90°，观察腹段食管长轴断面。

2）测量：贲门口向上2.0 cm是贲门与腹段食管的分界，向下2.0 cm是贲门与胃小弯垂直部和胃底的分界。

3）注意事项：腹段食管与贲门连接，声像图上难以确定两者的确切分界。受检者吞咽唾液、水或口服胃肠造影剂有助于腹段食管显示、识别病变与腹段食管之间的关系、评估食管下段功能。

七、超声检查主要观察内容

1. **颈段食管**·观察内容包括食管管壁厚度、层次、结构；食管管壁是否完整，有无狭窄及扩张；食管管腔内是否有占位；食管外侧是否有膨大。

2. **胸段食管**·胸段食管体表超声观察困难。

3. **腹段食管**·观察内容包括食管管壁、管腔。此外，还可观察食管下段功能，观察造影剂是否顺利通过，了解是否有反流等。

第三节·**食管常见疾病超声诊断**

一、食管憩室

食管憩室（esophageal diverticulum）是指食管壁的一层或全层从食管腔内局限性突出食管壁外，形成与食管腔相连通的囊袋状突起。

（一）超声特征

（1）病灶多呈圆形或椭圆形，边界清楚，周围可见环状弱回声管壁。内部可见不稳定的气体强回声。

（2）颈段食管憩室常位于甲状腺左侧叶后方（图5-3-1）。

（3）多断面扫查显示病灶与食管壁相延续，与甲状腺活动不同步。

（4）吞咽动作或饮水时病灶大小、位置和形态等可发生改变。

（5）彩色多普勒超声：病灶内无明显血流信号。

（6）口服超声造影剂时，可见造影剂从食管进入病灶，可以作为确诊手段（图5-3-2）。

（二）临床概述

食管憩室较少见，多为后天性。根据憩室所在位置，可分为咽食管憩室、食管中段憩室、膈上憩室（食管中下段憩室）（图5-3-3）。咽食管憩

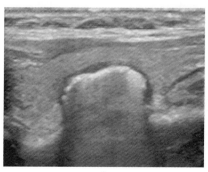
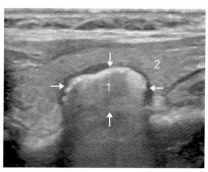

A   B

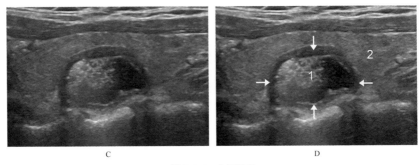

图5-3-1　**食管憩室**

A. B. 甲状腺左侧叶后方可见一个混合回声区（箭头），内见气体样强回声，周围可见环状管壁弱回声；C. D. 受检者饮水后，显示病灶与食管腔相通，并有液体进入病灶内。1. 憩室；2. 甲状腺左侧叶。

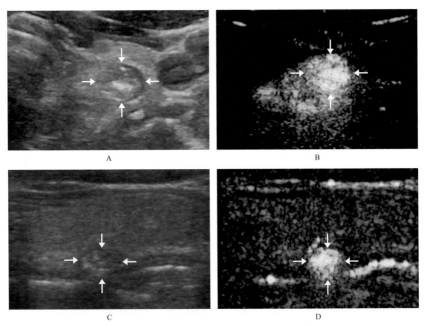

图5-3-2　**食管憩室**

A. B. 颈部横向扫查；C. D. 颈部纵向扫查。甲状腺左侧叶后方可见一个混合回声包块（箭头），内见气体样强回声，与甲状腺分界不清（A、C）；嘱受检者吞服稀释的声学造影剂后，造影剂进入包块，提示病灶与食管腔相通（B、D）。

室又称Zenker憩室，是食管憩室中最常见的一种类型，多见于老年男性，发生于咽食管交接处。

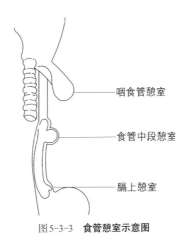

咽食管憩室

食管中段憩室

膈上憩室

图5-3-3　**食管憩室示意图**

（三）注意事项

检查时探头加压或嘱受检者做吞咽动作，仔细观察病灶内部回声变化情况，并注意与甲状腺肿块进行鉴别诊断。

二、食管癌

食管癌（esophagus cancer）是来源于食管上皮细胞的恶性肿瘤，可侵犯食管壁的不同层次（黏膜层、黏膜下层或肌层），男性高发。

（一）超声特征

（1）食管形态失常，管壁不规则增厚，结构层次紊乱模糊，连续性中断，内部气体强回声呈偏心改变（图5-3-4～图5-3-6）。

（2）肿块较大可致食管腔堵塞、中断、移位和不显示。

（3）吞咽时食管壁的蠕动消失。

（4）彩色多普勒超声：病变区可显示血流信号。

（5）超声内镜可以显示食管癌的浸润深度，若发生转移，可见周围淋巴结肿大。

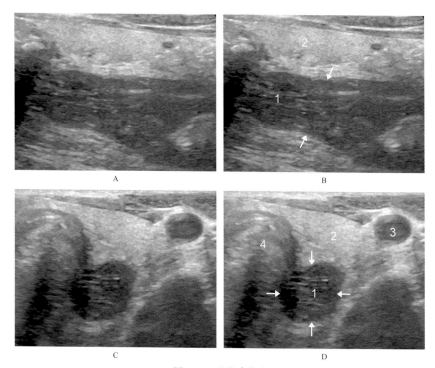

图 5-3-4 **颈段食管癌**

食管长轴（A、B）及短轴（C、D）断面。食管管壁呈弥漫性明显增厚，层次结构消失。1. 增厚的食管管壁；2. 甲状腺左侧叶；3. 颈动脉；4. 气管。

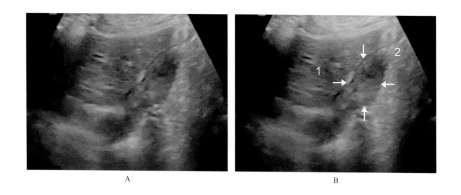

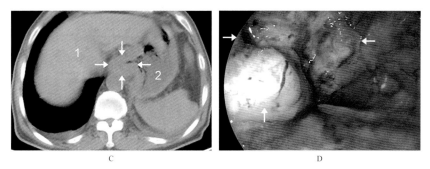

图5-3-5　贲门癌（食管累及）

A. B. 食管下段-贲门长轴断面，食管下段及贲门区管壁明显增厚，层次结构显示不清（箭头）；
C. CT：胃底贲门及体部小弯侧胃壁不规则增厚（箭头）；D. 内镜下贲门区见菜花样增生性改变
（箭头），表面污秽，高低不平，管腔狭窄。1. 肝；2. 胃底区。

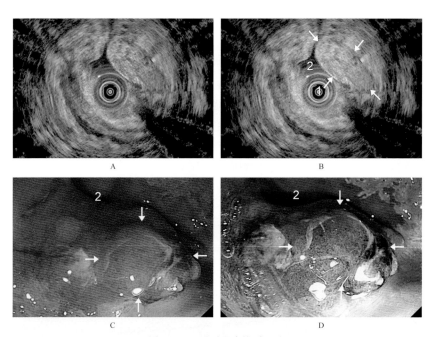

图5-3-6　早期腹段食管-贲门癌

A. B. 超声内镜：食管一侧管壁局限性增厚，层次结构消失（箭头）；C. D. 内镜及内镜窄带成像：
黏膜不规则隆起，表面稍充血，周围小结节状隆起（箭头）。1. 超声内镜；2. 食管腔。

（二）临床概要

食管癌最常见的病理类型是鳞癌，主要发生在食管中段（50％～60％）和下段（30％），发生在上段者少见（10％～15％）。食管癌典型症状为进行性吞咽困难。高危因素包括吸烟、酗酒、胃食管反流病、Barrett食管等。

（三）注意事项

超声可对食管癌的浸润深度做出初步判断，超声内镜对于食管癌的浸润深度及淋巴结转移更具临床诊断价值。

三、食管异物

食管异物（esophageal foreign body）多因饮食不慎误咽异物，异物暂时停留或嵌顿于食管。常见异物有玻璃、鱼刺、骨头或脱落的假牙等。

（一）超声特征

（1）食管异物回声类型多样，玻璃表现为强回声伴后方"彗星尾"征；骨头、鱼刺等表现为强回声伴后方声影（图5-3-7）。

（2）异物未损伤食管壁时，食管壁回声无明显改变；当异物损伤食管壁但尚未穿透时，食管壁外层连续性完整，管壁充血水肿，食管壁增厚。

（3）当异物穿透食管壁时，食管壁外层不连续，局部回声中断，食管旁可见低回声、混合回声或不规则无回声区。

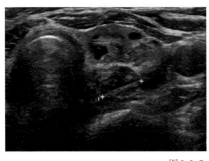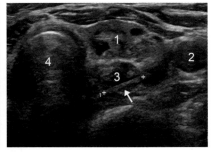

图5-3-7　**食管异物**

颈段食管内可见一规则的线样高回声区（箭头），未穿透食管壁。1. 甲状腺左侧叶；2. 颈总动脉；3. 食管；4. 气管。

（二）临床概述

食管异物常见临床表现为食管异物感、吞咽困难、胸骨后疼痛等。

（三）注意事项

食管异物可并发食管瘘、纵隔脓肿，穿破大血管时可危及生命，一经确诊需立即处理。

四、食管囊肿

食管囊肿（esophageal cyst）是食管的一种良性、隆起性囊性病变，常见于食管下段。

（一）超声特征

（1）圆形或椭圆形无回声病灶，多数形态规则，囊壁光滑，边界清晰，内透声佳，其后方回声增强（图5-3-8）。

（2）病灶多位于黏膜下层，不侵及管壁其他结构。

（3）彩色多普勒超声：内部无血流信号。

（二）临床概要

临床上主要分为先天性食管囊肿和后天性食管囊肿。大部分患者无症状，常常于体检或内镜常规检查时偶然发现。症状轻重取决于囊肿的位置、大小、范围、囊肿压迫食管腔及气管腔的狭窄程度。巨大囊肿可以产生局部压迫症状，如吞咽困难、反流、咳嗽喘息等，囊肿也可发生破裂、穿孔、出血。

（三）注意事项

小的囊肿不需要治疗，较大的食管囊肿可行内镜下切除；有症状的囊肿或巨大囊肿需行手术治疗。

五、食管脂肪瘤

脂肪瘤可发生在消化道的任何部位，食管脂肪瘤（esophageal lipoma）罕见。

（一）超声特征

（1）多呈均匀高回声，边缘光滑（图5-3-9）。

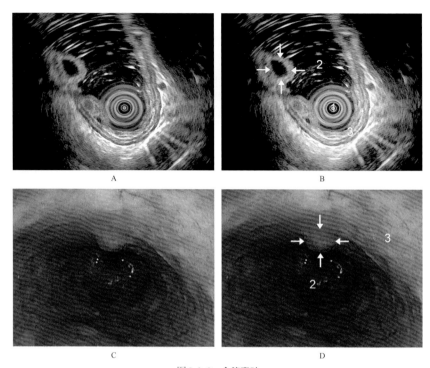

图5-3-8　**食管囊肿**

A. B. 超声内镜：见病灶（箭头）源于黏膜下层，呈无回声，边界清晰；C. D. 内镜：食管一侧壁见半球形隆起（箭头），表面光滑，广基。1. 超声内镜；2. 食管腔；3. 食管壁。

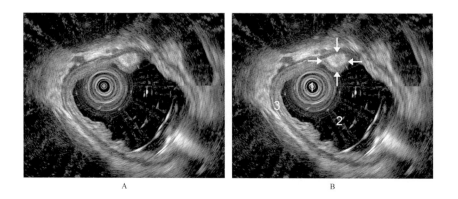

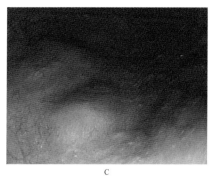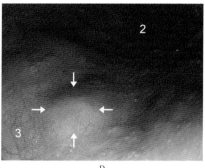

C   D

图5-3-9   **食管脂肪瘤**

A. B. 超声内镜：病灶（箭头）源于黏膜下层，呈均匀偏高回声，向腔内稍突起；C. D. 内镜：食管后壁处见淡黄色黏膜下稍隆起（箭头），表面光滑，边界尚清。1. 超声内镜；2. 食管腔；3. 食管壁。

（2）病灶多起源于食管壁黏膜下层，偶见起源于外膜。

（二）临床概要

食管良性肿瘤很少见，在食管肿瘤中仅占1%。脂肪瘤罕见。食管良性肿瘤应根据病变的类型与大小选择手术切除或内镜直视下摘除术。若肿瘤体积较小，无明显临床症状，或患者一般情况较差，可以考虑暂不治疗。

六、食管平滑肌瘤

食管平滑肌瘤（esophageal leiomyoma）是一种起源于食管肌层的最常见良性肿瘤，部分肿瘤起源于食管黏膜肌层，多见于中年男性。

（一）超声特征

（1）单发多见，可以呈类圆形、马蹄形、哑铃形或者螺旋形等，向腔内隆起（图5-3-10、图5-3-11）。

（2）超声内镜显示肿瘤起源于食管壁固有肌层，偶见起源于黏膜肌层，呈低回声，质地均匀，边缘锐利。

（3）食管运动时可见肿物在黏膜表面上下"滑动"的现象。

（4）肿瘤大时食管呈偏心性狭窄，但管壁不僵硬，内镜仍可通过。

（二）临床概要

食管平滑肌瘤生长缓慢，大部分肿瘤体积较小，食管下段最多见，中段

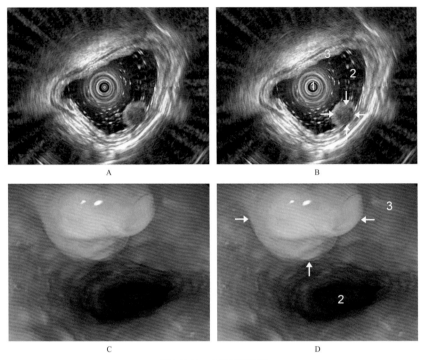

图 5-3-10　**食管平滑肌瘤**

A. B. 超声内镜：见病灶（箭头）源于黏膜肌层，呈均匀低回声，边界清晰，向腔内突出；C. D. 内镜：黏膜下隆起病变（箭头），表面光滑，边界清。1. 超声内镜；2. 食管腔；3. 食管壁。

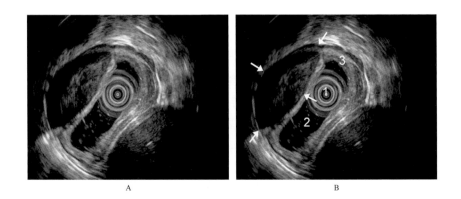

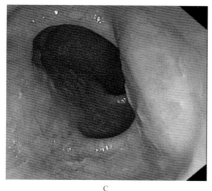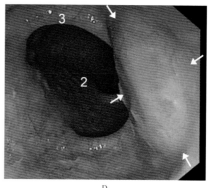

C   D

图 5-3-11   **食管平滑肌瘤**

A. B. 超声内镜：病灶（箭头）起源于肌层，呈均质低回声，边缘光滑；C. D. 内镜：黏膜下见一隆起性病变（箭头），表面及周围黏膜光滑，血管纹理清晰。1. 超声内镜；2. 食管腔；3. 食管壁。

次之，上段少见。随着肿瘤生长增大，患者会出现吞咽困难、胸骨后隐痛、恶心、呕吐等症状。常见并发症包括食管梗阻、营养不良、上消化道出血。

（三）注意事项

一般不会发生恶变，但少数属于胃肠道间质瘤，具有恶变潜能，需要通过免疫组化确诊。药物治疗对本病无效，手术是最主要治疗方法。

七、食管贲门失弛缓症

贲门失弛缓症（achalasia）是食管神经功能障碍性疾病，主要表现为食管下端括约肌高压和松弛障碍。

超声特征

（1）近贲门处食管管径扩大，管壁层次无明显改变，扩张下方管腔逐渐向心性变细，在长轴断面上形成"鸟嘴"或"尖椎"状，短轴断面表现为增大的环状结构，层次清晰，外形规整（图 5-3-12）。

（2）食管蠕动明显减弱，甚至消失，扩张的食管腔内见潴留的内容物。

（3）食管管壁不同程度增厚，但增厚程度较轻，多为均匀性增厚。

（4）动态观察可显示食管内潴留物压力大于贲门括约肌阻力时，少量潴留物可进入胃腔，两者力量平衡时又再次潴留阻塞。

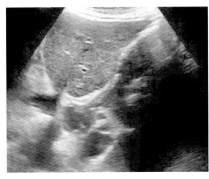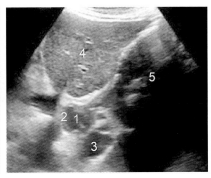

图 5-3-12　贲门失弛缓征

平卧位检查，实时超声显示造影剂反流食管内，胸腹段食管壁增厚，胸段食管下段囊状扩张。
1.扩张的食管腔；2.增厚的食管壁；3.腹主动脉；4.肝左叶；5.胃底。

第四节·食管超声报告

一、报告书写内容

1. 第一部分·为描述超声检查所见，主要内容包括：① 食管及管壁整体情况：管壁厚度、层次结构、食管管壁、食管管腔、食管外侧是否有膨大以及食管下段功能；② 如果发现食管扩张，还应描述食管扩张情况；③ 食管内占位性病灶：病灶数目、部位、大小、形态、边界、内部回声、后方回声，病灶与周围脏器的毗邻关系，病灶内部的血供情况。

2. 第二部分·为超声检查结论，主要包括超声诊断及下一步的检查建议。超声诊断包括定位诊断（解剖位置）、定性诊断（物理性质）及病因病理诊断等内容。下一步检查建议包括需鉴别的疾病，以及建议的实验室、影像学或病理学检查等。

二、报告模板

见附录五。

第六章

胃、十二指肠疾病超声诊断

第一节 · 胃、十二指肠超声入门须知

一、胃、十二指肠超声测量正常值

胃和十二指肠超声测量值与胃充盈程度相关，胃腔充盈不足时，胃肠壁测值可被高估；充盈过度时，测值可被低估。通常在胃腔适度充盈时，进行胃和十二指肠的超声测量（表6-1-1）。

表 6-1-1　胃和十二指肠超声测量正常值（cm）

部　　位	测　量　值
胃壁厚度	
胃体、胃底部	0.3～0.5
胃窦部舒张状态	0.4～0.6
正常胃黏膜皱襞厚度（胃腔充盈时）	0.3～0.6
贲门管内径（长轴断面充盈时）	≤1.5
贲门管壁厚度	0.3～0.5
幽门管内径（幽门管开放时）	0.5～0.6，最大可达1.0
幽门管壁厚度	成人＜0.6，小儿＜0.3
十二指肠壁厚度	0.4～0.6

胃的位置因体形不同而变化较大，形态根据检查体位和胃不同的充盈状态有明显差异（图6-1-1）。检查时应结合呼吸运动，灵活改变检查体位及扫查方法。探头保持缓慢、匀速移动，做连续平行扫查。各个断面之间以连贯显示为基本原则，避免非连贯、跳跃式等不规范扫查方法，以免漏检、漏诊。

常规存储胃各部位动态、静态超声检查图像，主要包括贲门、胃底、

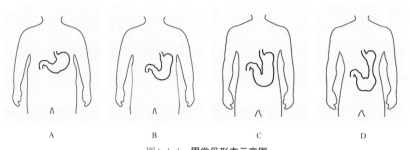

图6-1-1 胃常见形态示意图

A. 牛角胃；B. 正常胃；C. 长形胃；D. 钩形胃。

胃体、胃角、胃窦长轴和短轴断面等。

二、胃、十二指肠超声征象及常见疾病

（一）结构性疾病

1. 凹陷型病变·超声显示胃壁局限性凹陷，病灶边缘隆起、向腔内突出，呈"火山口"状，界限清楚，形状不一。多见于溃疡性病变（图6-1-2）。病灶可单发也可多发，常发生于胃小弯、胃窦及十二指肠球部，也可见于胃大弯及幽门管。

常规超声较难鉴别溃疡的良恶性，但可以观察溃疡大小、位置、浸润深度和周围淋巴结等情况。

2. 隆起型病变·超声显示胃壁肿块，突向胃腔内，边界清楚，高度超过0.5 cm，呈圆形、类圆形或不规则形等。常见的有胃息肉、胃间质瘤、

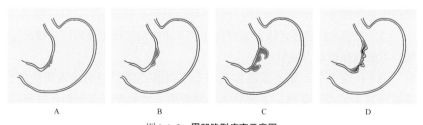

图6-1-2 胃凹陷型病变示意图

A. 浅表小溃疡；B. 较大溃疡；C. 不对称溃疡；D. 复合溃疡。

胃癌和胃淋巴瘤。

　　肿块可单发或者多发，常以低回声为主，也可为高、等或混合回声。等回声带蒂胃息肉容易漏诊。肿块可来源于黏膜层，也可以来源于固有肌层。肿块可由胃壁突向胃腔内或胃腔外，或者由胃周围肿块挤压、浸润所致（图6-1-3）。

　　根据肿瘤生长位置和趋势，可以分为息肉样、腔内型、壁间型和外生型。

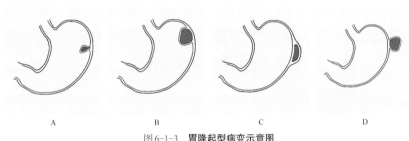

图6-1-3　**胃隆起型病变示意图**
A.息肉样病变；B.腔内型病变；C.壁间型病变；D.外生型病变。

（二）功能性疾病

　　功能性疾病包括胃动力减低、贲门失弛缓症及胆汁反流等，可出现胃蠕动波的方向和频次改变。

　　（1）口服造影剂时，贲门可见造影剂从食管进入，如发现胃造影剂反流入食管，应注意鉴别是生理性还是病理性改变，病理性的常见疾病有贲门失弛缓症等。

　　（2）胃蠕动波起自胃体，呈对称性、节律性到达胃窦及幽门。频次过慢，可能存在胃动力减低。

　　（3）在检查中，如显示造影剂由十二指肠经幽门逆向流入胃腔时，可提示胃十二指肠反流，大部分为生理现象。如果发现造影剂从降部以下反向回流至球部，反流物内极有可能包含胆汁成分，建议进一步检查（图6-1-4）。

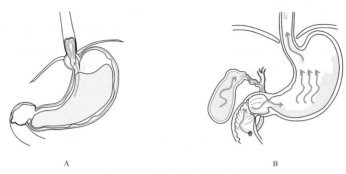

图6-1-4　胃功能性疾病示意图

A.胃造影剂反流入食管；B.胃十二指肠反流。

第二节·胃和十二指肠解剖、超声检查方法 检查及正常声像图

一、胃、十二指肠解剖

胃是连接食管与十二指肠的空腔脏器，近端经贲门与食管下段相连，远端经幽门与十二指肠球部相连。胃分为贲门、胃底、胃体、胃窦、幽门五个部分；左侧为胃大弯，右侧为胃小弯（图6-2-1）。

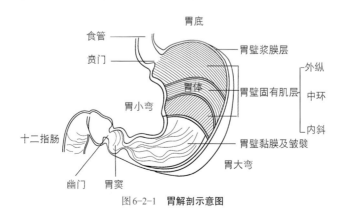

图6-2-1　胃解剖示意图

十二指肠连接胃与空肠。成人十二指肠长度为20～25 cm，管径4～5 cm，紧贴腹后壁，是小肠中长度最短、管径最大、位置最深且最为固定的小肠段。十二指肠的形状呈"C"形，包绕胰头，可分为球部、降部、水平部和升部（图6-2-2）。

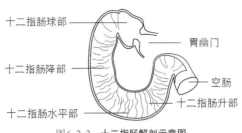

图6-2-2　十二指肠解剖示意图

二、超声检查适应证

（1）胃部不适人群，心理或生理无法耐受内镜检查者。

（2）有胃癌家族史者。

（3）已明确胃部疾病，临床需要治疗后多次、反复、连续观察者。

（4）暂不适宜做内镜的特殊人群（老人、儿童、孕妇等）。

（5）不具备内镜检查条件的地区或场所，如社区诊所、海上和边疆哨所等。

三、检查前准备

（一）病人准备

检查前一日晚清淡饮食，不宜食用难消化及易产气的食物。检查前受检者禁食、禁水8小时以上，尽可能保持胃内无潴留物，并安排在上午空腹状态下进行。

通常先做空腹胃检查，了解胃和十二指肠内有无异常潴留等情况，再让受检者口服造影剂进行胃充盈检查。如受检者已行胃肠钡餐造影或内镜检查，建议次日再进行胃超声检查。

怀疑胃肠穿孔或严重梗阻时，受检者禁止使用口服胃超声造影剂。

（二）胃超声造影剂选择

胃超声造影剂又称为胃肠充盈剂，一般分为无回声型和有回声型两种。

1. **无回声型**·温开水、纯净水、20%甘露醇和生理盐水等，口服造影剂后胃腔显示为无回声区（图6-2-3）。

2. **有回声型**·选用谷物类粉末熟化物配制成混悬液口服，例如淀粉、芝麻糊、"胃窗"声学造影剂等，口服造影剂后胃腔显示为高回声（图6-2-4）。

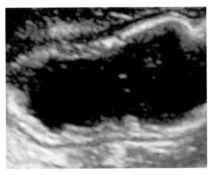 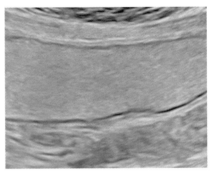

图6-2-3　**无回声型**　　　　　　　　图6-2-4　**有回声型**

口服无回声型造影剂后，胃腔显示为无回声。　　口服有回声型造影剂后，胃腔显示为高回声。

（三）造影剂的配制

1. **无回声型**·一般不需配制，如饮水500～800 mL后，直接进行检查。

2. **有回声型**·需按所用造影剂使用说明进行配制，这里以"胃窗"声学造影剂配制方法为例（图6-2-5）。

配制理想的造影剂具有一定黏性，应均匀混悬、无结块、无明显颗粒状。放置5分钟后，混悬液无明显分层现象。受检者口服前，为避免太冷或太热可加适量热开水或冷开水，再次搅拌均匀后服用。

（四）造影剂饮服量

一般成人需饮服500～800 mL，婴幼儿30 mL左右，儿童300 mL左

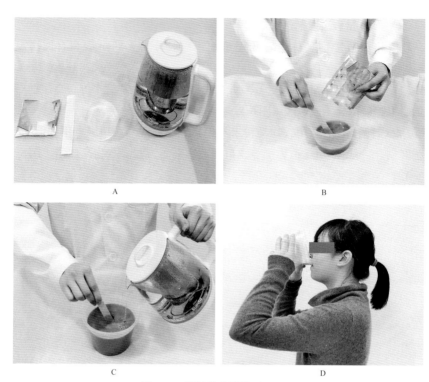

图6-2-5 "胃窗"造影剂配制流程图

A. 杯中加入100 ~ 200 mL温开水；B. 将"胃窗"声学造影剂倒入杯中，搅匀；C. 加热开水至600 ~ 800 mL，搅匀备用；D. 放至常温，于检查前一次性快速口服。

右，具体可按受检者胃容量调整，以胃腔适度充盈为准。

应避免胃充盈过度或不足，影响胃壁厚度、层次结构和病灶的显示与观察。

四、检查体位

1. 站立位或者坐位·最常用检查体位。受检者可右前斜位约30°面对检查者，以方便操作。因受重力影响，造影剂自然下沉、积聚于远端胃，主要用于检查胃体、胃角、胃窦和十二指肠球部等，并可用于胃下垂的诊断。

2. 平卧位·常用检查体位。

3. 左侧卧位·受检者向左侧卧10°～60°，使造影剂向左侧移动和积聚，以改善胃底、贲门充盈显示。

4. 右侧卧位·受检者向右侧卧10°～90°，使造影剂向右侧移动和积聚，改善胃窦部充盈显示。

五、超声仪器

使用彩色多普勒超声诊断仪，首选低频凸阵探头（中心频率3.5 MHz）；儿童或体型瘦弱者可选用高频线阵探头（频率＞7.5 MHz）。高频探头可更清晰显示胃肠管壁的细微层次结构及其蠕动变化。

六、扫查方法及正常声像图

（一）扫查方法及顺序

口服胃肠超声造影剂后，为了避免发生检查遗漏，检查者应养成规范检查习惯，按序检查胃的各部位。扫查顺序可按：腹段食管及贲门→胃底→胃体→胃角→胃窦→十二指肠依次完成检查（图6-2-6）。

（二）胃十二指肠检查常用断面

1. 贲门断面

（1）贲门长轴断面（图6-2-7）

1）扫查方法：受检者取平卧位或坐位，将探头斜置于剑突靠近左肋

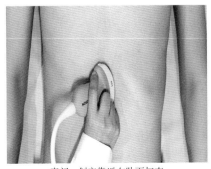

贲门：剑突靠近左肋下扫查

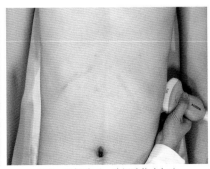

胃底：左侧肋下、肋间隙依次扫查

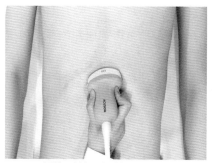

胃体：剑突下向脐部连续扫查

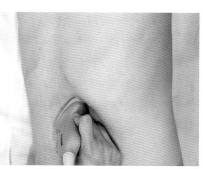

胃角：由剑突下向下连续扫查

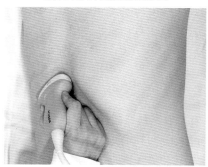

胃窦：右上腹声束连续扫查

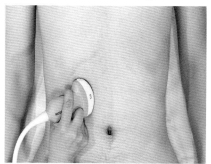

十二指肠：右上腹肋缘下连续扫查

图6-2-6　胃及十二指肠扫查顺序体表图

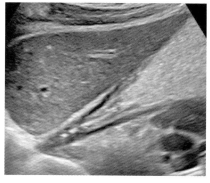

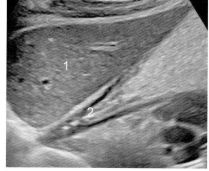

图6-2-7　贲门长轴断面

1.肝左叶；2.贲门。

缘下，声束朝向左肩，在肝左外叶后方与腹主动脉之间显示食管下端及贲门的长轴断面，左右侧动探头可显示尖端向后上的"鸟嘴状"食管与胃的连接部。

2）注意事项：在显示贲门长轴断面后，嘱受检者做吞咽动作，或吞咽一口造影剂，观察造影剂通过腹段食管管腔及贲门舒张情况，用于诊断食管裂孔疝、贲门失弛缓症等。

（2）贲门短轴断面（图6-2-8）

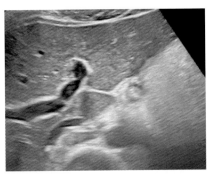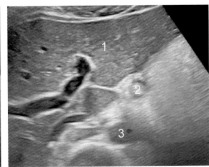

图6-2-8　贲门短轴断面
1. 肝左叶；2. 贲门；3. 腹主动脉。

1）扫查方法：受检者取平卧位或坐位，在贲门长轴断面基础上，逆时针旋转探头90°，显示呈"靶环征"的贲门短轴断面。

2）注意事项：检查时需上下侧动探头，仔细观察贲门前后壁和左右壁的对称性。

（3）贲门冠状斜断面（图6-2-9）

1）扫查方法：受检者取右侧卧位或平卧位，探头横置于左上腹或略斜置于左肋缘下，声束从剑突下，朝向左肩-脾区方向作连续斜切扫查，寻找显示贲门冠状断面，此断面贲门呈"V"形，其右侧与胃大弯连接，左侧与胃小弯连接。

2）注意事项：贲门冠状断面为补充检查断面，帮助观察分析病灶与贲门、胃小弯和胃大弯之间关系。肥胖和胃位置较高者较难获取此超声断面。

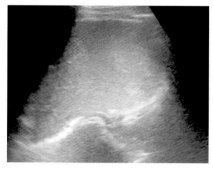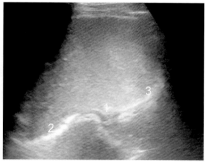

图6-2-9　贲门冠状斜断面
1.贲门区；2.胃小弯；3.胃底大弯侧。

2.胃底断面

（1）胃底长轴断面（图6-2-10）

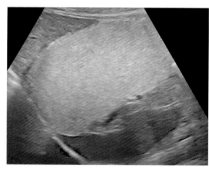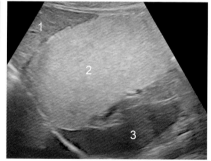

图6-2-10　胃底长轴断面
1.肝左叶；2.胃底；3.脾。

1）扫查方法：平卧位和左侧卧位，将探头斜置于剑突下，紧贴左肋缘，声束朝向左肩，显示胃底长轴断面。

2）注意事项：适当变换体位并配合呼吸运动，造影剂充盈满意时，可清晰显示胃底的膈面和脾面。

（2）胃底短轴断面（图6-2-11）

1）扫查方法：受检者取平卧位或左侧卧位，将探头置于左侧第

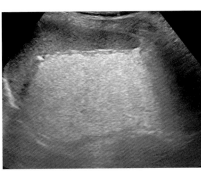
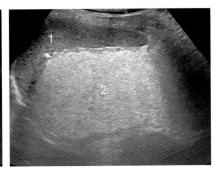

图6-2-11　**胃底短轴断面**
1. 脾；2. 胃底。

7～10肋间，声束朝向脊柱方向，依次显示胃底短轴断面。

2）注意事项：通常，平卧位左肋间扫查可获得胃底部横断面图像。当胃底位置较高时，可能较难全面显示。当胃腔较多气体干扰时，胃底显示不满意时可采取左侧卧位检查。

3. **胃体断面**

（1）胃体长轴断面（图6-2-12）

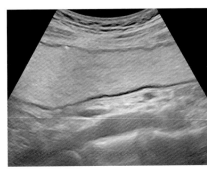
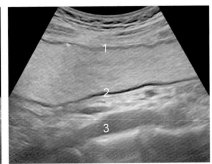

图6-2-12　**胃体长轴断面**
1. 胃体前壁；2. 胃体后壁；3. 腹主动脉。

1）扫查方法：取站立位或平卧位，探头横向置于剑突下，声束朝向背侧，由剑突向脐部作移动扫查，显示胃体长轴断面。

2）临床意义：在此断面上观察胃体的前后壁、部分胰腺及腹膜后大血管。

3）注意事项：此断面较完整显示胃体前壁、后壁层次结构，为测量胃体部胃壁厚度常用断面。儿童或体型较瘦的受检者可选用高频线阵探头，有助于清晰显示胃壁的5层结构。

（2）胃体短轴断面（图6-2-13）

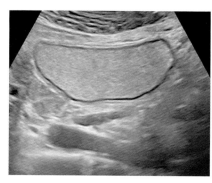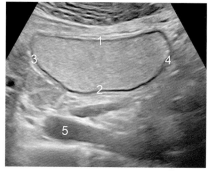

图6-2-13　**胃体短轴断面**
1.胃体前壁；2.胃体后壁；3.胃小弯侧；4.胃大弯侧；5.腹主动脉。

1）扫查方法：取站立位或平卧位，将探头纵向置于剑突下，声束朝向背侧，由左及右作移动扫查，可获得完整的胃体短轴断面。

2）临床意义：主要观察胃体前后壁结构和病变，近场为胃前壁，远场为胃后壁，近头侧为胃小弯，足侧为胃大弯。

4. 胃角断面

（1）胃角长轴断面（图6-2-14）

1）扫查方法：取平卧位或右侧卧位，将探头横置于剑突下，由上及下连续移动扫查显示胃角长轴断面，此时胃角呈"∞"形（双环征）。

2）临床意义：此断面可同时显示胃体及胃窦，主要观察胃角切迹，是胃体和胃窦的分界。

3）注意事项：对较瘦的患者可选用高频线阵探头，有助于清晰显示胃角胃壁结构。

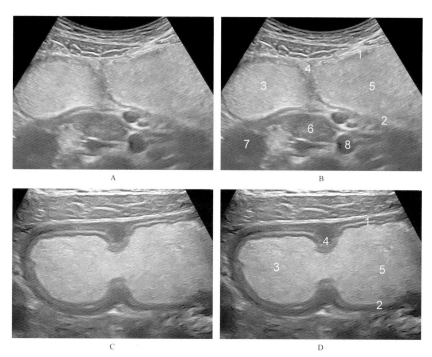

图6-2-14　**胃角长轴断面**
A. B. 低频凸阵探头扫查；C. D. 高频线阵探头扫查。
1. 胃体前壁；2. 胃体后壁；3. 胃窦；4. 胃角；5. 胃体；6. 胰腺；7. 下腔静脉；8. 腹主动脉。

（2）胃角冠状断面（图6-2-15）

1）扫查方法：取站立位或右侧卧位，将探头斜置于右剑突下，声束朝右肩，作逆时针连续斜切扫查显示胃角冠状断面。

2）临床意义：此断面近场可显示胃大弯、胃体和胃窦部胃壁结构，远场可显示胃小弯侧贲门、胃角、胃窦部等胃壁结构。

3）注意事项：声束朝向右肩方向斜切，探头倾斜角度需45°以上，断面主要显示胃体大小弯、胃小弯垂直部、胃角和胃窦部等，胃小弯及胃角是病变好发部位，需重点观察。

5. **胃窦和十二指肠球部断面**

（1）胃窦和十二指肠球部长轴断面（图6-2-16）

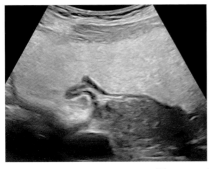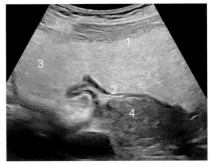

图6-2-15　**胃角冠状断面**

1.胃大弯；2.胃小弯；3.胃窦；4.胰腺。

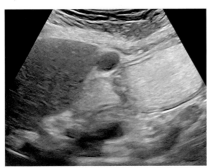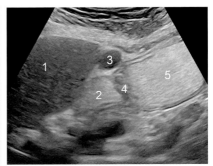

图6-2-16　**胃窦、幽门及十二指肠球部长轴断面**

1.肝右叶；2.十二指肠球部；3.胆囊；4.幽门口；5.胃窦。

1）扫查方法：受检者取平卧位或右侧卧位，探头斜置于右上腹，声束朝向左肩，做连续侧动扫查获取胃窦和十二指肠球部长轴断面。

2）测量：在此断面上，于幽门管开放时，测量幽门管内径。

3）临床意义：此断面可观察胃窦前后壁、幽门及十二指肠球部，观察胃蠕动及幽门口的开放、关闭情况。

4）注意事项：十二指肠球部活动度较大不易显示，可通过找到位置较为固定的胃窦声像图后，追踪扫查显示与胃窦相连接的幽门和十二指肠球部。球部位置较深者，可能较难全面显示。

（2）胃窦短轴断面（图6-2-17）

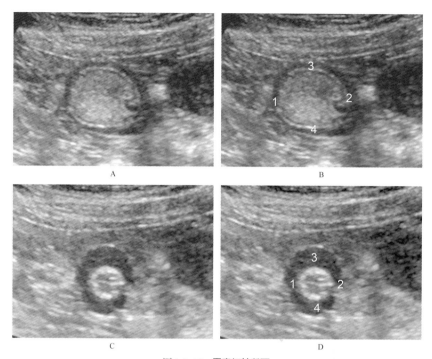

图6-2-17　**胃窦短轴断面**

A. B. 胃窦舒张状态；C. D. 胃窦收缩状态。

1. 胃窦小弯侧；2. 胃窦大弯侧；3. 胃窦前壁；4. 胃窦后壁。

1）扫查方法：平卧位或右侧卧位，在显示胃窦十二指肠球部长轴断面基础上，探头逆时针旋转90°获取胃窦短轴断面。

2）临床意义：此断面主要观察胃窦壁，近场为胃窦前壁，远场为胃窦后壁，头侧为胃窦胃小弯，足侧为胃窦胃大弯。

3）注意事项：胃窦部病变较常见，需连续移动扫查获取完整胃窦短轴断面声像图，认真检查以防遗漏。

（3）胃窦和十二指肠球部冠状断面（图6-2-18）

1）扫查方法：取右侧卧位或平卧位，嘱受检者配合深吸气，探头斜置于右肋缘下，声束朝向左肩，获取胃窦和十二指肠球部冠状断面。

2）临床意义：此断面主要观察胃窦前后壁、幽门及十二指肠球部，

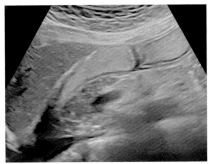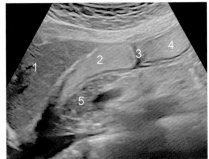

图6-2-18　胃窦和十二指肠球部冠状断面

1.肝右叶；2.十二指肠球部；3.幽门口；4.胃窦；5.胰头。

胃蠕动及幽门口的开放关闭情况。

3）注意事项：此断面为补充检查断面，用于观察胃窦前后壁、幽门及十二指肠球部，胃蠕动及幽门口的开放关闭情况，有无胃十二指肠反流，以及测量幽门管开放时内径。

6.十二指肠降部和水平部断面

（1）十二指肠降部长轴断面（图6-2-19）

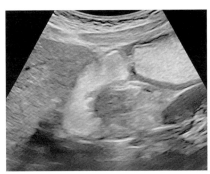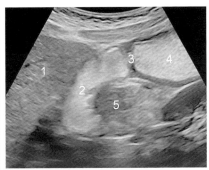

图6-2-19　十二指肠降部长轴断面

1.肝右叶；2.十二指肠降部；3.幽门口；4.胃窦；5.胰头。

1）扫查方法：受检者取平卧位或右侧卧位，探头纵向或斜置于右肋缘下，寻找并显示胃窦和十二指肠球部后，继续侧动探头向下追踪可显示十二指肠降部长轴断面。

　　2）注意事项：十二指肠降部走行多变、因人而异，在显示胃窦和十二指肠球部后，追踪扫查是关键。十二指肠降部长7.0～8.0 cm，呈"C"字形环绕胰头。肠壁层次结构完整，黏膜面可见细小黏膜皱襞。仔细观察偶可在中部稍下内侧后方显示十二指肠大乳头的开口。此断面可用于观察有无胃十二指肠反流、十二指肠息肉和十二指肠乳头肿瘤等病变。

　　（2）十二指肠水平部长轴断面（图6-2-20、图6-2-21）

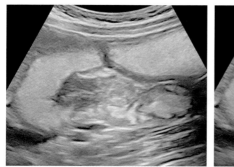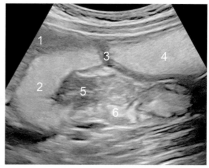

图6-2-20　十二指肠水平部长轴断面
1.肝右叶；2.十二指肠降部；3.幽门口；4.胃窦；5.胰头；6.十二指肠水平部。

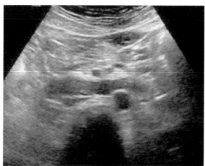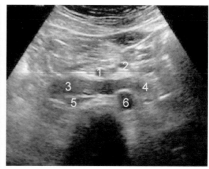

图6-2-21　十二指肠水平部长轴断面
1.肠系膜上静脉；2.肠系膜上动脉；3.十二指肠水平部近端；4.十二指肠水平部远端；5.下腔静脉；6.腹主动脉。

　　扫查方法：在十二指肠降部长轴断面基础上侧动探头，向下追踪可显示十二指肠水平部长轴断面。

　　7. 正常胃壁结构声像图（图6-2-22）

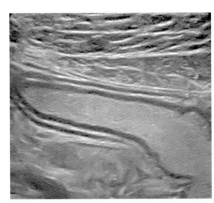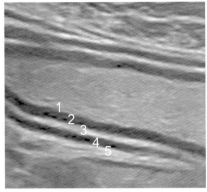

图6-2-22　正常胃壁声像图（探头频率9 MHz）

1. 声学界面及黏膜层高回声；2. 黏膜肌层低回声；3. 黏膜下层高回声；4. 固有肌层低回声；5. 浆膜层高回声。

七、超声主要观察内容

　　1. **结构性疾病**·胃壁连续性、厚度、层次及占位性病变（注意胃壁占位性病变除内生型外，胃壁外侧同样需要注意）。

　　2. **功能性疾病**·蠕动波的方向和次数，贲门可见造影剂从食管进入，如发现胃造影剂从胃反流入食管，应考虑是生理性还是病理性。

八、双重造影

　　口服胃十二指肠超声造影剂检查联合经静脉注射超声造影剂行胃肠病变的造影检查称为胃肠双重超声造影（dual contrast-enhanced ultrasonography，DCUS）。两种方法结合可以同时获得病灶的解剖形态及血流灌注情况，显示病灶侵犯胃壁的深度，从而进一步判断病变性质。

第三节·**胃常见疾病**

一、**胃溃疡**

胃溃疡（gastric ulcer）是消化系统最常见的疾病之一，多发生在胃小弯、胃角及胃窦部，有时见于胃大弯及幽门管。病变单发常见，也可多发。

（一）超声特征

（1）胃壁局限性增厚，厚度一般 < 1.5 cm。增厚的胃壁呈均匀低回声，层次结构欠清晰，增厚的胃壁长度 < 5.0 cm。

（2）增厚处黏膜面呈"火山口"样凹陷性改变（图6-3-1、图6-3-2），凹陷形态规则且较对称，不随蠕动变化而消失。凹陷的底部光滑，表面可附有白苔和微气泡等引起的斑点或斑片状强回声，不移动，后方无明显声影。

（3）溃疡直径 < 1.0 cm 者，一般无明显胃壁蠕动变化；直径 > 1.0 cm 者，局部胃壁蠕动可减弱。

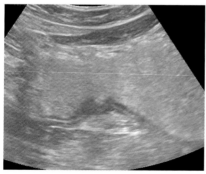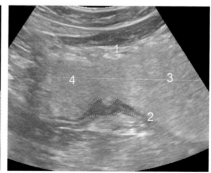

图6-3-1　**胃角溃疡**

胃角部胃壁增厚伴黏膜面"火山口"样凹陷（虚线），病变相邻部位正常胃壁层次结构显示尚清晰。1. 胃大弯侧；2. 胃小弯侧；3. 胃体；4. 胃窦。

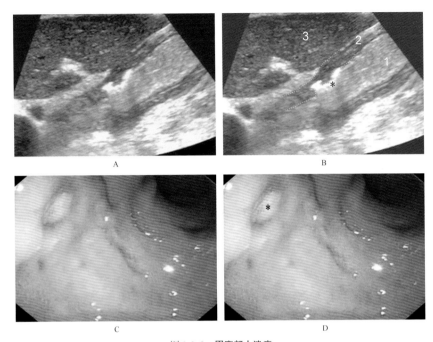

图6-3-2　**胃窦部小溃疡**

A. B. 超声显示胃窦部胃壁"火山口"样凹陷（虚线），表面覆以斑片状高回声（＊）；C. D. 内镜显示胃窦部溃疡灶（＊），周围黏膜充血、水肿。1. 胃窦；2. 胃壁；3. 肝脏。

（二）临床概述

大多数胃溃疡直径0.5～1.5 cm，一般不超过2.5 cm。典型的溃疡呈圆形或椭圆形，表面常覆以灰白色纤维性渗出，如果穿透浆膜，可以引起穿孔。胃溃疡好发于20～50岁，临床表现为进食后上腹部疼痛、反酸、嗳气等，可并发呕血、黑便、幽门梗阻、急性胃穿孔等。

（三）注意事项

胃溃疡主要由内镜诊断，超声对较小、浅表及胃底部、大弯侧的胃溃疡较易漏诊。

二、胃癌

胃癌（gastric cancer）是起源于胃黏膜上皮的恶性肿瘤，在消化道恶性肿瘤中其发病率居首位。

（一）早期胃癌超声特征

（1）胃壁轻度增厚，黏膜面回声粗糙、凹凸不平，可见隆起性或凹陷性改变（图6-3-3）。

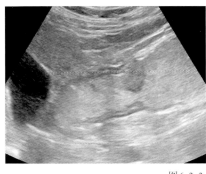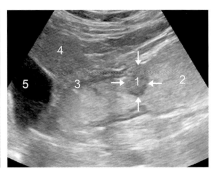

图6-3-3　**早期胃癌**

胃窦前壁见一隆起性低回声占位，边界清晰、形态规则（箭头），局限于胃壁黏膜层、黏膜下层。固有肌层和浆膜层回声清晰、完整。1.病灶；2.胃窦；3.胃窦前壁；4.肝脏；5.胆囊。

（2）病灶较小，直径一般≤2.0 cm。

（3）病变局限于胃壁黏膜层或黏膜下层。

（二）进展期胃癌超声特征

（1）胃壁显著增厚，最厚处厚度≥1.5 cm，长度≥5.0 cm。

（2）病变处常见隆起性或凹陷性改变（图6-3-4、图6-3-5），肿瘤内部多呈不均匀低或弱回声。胃腔狭窄、变形，与增厚的胃壁形成"靶环征"（target sign）或"假肾征"（pseudo-kidney sign），幽门狭窄者可伴食物潴留。

（3）胃壁层次结构紊乱，病变常侵及胃壁全层，浆膜回声粗糙不平、中断，伴局部胃周脂肪层回声增强、增厚（图6-3-6、图6-3-7、图6-3-8）。

（4）病变区胃壁僵硬、蠕动消失。

（5）胃癌转移者可见肝脏肿块、胃周淋巴结肿大、大网膜增厚和邻近脏器界限不清等改变。

（6）彩色多普勒超声：病灶内可测及较丰富彩色血流信号。

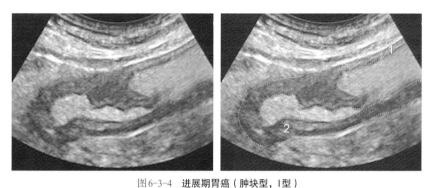

图6-3-4　进展期胃癌（肿块型，I型）

胃窦前壁实性低回声隆起性病变（虚线），局部胃壁层次结构显示不清。1.胃窦前壁；2.胃窦后壁。

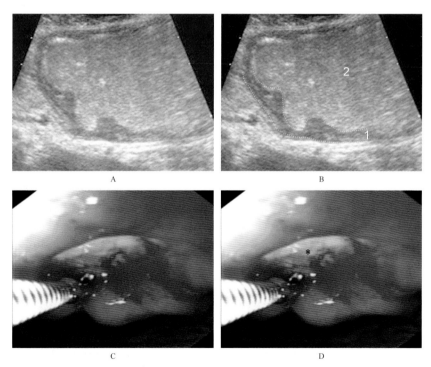

图6-3-5　进展期胃癌（溃疡型，II型）

A.B.超声显示胃后壁小弯侧凹陷性病变（虚线），局部胃壁层次结构显示不清，浆膜层连续、完整；C.D.内镜显示胃小弯溃疡性病变（*）。1.胃小弯；2.胃体。

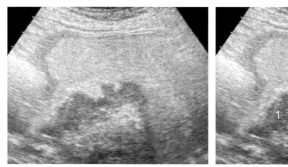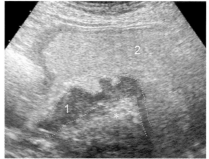

图6-3-6　进展期胃癌（浸润溃疡型，Ⅲ型）

胃小弯黏膜凹陷性改变，胃壁增厚伴层次结构不清（虚线），浆膜回声粗糙不平、中断，局部胃周脂肪回声增高（＊）。1. 病灶；2. 胃体。

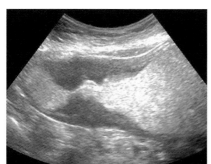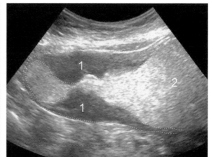

图6-3-7　进展期胃癌（弥漫浸润型，皮革胃，Ⅳ型）

胃壁弥漫性增厚（虚线），层次结构不清。1. 病灶；2. 胃体。

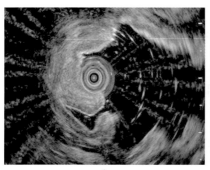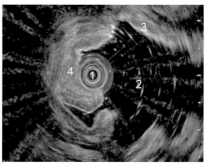

A　　　　　　　　　　　　　B

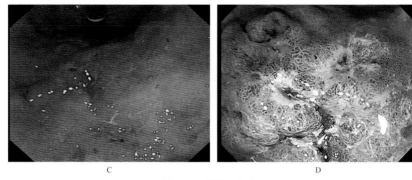

C   D

图6-3-8　**胃角恶性肿瘤**

A. B. 超声内镜：黏膜层不规则增厚，部分区域1～3层融合，最厚处约7.2 mm；胃角处胃壁第4～5层层次结构清晰；C. D. 内镜：胃角见较多不规则浅溃疡形成，融合成片，溃疡间黏膜充血、水肿（全视野）。1. 超声内镜；2. 胃腔；3. 胃壁；4. 病灶。

（三）临床概要

　　癌组织局限于黏膜层和黏膜下层，无论有无淋巴结转移均称为早期胃癌（图6-3-9）；癌组织突破肌层侵及或穿透浆膜层浸润邻近组织，称为进展期胃癌（图6-3-10）。

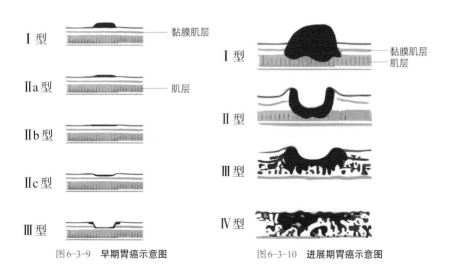

图6-3-9　**早期胃癌示意图**　　　　　　　图6-3-10　**进展期胃癌示意图**

早期胃癌按形态分为：隆起型（Ⅰ型）、浅表型（Ⅱ型）、凹陷型（Ⅲ型）。

1. Ⅰ型（隆起型，protruded type）·癌灶高出周围正常黏膜2倍以上或呈息肉样隆起者。

2. Ⅱ型（浅表型，superficial type）·癌灶与周围黏膜无明显的隆起或凹陷改变，根据癌灶高低度又可分为以下三型。

（1）Ⅱa型（浅表隆起型，elevated type）：癌灶较周围黏膜稍有隆起，但不超过黏膜厚度的2倍。

（2）Ⅱb型（浅表平坦型，flat type）：癌灶几乎与周围黏膜等高，无隆起或凹陷，仅有黏膜色泽改变。

（3）Ⅱc型（凹陷型，depressed type）：癌灶较周围黏膜稍有凹陷，但凹陷不超过黏膜厚度。

3. Ⅲ型（凹陷型，excavated type）·癌灶较周围黏膜明显凹陷，如为溃疡，癌组织不超过黏膜下层。

进展期胃癌按照Borrmann分型（按胃癌大体形态分型）分为肿块型（Ⅰ型）、溃疡型（Ⅱ型）、浸润溃疡型（Ⅲ型）、弥漫浸润型（皮革胃）（Ⅳ型）。

1. Ⅰ型（肿块型）·癌灶呈息肉状或肿块状向胃腔内突出，故又称息肉样或肿块型癌。肿块基底宽，其表面黏膜有浅表糜烂或溃疡，癌灶周围浸润不明显，生长缓慢，转移较迟，预后较好。此型最少见。

2. Ⅱ型（局限溃疡型）·癌灶呈周边隆起、中央凹陷的环堤状溃疡，周围浸润不明显，故又称局限溃疡型，预后较好。

3. Ⅲ型（浸润溃疡型）·癌灶有明显溃疡，溃疡边缘呈斜坡状，并向周围黏膜浸润，此型又称为浸润溃疡型。

4. Ⅳ型（弥漫浸润型）·癌灶沿黏膜下、肌层或浆膜下弥漫性浸润，边界不清，黏膜皱襞变平或消失，胃壁增厚、僵硬，累及整个胃壁时即为"皮革胃"，又称弥漫浸润型胃癌。组织学分型多为低分化腺癌及印戒细胞癌，预后最差。

（四）注意事项

超声是胃癌常规影像学检查手段之一，主要用于进展期胃癌伴淋巴结转移、肝转移、腹膜转移的诊断与鉴别诊断。对超声诊断早期胃癌仍有争议。

内镜是确诊胃癌的首选检查手段，超声发现胃壁病变者均需行内镜下胃黏膜活检，以明确病变性质。

三、胃间叶源性肿瘤

间叶源性肿瘤是指来源于间叶的肿瘤，包括良性间叶组织肿瘤和恶性间叶组织肿瘤。良性间叶组织肿瘤主要包括纤维瘤、脂肪瘤、血管瘤、淋巴管瘤、平滑肌瘤等；而恶性间叶组织肿瘤有纤维肉瘤、脂肪肉瘤、横纹肌肉瘤、平滑肌肉瘤、血管肉瘤等。

80%的胃间叶源性肿瘤是胃间质瘤，其次为真性胃平滑肌瘤、平滑肌肉瘤和神经鞘瘤。术前诊断均较为困难，影像学检查常无特异性，无法定性。确诊主要依靠术后病理。

（一）胃间质瘤及胃平滑肌瘤

胃间质瘤（gastric stromal tumor, GST）及胃平滑肌瘤（gastric leiomyoma）是一类起源于胃肠道肌层间叶组织的肿瘤。

1. 普通超声特征

（1）肿块位于胃壁黏膜下，黏膜层回声清晰、完整，内部以低回声为主，边界清晰。体积较小者常呈圆形、椭圆形；体积较大者呈分叶状（图6-3-11～图6-3-17）。

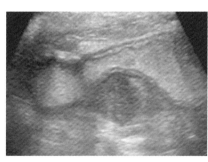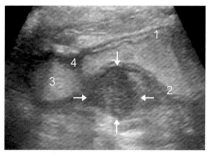

图6-3-11　胃体后壁间质瘤（腔外型）

在胃体后壁肌层见一个圆形低回声结节（箭头），向腔外突起，边界清晰、形态规则。胃壁黏膜层、黏膜下层回声连续、完整。1. 胃体前壁；2. 胃体后壁；3. 胃窦；4. 胃角。

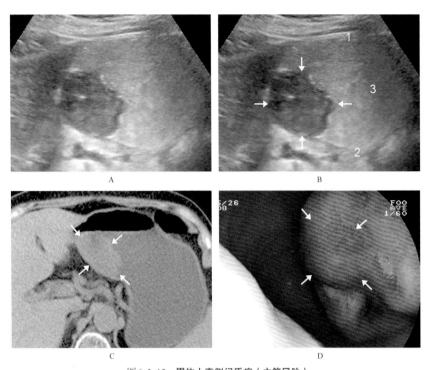

图6-3-12　**胃体小弯侧间质瘤（中等风险）**

A. B. 超声：在胃体小弯侧肌层见一个低回声结节（箭头），边界清晰，向胃腔内突起，黏膜面凹凸不平，内部见点状高回声；C. CT：于胃体小弯侧胃壁见一个隆起性病变（箭头）；D. 内镜：胃体小弯侧隆起（箭头），中央凹陷，溃疡形成。1. 胃大弯；2. 胃小弯；3. 胃体。

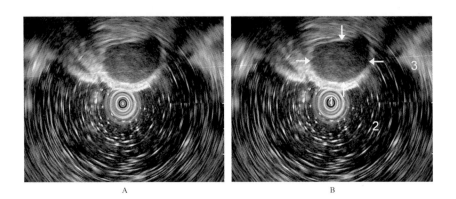

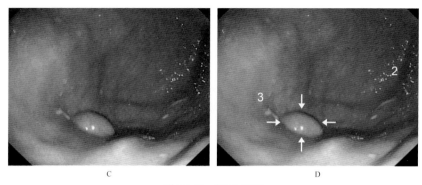

图6-3-13　胃体间质瘤

A. B. 超声内镜：病灶（箭头）源于肌层，呈均匀低回声，向腔内突出，边界清晰；C. D. 内镜所见：黏膜下半球形隆起（箭头），表面光滑，边界清。1. 超声内镜；2. 胃腔；3. 胃壁。

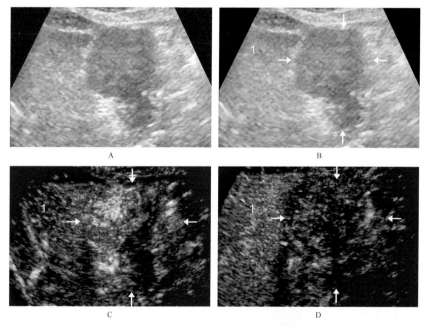

图6-3-14　胃体前壁间质瘤（高风险）

A. B. 灰阶超声：胃体前壁见一类圆形低回声结构（箭头），边界清晰、形态规则，胃壁黏膜层连续、完整；C. 超声造影：增强早期（21 s）病灶（箭头）呈不均匀高增强；D. 超声造影：增强晚期（100 s）病灶（箭头）呈不均匀低增强。1. 肝脏。

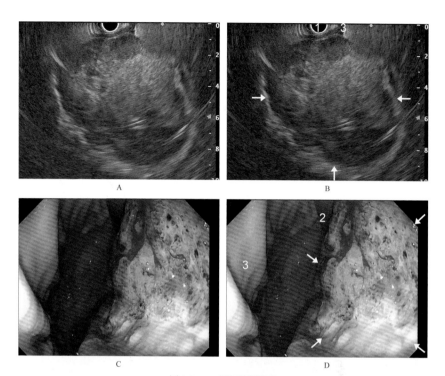

图6-3-15　胃恶性间质瘤

A. B. 超声内镜：病灶（箭头）源于胃体肌层，呈不均匀低回声，内部见无回声及片状高回声区；
C. D. 内镜：胃体中上段小弯侧见一隆起病灶（箭头），表面溃疡形成，覆薄污秽苔，周围黏膜环堤样隆起，质地硬，触之易出血。1. 超声内镜；2. 胃腔；3. 胃壁。

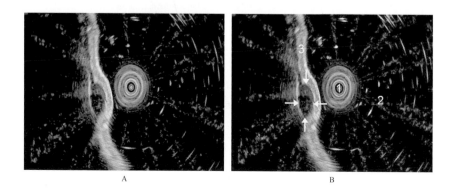

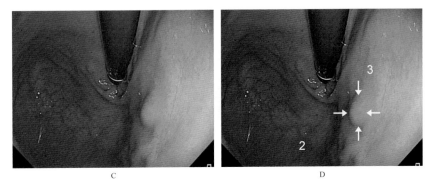

图6-3-16　**胃平滑肌瘤**

A. B. 超声内镜：病灶（箭头）源于肌层，呈均匀低回声，向腔内突出，边界清晰；C. D. 内镜：大弯近后壁处黏膜下见隆起性病变（箭头），表面光滑，边界清。1. 超声内镜；2. 胃腔；3. 胃壁。

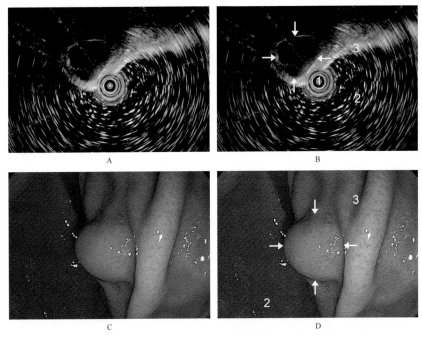

图6-3-17　**胃平滑肌瘤**

A. B. 超声内镜：病灶（箭头）源于肌层，呈均匀低回声，边界清晰；C. D. 内镜：胃体上段前壁见黏膜下隆起（箭头），表面光滑，宽基底，无蒂。1. 超声内镜；2. 胃腔；3. 胃壁。

（2）低危病变一般肿块体积较小（≤2 cm），形态规则，内部回声均匀。中、高危病变一般肿块体积较大（≥3 cm），形态欠规则，内部回声不均伴钙化、液化或表面溃疡。

（3）按肿瘤生长位置和趋势，间质瘤可分为腔内型、壁间型和腔外型3种类型。出现转移时，肿瘤与周围组织分界不清，可出现淋巴结转移及周围组织浸润等。

（4）彩色多普勒超声：肿块内可测及较丰富彩色血流信号。

2. **超声造影特征**·经外周静脉超声造影，胃肠道间质瘤低危病变者早期及晚期均呈等增强；高危病变者增强早期呈高增强，增强晚期呈低增强（图6-3-14）。

3. **临床概要**·胃间质瘤及胃平滑肌瘤好发部位为胃体，多为单发，亦可多发。大多数无临床症状，当肿块较大或其表面形成溃疡时，可出现吞咽困难、进食梗阻、上腹部不适、消化道出血等症状。

4. **注意事项**·胃间质瘤与胃平滑肌瘤在超声上无法区分，需依靠病理免疫组化及基因测定确定。胃肠道间质瘤体积大小与良恶性的关系并不是绝对的，要警惕体积较小的胃肠道间质瘤早期出现远处转移。

（二）胃神经鞘瘤

神经鞘瘤（schwannoma）是来源于周围神经外膜施万细胞的肿瘤。胃神经鞘瘤（gastric schwannoma，GS）是较为少见的胃部肿瘤，占全部神经鞘瘤的0.2%，属于胃肠道间叶源性肿瘤。

1. **超声特征**

（1）病灶多呈低回声（图6-3-18）。

（2）病灶形态多为胃壁结节型、肿块或巨块型及胃壁局限性增厚型。

（3）绝大多数GS为良性病变，恶性者罕见，短期内迅速增大，多为巨块型，直径常大于10 cm，形状不规则，与周围组织分界不清，回声不均。

（4）彩色多普勒超声：病灶周边血流信号可增多。

2. **临床概要**·胃肠道神经鞘瘤仅占全身神经鞘瘤的0.2%，而发生于胃者则占整个消化道神经鞘瘤的90%，大部分为良性，恶变率为

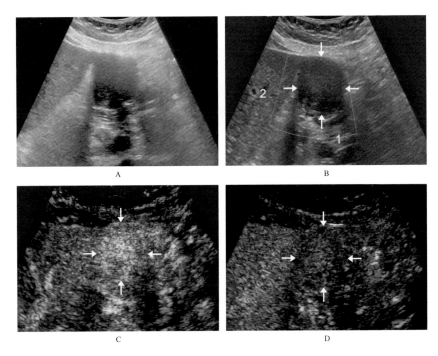

图6-3-18　**胃大弯胃窦神经鞘瘤**

A. 灰阶超声：肝左叶下方见一个低回声区，大小4.8 cm×4.0 cm，形态类圆形，边界清，回声不均匀，病灶与肝左叶分界不清；B. 彩色多普勒超声：病灶（箭头）内检测出点状血流信号；C. D. 超声造影：增强早期（21 s）病灶（箭头）呈不均匀高增强，增强晚期（80 s）病灶（箭头）呈不均匀低增强，周边见环状增强，与肝左叶分界清晰（箭头）。1. 胰腺；2. 肝左叶。

6.0%～7.7%。GS好发于胃体，多见于胃前壁及胃小弯。GS临床表现无特异性，可有上腹部疼痛、饱胀、梗阻感、呕血、黑便或扪及腹部肿块等。本病主要依靠术后病理确诊，手术切除后预后好，对化疗、放疗均不敏感。

3. **注意事项**·影像学检查缺乏特异性导致诊断困难、确诊率低。恶性者预后差，易发生血行或淋巴途径转移。一旦确诊，无论良、恶性均应积极手术治疗，术后密切随访。

四、胃息肉

胃息肉（gastric polyp）多由胃黏膜异常增生引起，为常见胃部赘生物（包括肿瘤性和非肿瘤性）。

（一）超声特征（表6-3-1、图6-3-19、图6-3-20）

表6-3-1　胃息肉声像图表现

观察指标	炎性息肉	腺瘤性息肉
临床特征	单纯炎性增生，癌变率低	黏膜腺上皮增生，癌变率高
来源	黏膜层	黏膜层
大小	体积小	体积较大
形态	多为圆形、椭圆形	多呈指状、球状、乳头状及分叶状
边界	边界清晰	边界清晰，表面欠光整
回声	低回声或中等回声，内部回声均匀	低回声为主，内部回声可不均匀
彩色多普勒	内未见明显血流信号	内未见明显血流信号

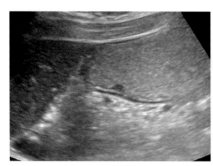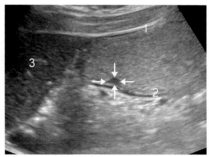

图6-3-19　**胃体炎性息肉**

胃体后壁黏膜层见一个圆形低回声结构（箭头），边界清晰，形态规则，内部回声均匀。胃壁层次结构清晰可辨。1. 胃体前壁；2. 胃体后壁；3. 肝脏。

（二）临床概要

胃息肉多见于成年人，可分为炎性息肉和腺瘤性息肉，多无明显症状。

（三）注意事项

当息肉表面发生糜烂、溃疡时，可出现腹痛、恶心呕吐、消化道出血

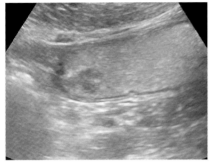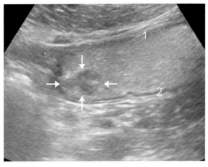

图6-3-20　**胃角部腺瘤样息肉**

胃角部黏膜层可见一个附着胃壁、带蒂的椭圆形低回声结构（箭头），边界清晰，形态欠规则，内部回声欠均匀。1. 胃大弯；2. 胃小弯。

等症状；胃窦部息肉较大者，可堵塞幽门，引起不全性幽门梗阻。

　　胃息肉主要由内镜诊断，较小息肉（直径0.5 cm左右）和等回声息肉超声易漏检。

五、先天性肥厚性幽门狭窄

　　先天性肥厚性幽门狭窄（congenital hypertrophic pyloric stenosis）是由幽门环形肌层先天性肥厚、增生，导致幽门管狭窄而引起的不完全性梗阻。

（一）超声特征

（1）幽门管增长、狭窄，管腔呈细线样强回声带。幽门部胃壁肌层呈均匀性增厚、回声减低。

（2）幽门管长≥1.6 cm，幽门管腔内径≤0.2 cm，幽门胃壁肌层厚度≥0.4 cm。

（3）在幽门短轴断面上，外层低回声为增厚的幽门肌，中央高回声为狭窄幽门管，呈"面包圈"样。在长轴断面上，呈"宫颈征"（图6-3-21）。

（4）彩色多普勒超声：肥厚的幽门未见明显血流信号。

（二）临床概要

　　多见于男性足月儿。典型症状为出生后2～3周出现喷射性呕吐，呈

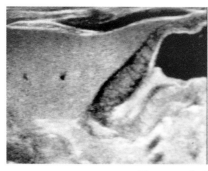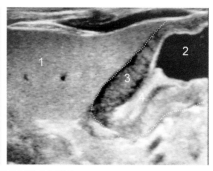

图6-3-21　先天性肥厚性幽门狭窄

幽门管增长，管壁增厚，中央为线状高回声，呈"宫颈征"（虚线）。1. 肝脏；2. 胃腔；3. 增厚的管壁；4. 狭窄的管腔。

进行性加重。呕吐物为胃内容物，不含胆汁。查体可扪及腹部肿块。

（三）注意事项

使用高频线阵探头检查可获得高质量超声诊断图像。先天性肥厚性幽门狭窄需在胃窦长轴断面进行测量，并结合胃内容物通过困难、胃窦及胃体腔扩大、胃蠕动增强、逆蠕动频繁、胃排空延迟等间接征象综合判断，避免作出假阳性诊断。

六、胃下垂

胃下垂（gastroptosis）是指在正常充盈状态下，站立位时胃的下缘达盆腔，胃小弯角切迹在髂嵴连线以下，十二指肠球部向左侧偏移。

（一）超声特征

（1）患者取坐位、站立位，探头纵向置于患者脐部附近，在显示胃下缘最低点时，冻结图像，测量胃下缘与脐部之间的距离。

（2）胃下垂分度：轻度，脐下 5 cm 以内；中度，脐下 5 ～ 8 cm（达髂嵴水平线）；重度，脐下 8 cm 以上（图6-3-22）。

（二）临床概要

胃下垂主要是由于胃膈韧带与胃肝韧带过长或松弛无力，以及腹壁的肌肉松弛所致。多发生在瘦长体形者，常伴有其他脏器下垂。主要症状有

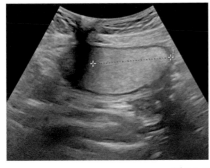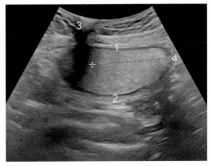

图6-3-22　**胃下垂**

测量脐孔至胃下界的距离，为4.6 cm，为轻度胃下垂。1. 胃体前壁；2. 胃体后壁；3. 脐孔声影；4. 胃下界。

上腹部隐痛不适、腹胀、嗳气、恶心及便秘等消化道症状。

（三）注意事项

胃下垂超声诊断具有简便、安全和可靠的特点。但是，相关诊断标准尚未完全统一，需结合患者病史及临床表现做出诊断，并注意与急性胃扩张和胃潴留相鉴别。

第四节·十二指肠常见疾病

一、十二指肠淤滞综合征

十二指肠淤滞综合征（duodenal stasis syndrome）是由于先天性或后天性的因素导致肠系膜上动脉压迫十二指肠水平部，引起十二指肠淤滞而产生的一种临床综合征，又称肠系膜上动脉综合征（superior mesenteric artery syndrome）。

（一）超声特征

（1）肠系膜上动脉与腹主动脉夹角缩小，夹角处十二指肠内径变小。

（2）造影剂在十二指肠球部、降部及水平部近端呈持续性的扩张充盈，在水平部脊柱的右侧缘可见排空受阻，改变体位后可排空（图6-4-1）。

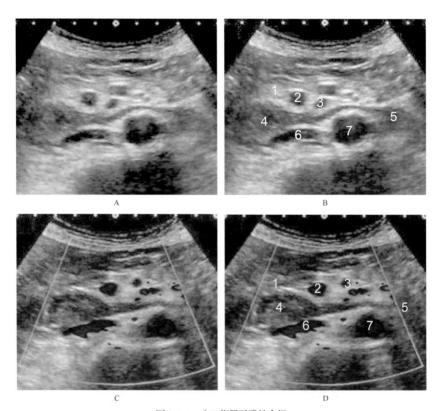

图6-4-1　十二指肠淤滞综合征

十二指肠水平部位于肠系膜上动脉和腹主动脉之间，受压变窄，食物通过受阻。1.胰头部；2.肠系膜上静脉；3.肠系膜上动脉；4.十二指肠水平部近端；5.十二指肠水平部远端；6.下腔静脉；7.腹主动脉。

（3）十二指肠可见频繁的逆蠕动，造影剂可从水平部反流入胃窦。

（二）临床概要

十二指肠水平部位于肠系膜上动脉与腹主动脉之间，当两者夹角过小时，可压迫十二指肠水平部造成十二指肠阻塞，引起近端肠腔扩张，食糜壅积和淤滞，常表现为间歇性呕吐、餐后呕吐、疼痛等，呕吐物常含有胆汁。

（三）注意事项

要注意鉴别十二指肠肿瘤、胰腺肿瘤及腹膜后肿瘤等引起的十二指肠水平部的梗阻。

二、十二指肠溃疡

十二指肠溃疡（duodenal ulcer）和胃溃疡合称为消化性溃疡，多发生于十二指肠球部，降部少见。

（一）超声特征

（1）十二指肠球部病变处黏膜不完整，可见大小不一的溃疡凹陷，凹陷形态规则且较对称，口大底小。凹陷的底部光滑，表面常附有斑点或斑片状强回声（图6-4-2）。

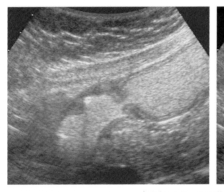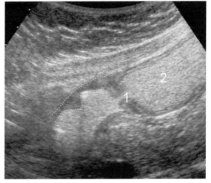

图6-4-2　十二指肠球部溃疡

十二指肠球部前壁增厚伴黏膜面凹陷（虚线）。1. 幽门；2. 胃窦。

（2）溃疡直径多＜1.0 cm，部分直径＞1.5 cm，最大可达3.0 cm。

（3）十二指肠球部变形，面积变小（＜3 cm²），管腔相对狭窄。

（二）临床概要

十二指肠溃疡主要表现为上腹部周期性、节律性疼痛，常为空腹痛及夜间痛。

（三）注意事项

超声可检出大部分球部溃疡，较浅表的小溃疡超声显示有一定难度，需结合内镜检查。

三、十二指肠癌

十二指肠癌（duodenal carcinoma）是指起源于黏膜上皮细胞的恶性肿瘤，较少见。好发于降部，其次是壶腹下段，球部较少见。

（一）超声特征

（1）病变处肠壁呈局限性不规则增厚，黏膜面粗糙不平，表面常附有不规则的斑点或斑片状强回声（图6-4-3、图6-4-4）。

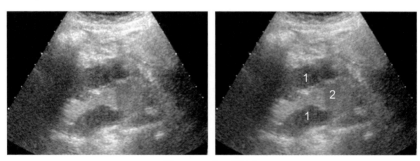

图6-4-3　十二指肠癌

十二指肠球部前后壁见隆起性低回声区，边界清晰，形态规则，肠壁层次不清晰，肠腔变窄。1.病灶；2.十二指肠肠腔。

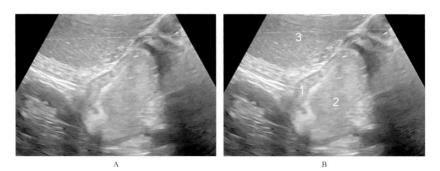

A　　　　　　　　　　　　　　B

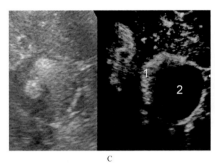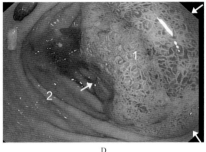

图6-4-4　十二指肠球部癌

A.B.灰阶超声：十二指肠球部壁弥漫性均匀性增厚，肠壁层次不清晰，肠腔狭窄；C.超声造影：增厚的肠壁呈高增强；D.内镜：十二指肠侧壁大片充血水肿，表面溃疡形成（箭头），肠腔明显狭窄。1.病灶；2.肠腔；3.肝。

（2）病变处肠壁层次紊乱或消失，管壁僵硬，蠕动消失，周围淋巴结可增大。

（二）临床概要

多发生于降段，尤其是乳头周围。早期症状不明显，晚期常有腹痛、恶心、呕吐、贫血、黄疸等表现，肿块较大或侵犯周围组织时，可扪及上腹部包块。

（三）注意事项

内镜超声可评估十二指肠癌的浸润范围，可与腹部超声联合应用。十二指肠癌需与十二指肠溃疡、壶腹部肿瘤、胰头部肿瘤等鉴别。

四、十二指肠脂肪瘤

十二指肠脂肪瘤是成熟脂肪组织增生形成的良性病变，较少见。

（一）超声特征

（1）呈均匀高回声或中低回声，形态规则，边界清晰，病变局限于黏膜下层（图6-4-5）。

（2）彩色多普勒超声：病灶内未见明显血流信号。

（二）临床概要

患者常无明显临床症状，极少癌变。脂肪瘤体积较大者时，可出现腹

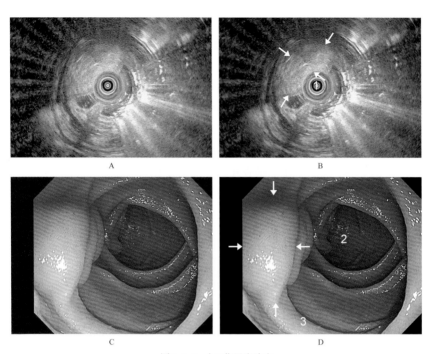

图6-4-5　**十二指肠脂肪瘤**

A. B. 超声内镜：病灶（箭头）源于黏膜下层，呈均匀高回声；C. D. 内镜：十二指肠降部后壁见无蒂隆起改变（箭头），表面光滑。1. 超声内镜；2. 肠腔；3. 肠壁。

痛、消化道出血、幽门梗阻等。

（三）注意事项

十二指肠脂肪瘤严重与否与其发病部位、大小等密切相关。

第五节 · 胃和十二指肠超声报告

一、报告书写内容

1. 第一部分 · 为描述超声检查所见，主要内容包括：① 胃和十二指肠壁及胃腔整体情况：胃壁或十二指肠肠壁厚度、层次结构，胃腔、胃腔外侧是否有占位，以及胃蠕动功能；② 如果发现胃扩张，还应描述胃扩张情况；③ 胃腔及十二指肠内占位性病灶：病灶数目、部位、大小、形态、边界、内部回声、后方回声，病灶与周围脏器的毗邻关系，病灶内部的血供情况。

2. 第二部分 · 为超声检查结论，主要包括超声诊断及下一步的检查建议。超声诊断包括定位诊断（解剖位置）、定性诊断（物理性质）及病因病理诊断等内容。下一步的检查建议包括需要鉴别诊断的疾病，以及需要建议的实验室、影像学或病理学检查等。

二、报告模板

见附录六。

第七章

小肠和阑尾疾病

第一节·小肠和阑尾超声入门须知

一、小肠和阑尾超声测量正常值

（1）正常小肠充盈状态下，肠腔内径 2.0 ～ 3.0 cm，肠壁厚 < 0.3 cm。

（2）正常回盲瓣厚度 0.3 ～ 0.9 cm，长度 0.8 ～ 2.7 cm。

（3）正常阑尾直径 < 0.6 cm，壁厚 ≤ 0.2 cm。阑尾开口于回盲瓣下 2 ～ 3 cm。

二、小肠和阑尾超声征象及常见疾病

小肠和阑尾常见的超声征象和对应的疾病见表 7-1-1。

表 7-1-1 小肠及阑尾超声征象及常见疾病

观察指标	超声表现	常见疾病
肠壁	增厚	肠炎及炎症性肠病、阑尾炎、淋巴瘤、肠梗阻
	变薄	肠梗阻
肠腔	扩张	肠梗阻
	缩窄	小肠癌、淋巴瘤、克罗恩病
	占位	异物、息肉、间质瘤、小肠癌
病变分布特征	局限性	小肠肿瘤（肠癌、淋巴瘤等）、息肉
	弥漫性	肠炎、肠结核
	跳跃性	克罗恩病
周围结构		淋巴结肿大、阑尾周围脓肿、蜂窝织炎

第二节·小肠和阑尾解剖、超声检查方法及正常声像图

一、小肠和阑尾解剖

小肠是消化管中最长的一段，成人长5～7 m，上端起于胃幽门，下端接盲肠。分为十二指肠（见第六章）、空肠和回肠三部分。

空肠和回肠均为小肠，两者之间无明显分界。空肠连接于十二指肠之后，回肠末端与盲肠相连。空肠与回肠活动度较大，近侧2/5称为空肠，一

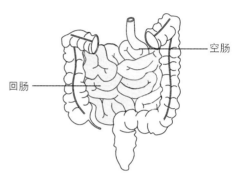

图7-2-1　**空肠、回肠解剖**

般位于左上腹；远侧3/5称为回肠，一般位于右下腹。空肠较回肠稍粗，黏膜面环形皱襞较多，向下走行过程中管腔逐渐变细，环形皱襞减少（图7-2-1）。

阑尾附于盲肠开始端的后内侧，是一根游离细长的肠管（图7-2-2）。

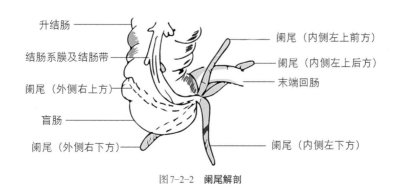

图7-2-2　**阑尾解剖**

二、超声检查适应证

（1）腹部不适，需排除阑尾及小肠疾病者。

（2）腹部包块，需排除阑尾及小肠疾病者。

（3）急慢性腹痛，需排除阑尾及小肠疾病者。

（4）有明确的炎症性肠病病史，需要定期评估和随访者。

（5）怀疑阑尾炎、阑尾穿孔、阑尾周围脓肿的患者。

（6）怀疑肠系膜淋巴结炎的患者。

（7）怀疑肠套叠、肠梗阻等小肠疾病的患者。

（8）其他怀疑阑尾及小肠疾病的患者。

（9）不具备其他肠道检查条件的地区或场所，如社区诊所、海上、边疆哨所等。

三、检查前准备

（一）患者准备

1. 空肠、回肠准备·安排受检者在上午检查，禁食、禁水 8 h 以上。检查当天先空腹检查空回肠，了解有无占位、梗阻等情况。随后让受检者口服造影剂 30 min 后，进行空回肠逐段扫查。

2. 阑尾·检查前无需特殊准备。

（二）造影剂选择和配制

同胃、十二指肠检查，相关内容参见本书第六章第二节。

四、检查体位

1. 小肠·平卧位为肠道系统检查最常用的体位。受检者充分暴露全腹部，上至剑突下，下达耻骨联合位置。

2. 阑尾·平卧位，重点扫查右下腹部，特别注意观察右髂前上棘与脐连线的中外1/3交界处的麦氏点（又称阑尾点）。

五、超声仪器

首先，选用腹部凸阵探头，探头频率1.0～6.0 MHz。之后，选用高频线阵探头，探头频率＞7.5 MHz，以便更清晰地观察肠壁细微层次结构和肠壁蠕动情况。彩色多普勒超声检测病变区及其周围的血流信号。

六、扫查方法及正常声像图

（一）扫查方法（图7-2-3）

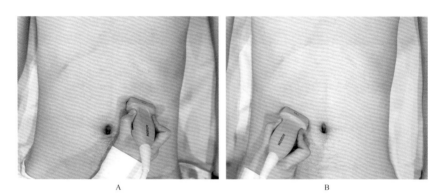

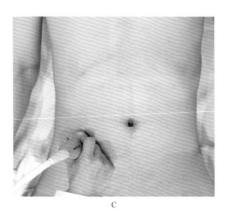

图7-2-3　空肠、回肠、阑尾扫查示意图

A.空肠：左上腹"交叉式"；B.回肠：右下腹"拉网式"；C.阑尾：髂血管的内上方。

（二）小肠及阑尾超声检查标准断面及声像图

1. 空肠和回肠断面（图7-2-4、图7-2-5）

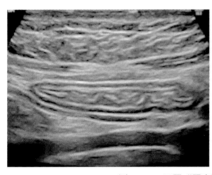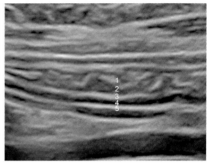

图7-2-4　口服"胃窗"声学造影剂空肠断面

1. 声学界面及黏膜高回声（黏膜皱襞较密，呈梳形）；2. 黏膜肌层低回声；3. 黏膜下层高回声；4. 固有肌层低回声；5. 浆膜层高回声。

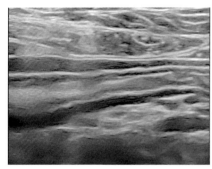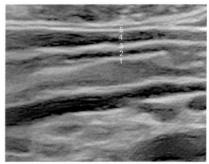

图7-2-5　口服"胃窗"声学造影剂回肠断面

1. 声学界面及黏膜高回声（黏膜皱襞相对稀疏且不够明显）；2. 黏膜肌层低回声；3. 黏膜下层高回声；4. 固有肌层低回声；5. 浆膜层高回声。

（1）扫查方法：空肠和回肠走行迂回、分布范围广，占据整个腹腔，可在整个腹部行长轴、短轴和斜断面相结合的"交叉式""拉网式"扫查。

（2）注意事项：检查前准备是获得良好空肠和回肠超声图像的前提。如患者未禁食或肠道准备不充分，空肠和回肠可仅表现为团块状高回声，后方伴声影，此时肠壁和肠腔均无法清晰显示（图7-2-6）。

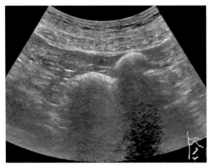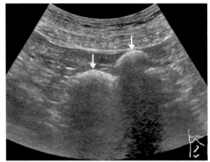

图7-2-6　回肠声像图

肠道准备不充分时，回肠仅表现为团块状高回声（箭头），后方伴声影。

2. 阑尾断面

（1）扫查方法：先在右下腹找到右侧髂血管，在髂血管的内上方寻找跨腰大肌与盲肠相连的末端回肠。在回盲瓣的下方2～3 cm处，找到阑尾腔开口后，再追踪扫查显示阑尾长轴断面（图7-2-7、图7-2-8）。

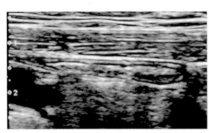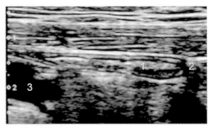

图7-2-7　阑尾长轴断面

1. 阑尾；2. 阑尾盲端；3. 髂动脉。

（2）注意事项：由于阑尾根部位置相对固定，阑尾盲端位置游离、多变，扫查时要从寻找阑尾根部开始，仔细向远侧阑尾盲端扫查。

七、超声检查主要观察内容

观察病变位置、形态和内部回声特点，肠壁厚度、层次结构和肠管蠕动情况，肠管周围脂肪组织、淋巴结和积液情况。

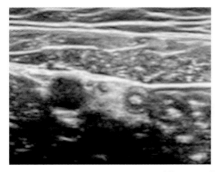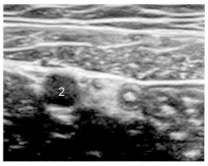

图7-2-8　阑尾短轴断面

1. 阑尾；2. 右侧髂总动脉。

第三节·小肠常见疾病

一、肠套叠

肠套叠（intussusception）是指一段肠管套入其邻近的另一段肠管腔内，本病是婴儿时期最常见的急腹症，也是婴幼儿急性肠梗阻最常见的病因。

（一）超声特征

（1）肠套叠部位表现为边界清楚的包块。在短轴断面上，呈"同心圆征"或"靶环征"；在长轴断面上，呈"套筒征"。

"同心圆征"：外圆为鞘部肠壁回声，内部为套入部肠管、肠系膜、肠内容物等。

"套筒征"：周边为鞘部肠壁回声，内部是套入的肠管及肠系膜，中心部有时可见肠内容物、气体强回声。

成人肠套叠多继发于肠道肿瘤或息肉，套叠时间较长，肠壁发生严重水肿时，可出现"假肾征"（图7-3-1）。

（2）可出现肠管扩张、肠蠕动亢进或显著减弱等肠梗阻表现。

（二）临床概要

肠套叠可分为原发性与继发性两类。小儿肠套叠90％以上为原发性，

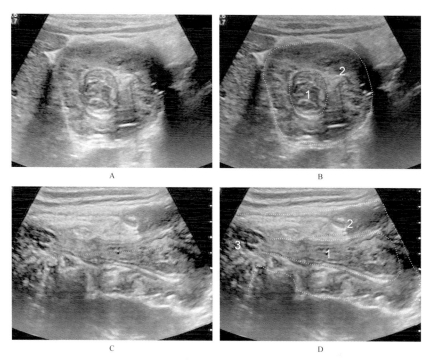

图7-3-1 **肠套叠**

A. B. 短轴呈"同心圆征"，周边呈环状低回声，中心部呈高低混合回声；C. D. 长轴呈"套筒征"，显示套叠头部和套叠颈部。1. 套入部肠管；2. 鞘部肠管；3. 套叠部。

肠管无器质性改变，病因不明，成人肠套叠80％～90％可找到器质性病变。

　　肠套叠的外环称鞘部，进入其里面的部分称套入部（最远点称套叠头部），从外面卷入处称套叠颈部。套入部进入鞘部后可沿肠管前行，同时肠系膜也被牵入，导致肠梗阻或肠绞窄坏死。

　　肠套叠的典型症状有腹部阵发性绞痛、果酱样血便和腹部肿块。

（三）注意事项

　　婴幼儿腹壁薄，高频探头可清晰显示肠套叠包块形态结构，明显提高肠套叠的诊断率。超声检查时在长轴观察肠套叠的起点，判断有无合并肿瘤性病变。在超声监测下，可行复位术治疗肠套叠。

二、小肠淋巴瘤

小肠淋巴瘤（lymphoma）是最常见的小肠肿瘤，在胃肠道淋巴瘤中发病率仅次于胃淋巴瘤。

（一）超声特征

1. 息肉型·表现为患侧肠壁增厚，呈低回声，突入肠腔，边界清晰。肠腔气体线推移，环绕瘤体表面。横断面肠管可见"指环征"。此型易并发肠梗阻、肠套叠并出现相应的声像图改变。

2. 溃疡型·常见瘤体表面气体线向患侧内凹，患侧肠壁层次结构有时可消失。

3. 浸润型·可见肠壁环形增厚，层次结构消失。受累肠管呈圆形或椭圆形低回声，轮廓清晰。肠管外周完整，与正常肠管相比肠腔明显变窄。长轴断面呈"假肾征"（图7-3-2），短轴断面呈"靶环征"。

彩色多普勒超声：病变部位可见丰富的血流信号。周围肠系膜肿大淋巴结内可见分支状血流信号。

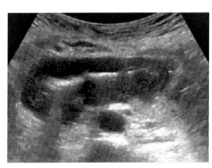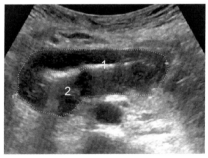

图7-3-2　小肠淋巴瘤（浸润型）

病变部位小肠壁增厚，腔内狭窄，呈"假肾征"，病变处的肠壁正常结构消失，表现为均匀的低回声（虚线）。1.肠腔线；2.病变（增厚的肠壁）。

（二）临床概要

小肠淋巴瘤一般起源于小肠黏膜淋巴滤泡组织，向肠壁各层浸润，绝大部分属非霍奇金淋巴瘤。小肠淋巴瘤可发生于小肠任何部位，多发于回肠，其次为空肠，十二指肠较少见。

小肠淋巴瘤病程较短，临床表现变化多样，主要表现为腹痛、腹胀、腹部肿块三大症状。

（三）注意事项

淋巴瘤属于全身性疾病，因此检查者应注意肠系膜、腹腔及后腹膜等其他部位是否伴有肿大淋巴结。

三、小肠癌

小肠癌（small intestinal cancer）是来自小肠黏膜的恶性肿瘤，多位于十二指肠乳头部周围、空肠和回肠。

（一）超声特征

（1）肠壁呈局限性增厚、隆起，不规则；或呈肿块状突向肠腔。

（2）黏膜面凹凸不平，呈"菜花状"，表面常有不规则强回声附着，浆膜面完整或破溃。肿块回声外弱内强，为非典型的"假肾征"或"靶环征"（图7-3-3）。

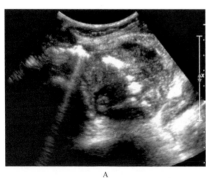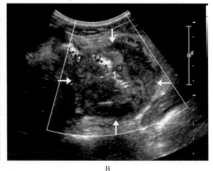

图7-3-3   回肠末端腺癌

A. 灰阶超声：小肠壁呈肿块状突向肠腔内，肠腔重度狭窄，呈"假肾征"；B. 彩色多普勒超声：病灶（箭头）可见血流信号。1.肠腔线。

（3）肠壁僵硬、层次破坏，肠腔狭窄，蠕动消失，常伴有不完全性肠梗阻。

（二）临床概要

小肠癌大体病理上可分为环形浸润型、息肉肿块型、溃疡型。典型临床表现为腹痛、腹胀、消化道出血、腹部肿块，也可伴有发热、慢性腹泻、贫血、体重减轻、食欲减低等。

（三）注意事项

直径≤1.0 cm、向腔内生长的无症状小肠肿瘤容易漏诊，无法实现定位和定性诊断，需结合其他检查。

四、疝

疝是由于人体的某个脏器或组织离开其正常解剖位置进入另一部位导致。较常见的有腹股沟疝、脐疝、切口疝。

（一）超声特征

（1）疝由肠管、网膜及肠内容物组成，可见疝环。

（2）加压探头，可复性疝可经疝囊颈回纳。咳嗽、直立、深吸气等腹压增高时疝内容物可增大（图7-3-4～图7-3-8），部分患者肠周可见游离无回声区。

（3）彩色多普勒超声：多未见明显血流信号。

（二）临床概要

临床类型可分为易复性疝、难复性疝、嵌顿性疝及绞窄性疝。腹腔压力增高时增大，平卧时消失的称为易复性疝；不能回纳或不能完全回纳入

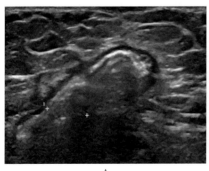

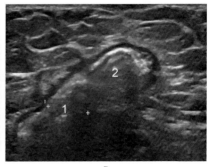

A　　　　　　　　　　　　　　B

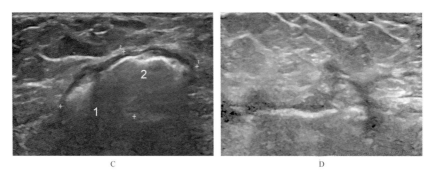

图7-3-4　腹壁切口疝

A. B. 腹壁见一混合回声区，内见肠管样回声，边界清晰，形态规则；C. 屏气时，疝内容物可增大；D. 探头加压，疝内容物还纳。1. 疝囊颈；2. 疝内容物。

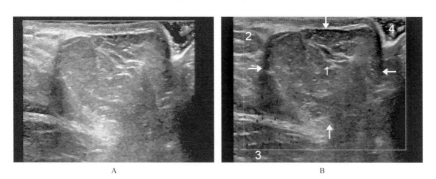

图7-3-5　脐疝

A. 脐周见一低回声区，内见大网膜回声，边界清晰，形态规则；B. 彩色多普勒超声：疝内容物（箭头）内未见明显血流信号。1. 疝（肿物）；2. 腹壁皮下软组织；3. 腹腔；4. 脐凹。

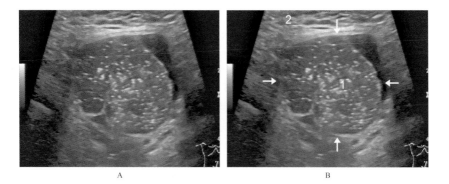

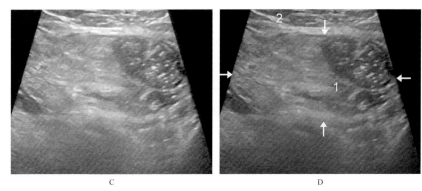

图7-3-6 腹股沟疝

A. B. 腹股沟下方见一混合回声区（箭头），内见肠管样回声，边界清晰，形态规则，内部回声不均匀，疝囊内可见积液；C. D. 增加腹压，疝内容物体积变大（箭头）。1. 疝内容物；2. 皮下软组织。

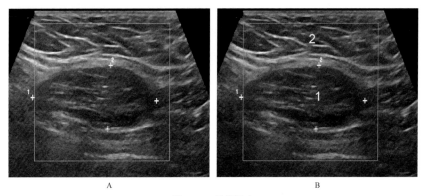

图7-3-7 腹股沟疝

A. B. 腹股沟下方见一混合回声区（箭头），呈网膜样回声，边界清晰，形态规则，内部回声不均匀。1. 疝内容物；2. 皮下软组织。

腹腔的称难复性疝；腹腔压力增高时，疝内容物经疝囊颈突入疝囊，因疝囊颈的收缩，疝内容物卡住而不能回纳入腹腔的称为嵌顿性疝；当疝内容物发生缺血时，称为绞窄性疝。

（三）注意事项

根据疝内容物位置及其活动性，超声动态扫查可明确诊断疝的类型。

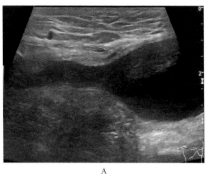
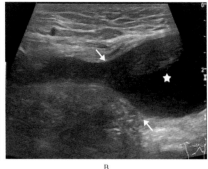

图7-3-8　腹股沟斜疝伴疝囊积液

疝囊与腹腔相通（箭头），疝内容物为积液（☆）。

五、Meckel 憩室

Meckel 憩室（Meckel's diverticulum）是胚胎早期连接中肠与卵黄囊之间的卵黄管未完全闭合所形成的末端回肠壁上的憩室。

（一）超声特征

（1）脐周或右腹部见囊样结构，其一端与小肠肠壁相连或相通，另一端为盲端。

（2）囊壁较厚，彩色多普勒超声壁上可检测出血流信号（图7-3-9）。

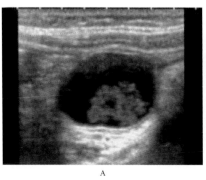
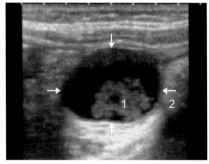

图7-3-9　Meckel 憩室

右腹部见囊状结构（箭头），囊壁稍厚，腔内见絮状回声。1. 憩室内絮状物；2. 肠周软组织。

（二）临床概要

Meckel憩室一般无明显临床症状。常见并发症有憩室出血、憩室炎、憩室穿孔、肠梗阻等。

（三）注意事项

当Meckel憩室出血、穿孔时，超声可见不规则低回声区与周围组织粘连，与急性阑尾炎、阑尾周围脓肿图像相似，因此要注意排除阑尾病变。

六、肠梗阻

肠道内容物无法正常通过肠道称为肠梗阻（intestinal obstruction）。

（一）超声特征

（1）肠腔扩张，小肠管腔内径≥3 cm，大肠管腔内径≥5 cm，肠腔内充满低或无回声，有时也可看到气液平面（图7-3-10）。

（2）扩张的肠管壁变薄，或水肿、增厚，小肠皱襞呈"琴键征"，大肠皱襞呈阶梯状。

（3）可伴腹水。

（二）临床概要

临床表现主要为腹痛、腹胀、呕吐、肛门无排便排气。

（三）注意事项

短期内出现腹腔积液进行性增多，肠蠕动由强变弱，肠壁水肿，呈双层，提示有肠绞窄的可能，应及时提醒临床采取治疗措施。

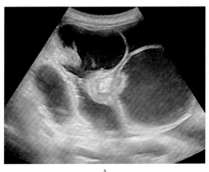

A

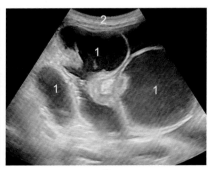

B

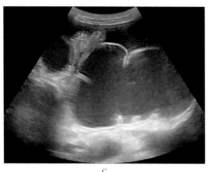
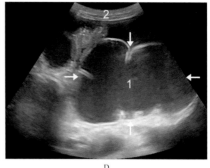

C   D

图7-3-10　**肠梗阻**

多发肠腔扩张（箭头），内充满无回声，肠壁水肿呈双层。1.扩张的肠管；2.腹壁。

七、肠瘘

肠瘘（intestinal fistula）指肠管之间、肠管与其他脏器之间，或者与体外出现病理性通道，造成肠内容物流出肠腔，引起感染、体液丢失、营养不良和器官功能障碍等一系列病理生理改变。

（一）超声特征

（1）肠壁的连续性中断，与其他器官、腹腔、腹壁外形成瘘管（图7-3-11）。

（2）炎症明显的肠管表现为肠管粘连成团、肠壁增厚和肠周积液。

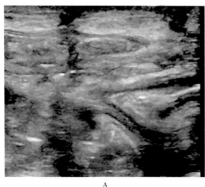
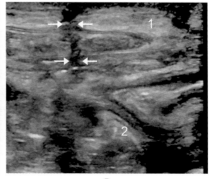

A   B

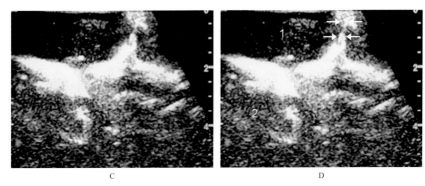

图7-3-11　**肠瘘**

A. B. 灰阶超声：腹壁连续性中断，其下方见一管状低回声结构，一端与肠管相通，一端与腹壁缺口相通。C. D. 超声造影：经腹壁缺口注入造影剂，瘘管（箭头）及肠腔内见造影剂充填。1. 腹壁；2.腹腔。

（二）临床概要

肠瘘广义上是胃、十二指肠、小肠和大肠内瘘或外瘘的总称，是由于腹部创伤或感染、炎性肠道疾病、肿瘤、放射性损伤、手术后肠管或吻合口破裂以及先天性因素等，导致消化液外漏至腹腔或腹壁外而形成的一种疾病状态。

第四节 · 阑尾常见疾病

一、急性阑尾炎

急性阑尾炎（acute appendicitis）一般病程在3周以内，病理上可见整个阑尾或阑尾黏膜表面充血水肿、炎性细胞浸润。可分为单纯性、化脓性、坏疽性阑尾炎和阑尾周围脓肿四种类型。

（一）超声特征

1.急性单纯性阑尾炎

（1）阑尾呈长条状或蚯蚓状、管状，直径多≤0.8 cm。管壁水肿呈低回声，厚度≤0.3 cm。阑尾管腔内径≤0.4 cm。阑尾腔内回声欠均匀（图7-4-1）。

（2）阑尾周围积液较少或不明显。

（3）彩色多普勒超声：阑尾壁可见丰富血流信号。

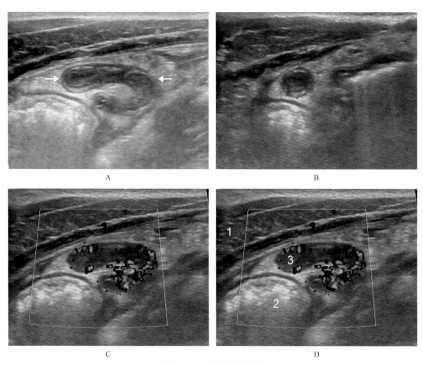

图7-4-1　单纯性阑尾炎

A. 灰阶超声：右下腹显示一增粗的盲管状结构（箭头）；B. 灰阶超声：短轴断面呈"同心圆"，直径0.7 cm；C. D. 彩色多普勒超声：阑尾壁内可见较丰富血流信号。1. 皮下脂肪层；2. 盲肠腔；3. 增粗的阑尾。

2. 急性化脓性阑尾炎

（1）阑尾明显肿胀，部分扭曲，直径多≥0.8 cm。管壁可呈"双层"改变，阑尾管腔内径≥0.4 cm。阑尾腔内充满液性无回声区，也可混有强回声气体或内容物。短轴断面阑尾呈典型的"双圆环"征。

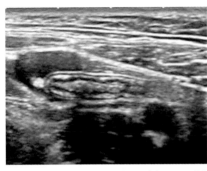
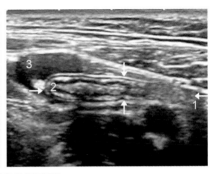

图7-4-2　急性化脓性阑尾炎

右下腹显示一增粗的盲管状结构（箭头），周边可见积液。1. 阑尾根部；2. 阑尾盲端；3. 周边积液。

（2）阑尾周围可见游离无回声区（图7-4-2）。

（3）彩色多普勒超声：阑尾壁可见丰富血流信号。

3. 急性坏疽性阑尾炎

（1）阑尾明显肿胀、形态失常，前后径多≥1 cm。阑尾腔内回声强弱不均，呈蜂窝状（图7-4-3）。

（2）阑尾和周围肠系膜、大网膜组织粘连，形成包块。

（3）彩色多普勒超声：阑尾壁无血流信号。

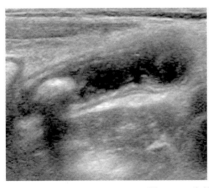
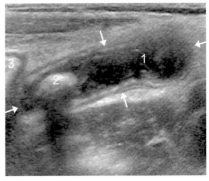

图7-4-3　急性坏疽性阑尾炎

右下腹显示一增粗的管状结构（箭头），明显肿胀、异常，阑尾壁层次不清，内部可见积液及粪石。1. 阑尾腔；2. 粪石；3. 回盲部。

4. 阑尾周围脓肿

（1）阑尾正常形态消失，右下腹回盲部周围可见边界不清、大小不一、回声强弱不均的包块。合并穿孔时，周围可见无回声区，表现为右下腹的不规则低回声或无回声包块，内常有气体样强回声（图7-4-4）。

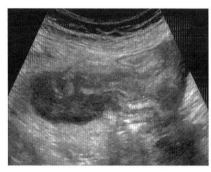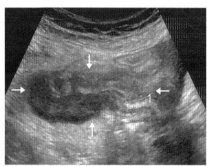

图7-4-4　阑尾周围脓肿

右下腹回盲部周围可见一不均匀低回声区、边界欠清的包块（箭头）。1. 阑尾根部。

（2）阑尾与周围肠管粘连、包裹。回盲部肠壁常水肿、增厚，肠蠕动减弱。肠系膜淋巴结常肿大。

（3）彩色多普勒超声：阑尾壁无血流信号。

（二）临床概要

急性阑尾炎是最常见的急腹症之一，典型临床表现为转移性右下腹疼痛、压痛、反跳痛，常伴有呕吐、发热。血常规检查白细胞计数明显升高。

（三）注意事项

膀胱宜适度充盈。应对全腹仔细检查，除外其他疾病引起的急腹症。

二、阑尾黏液性肿瘤

阑尾黏液性肿瘤（appendix mucinous tumor）较少见，是阑尾的一种罕见的疾病。

（一）超声特征

阑尾明显增粗，壁多增厚，内壁可伴钙化或结节（图7-4-5）。

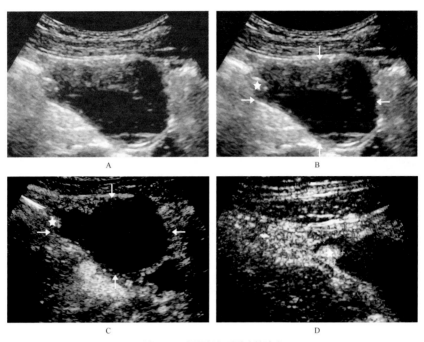

图 7-4-5　阑尾低级别黏液性肿瘤

A. B. 灰阶超声：右下腹腹腔内见一个无回声区（箭头），与盲肠相连，边界不清晰，近盲肠处附壁见一个低回声结节（☆）；C. D. 超声造影：病灶增强早、晚期均呈无增强，附壁结节（☆）增强早期呈高增强（D 为 C 的局部放大）。

（二）临床概要

　　临床表现多无特异性，病灶较小时可无任何症状，部分患者仅表现为右下腹无痛性肿块。有症状者表现和急慢性阑尾炎、阑尾周围脓肿相似。

第五节·小肠和阑尾超声报告

一、报告书写内容

　　1. 第一部分·为描述超声检查所见，主要内容包括：① 小肠和阑尾整体情况：小肠肠壁厚度与层次结构、阑尾管腔、阑尾管径、肠管蠕动，以及肠管周围脂肪组织、淋巴结和积液情况；② 如果发现小肠扩张，还应描述小肠扩张情况；如果发现肠瘘，还应描述瘘管走行情况；③ 小肠及阑尾内占位性病灶：病灶数目、部位、大小、形态、边界、内部回声、后方回声，病灶与周围脏器的毗邻关系，病灶内部的血供情况。

2. 第二部分·为超声检查结论，主要包括超声诊断及下一步的检查建议。超声诊断包括定位诊断（解剖位置）、定性诊断（物理性质）及病因病理诊断等内容。下一步的检查建议包括需要鉴别诊断的疾病，以及需要建议的实验室、影像学或病理学检查等。

二、报告模板

见附录七。

第八章

结直肠、肛门疾病
超声诊断

第一节 · 结直肠、肛门超声入门须知

一、结直肠、肛门超声测量正常值

结肠起自盲肠，至直肠结束，全长约1.5 m。结肠长轴为管状结构，短轴为环形结构，管径3～5 cm。正常结肠灌肠后，肠壁厚度舒张期≤0.3 cm，收缩期≤0.5 cm。

在膀胱截石位观察肛门，使用外科"钟表法"顺时针对病变位置进行统一标识（图8-1-1）。

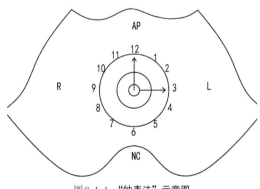

图8-1-1 "钟表法"示意图

二、结直肠、肛门超声征象及常见疾病

见表8-1-1。

表8-1-1 结直肠、肛门超声征象及常见疾病

观察指标	超声表现	异常时疾病
肠 壁	增厚	肠炎及炎症性肠病、肠道肿瘤、肠结核
	缺损	肠穿孔、肛裂

（续表）

观察指标	超声表现	异常时疾病
肠 腔	扩张	肠梗阻
	狭窄	克罗恩病、肠道肿瘤
	占位	肠道肿瘤、异物、息肉
周围结构		淋巴结肿大、肛周脓肿、肛瘘
病变分布特征	< 5 cm	息肉、腺瘤、腺癌、肛管鳞癌、间质瘤等间叶性肿瘤、神经内分泌肿瘤、孤立性纤维性肿瘤等
	5 ～ 10 cm	憩室炎、克罗恩病、缺血
	节段性（10 ～ 30 cm）	缺血、黏膜下出血、放射损伤、感染、克罗恩病、淋巴瘤
	弥漫性	感染性结肠炎、溃疡性结肠炎、低蛋白或肝硬化引起的水肿、系统性红斑狼疮
	跳跃性	克罗恩病

第二节 · 结直肠和肛门解剖、超声检查方法及正常声像图

一、结直肠和肛门解剖

结肠起于盲肠，依次为升结肠、横结肠、降结肠、乙状结肠及直肠。直肠为结肠终端，与肛门连接。横结肠及乙状结肠活动度大。结肠袋多位于右半结肠，逐渐减少（参考小肠皱襞）（图8-2-1、图8-2-2）。

肛管是消化道的末端，上界为直肠穿过盆隔的平面，下界为肛门，长约4 cm。

二、超声检查适应证

（1）大便习惯、性状的改变，不明原因的便血或黏液血便，需排除结直肠疾病的患者。

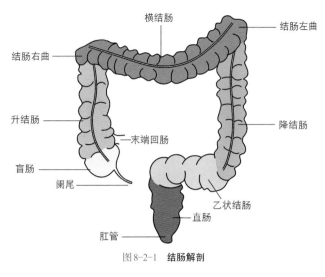

图 8-2-1　**结肠解剖**

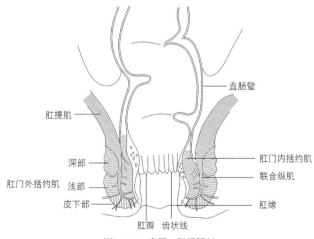

图 8-2-2　**直肠、肛门解剖**

（2）慢性腹泻、消瘦人群，需排除结直肠疾病的患者。

（3）直肠指诊触及包块，肛门潮湿，肛周溢液，需排除结直肠疾病的患者。

（4）肛管直肠周围脓肿的定位、分型。

（5）肛瘘内口的定位以及瘘管走行的定位。

（6）发现腹部包块，需排除结直肠疾病的患者。

（7）直肠肿瘤，需进一步明确分期及评估直肠周围情况。

（8）血清肿瘤标志物水平升高，需排除结直肠疾病的患者。

（9）有明确的炎症性肠病病史，需定期随访的患者。

（10）其他怀疑结直肠、肛门疾病的患者。

（11）不具备其他结直肠检查条件的地区或场所，如社区诊所、海上、边疆哨所等。

三、超声检查前准备

（一）受检者检查前准备

1. 结肠准备 · 检查前一日睡前4小时服缓泻剂，直至排便呈清水样。检查当天禁食，根据受检者情况选用不同检查方法。

（1）口服充盈法：检查前半小时口服胃肠造影剂，如口服20%甘露醇200 mL+2 000 mL温开水，待结肠肠腔充盈后开始检查。

（2）结肠灌肠法：经肛门灌注生理盐水或声学造影剂。

受检者左侧卧位，臀部垫高10 cm，先经肛门插入Foley导尿管，以低压、缓慢、匀速注入温生理盐水或声学造影剂。然后转为平卧位，在超声下灌肠使液体充满整个结肠，达回盲部。

2. 直肠、肛门准备 · 嘱受检者排净大便，超声检查时，探头需使用安全套包裹隔离，安全套内外均使用适量耦合剂。

（二）造影剂选择

同胃、十二指肠超声造影检查，造影剂分为无回声型和有回声型两种。

1. 无回声型 · 20%甘露醇、生理盐水等，肠腔显示为无回声区。

2. 有回声型 · "胃窗"声学造影剂等，肠腔显示为高回声区。

（三）造影剂的配制

同胃、十二指肠超声造影检查。

（四）造影剂的用量

灌肠用造影剂用量因人而异，一般为1 500 mL。温度控制在

35～40℃之间，避免温度过高损伤肠黏膜、温度过低激惹肠道收缩。

四、检查体位

（一）结肠检查体位

平卧位为最常用的体位。受检者充分暴露全腹部，上至剑突，下达耻骨联合位置。

（二）直肠、肛门检查体位

常取左侧卧位，屈髋、屈膝。身体矮小或肥胖者可取胸膝位。有专用检查床时可采用截石位。

五、超声仪器

（一）结肠

使用彩色多普勒超声诊断仪，首先选择腹部凸阵探头（中心频率3.5 MHz）检查，然后选用高频线阵探头（频率 > 7.5 MHz），以便更清晰地显示肠道管壁的细微层次结构及其蠕动变化。

（二）直肠、肛门

肛周经体表检查选用高频线阵探头（频率4.0～9.0 MHz）。

经直肠检查可以选择腔内线阵联合小凸阵的双平面探头（频率3.0～13.0 MHz）或经腔内360°环形探头（频率6.0～12.0 MHz），观察肛门直肠及其周围组织情况。

六、扫查方法及正常声像图

（一）扫查方法及顺序

1. 结肠·充盈肠腔后，按逆时针顺序依次检查直肠→乙状结肠→降结肠→结肠左曲→横结肠→结肠右曲→升结肠→回盲部。结肠检查需作连续不间断的长短轴和斜断面等相结合的"交叉式""拉网式"扫查（图8-2-3）。

2. 直肠、肛门

（1）肛周经体表检查选用高频线阵探头，装保护套。在肛缘周围作纵

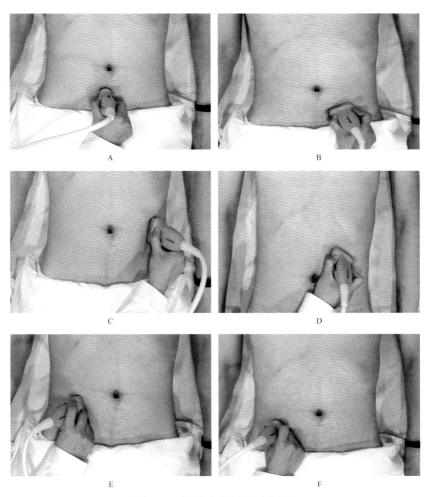

图 8-2-3　结肠扫查方法及顺序体表图

A. 直肠：耻骨上长、短轴断面扫查；B. 乙状结肠：左下腹连续长、短轴断面扫查；C. 降结肠：左腹直肌外长、短轴断面扫查；D. 横结肠：脐上方连续长、短轴断面扫查；E. 升结肠：右腹直肌外缘连续断面扫查；F. 回盲部：右下腹回盲瓣附近扫查。

向和横向连续扫查。皮下型脓肿、低位括约肌间肛瘘及向会阴部蔓延的瘘管一般可用此法检出。

（2）经直肠检查可以选择腔内线阵联合小凸阵的双平面探头，检查时分别使用线阵和小凸阵探头，沿直肠纵轴方向逐层扫查肛门直肠及其周围组织情况。

（3）腔内三维成像部分仪器配置360°线阵探头，行腔内成像，启动后可自动沿直肠纵轴方向旋转扫查，完成后可用成像软件进行分析，以短轴、长轴或任意角度重建。

（二）结肠、肛门常用断面声像图

1. 结肠断面（图8-2-4）

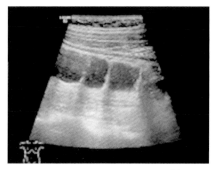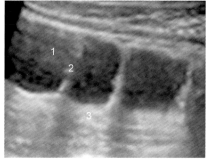

图8-2-4 **结肠断面**

1. 结肠；2. 结肠袋；3. 肠周脂肪。

（1）扫查方法：全腹部结肠走行区域连续扫查。

（2）注意事项：结肠范围广，由于结肠袋影响，整个结肠呈竹节状充盈。需注重连续、动态检查，检查过程中可改变体位，以获得最佳检查效果。

2. 直肠断面

（1）直肠短轴断面（图8-2-5）

1）扫查方法：360°旋转双平面环阵探头扫查直肠壁。

2）注意事项：直肠腔内检查前必须进行直肠指检，了解病史，与患者充分沟通，以减少不适，获得最佳图像。

（2）直肠长轴断面（图8-2-6）

1）扫查方法：360°旋转双平面线阵探头扫查直肠壁全周。

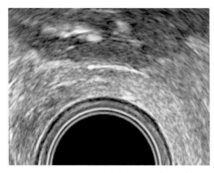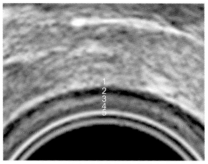

图8-2-5　直肠短轴断面（双平面探头环阵扫查）

1.浆膜层；2.固有肌层；3.黏膜下层；4.黏膜肌层；5.黏膜层及声学界面。

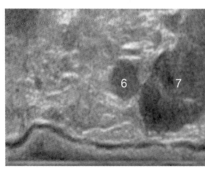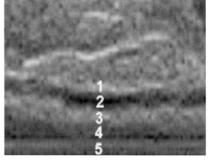

图8-2-6　直肠长轴断面（双平面探头线阵扫查）

1.浆膜层；2.固有肌层；3.黏膜下层；4.黏膜肌层；5.黏膜层及声学界面；6.输精管；7.精囊。

　　2）注意事项：不同角度直肠壁结构均有不同，例如前壁具备浆膜层结构而后壁不具备浆膜层结构，观察时注意区别。

　　（三）肛管断面

　　1.肛管长轴断面（图8-2-7）

　　（1）扫查方法：左侧卧位，将3D探头置于肛管内，启动后自动逐层扫查，再重建。

　　（2）注意事项：成像过程中，保持探头位置不变。

　　2.肛管上段短轴断面（图8-2-8）

　　（1）扫查方法：3D探头扫查后，计算机重建而成。由耻骨直肠肌（U

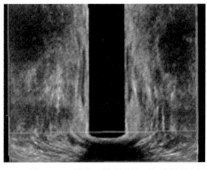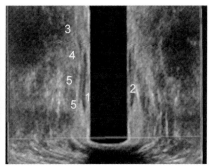

图8-2-7　腔内三维超声显示肛管长轴断面（经肛肠腔内360°环形探头扫查法，下同）

1.肛管黏膜；2.肛门内括约肌；3.肛提肌；4.耻骨直肠肌；5.肛门外括约肌。

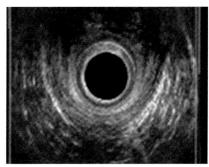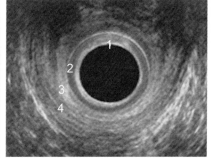

图8-2-8　腔内三维超声显示肛管上段短轴断面

1.肛管黏膜；2.肛门内括约肌；3.肛门外括约肌深部；4.耻骨直肠肌。

形肌环）下缘平面至肛门外括约肌前方完全融合平面。

（2）注意事项：肛门外括约肌深部与耻骨直肠肌在肛管后部互相融合，外括约肌在前部约11～1点处不完整。

3.肛管中段短轴断面（图8-2-9）

（1）扫查方法：同上。

（2）注意事项：肛门内括约肌在中间段水平为最厚，肛门外括约肌亦呈完整的环状结构。有时能显示截石位11点、1点方向低回声的会阴横肌。

4.肛管下段短轴断面（图8-2-10）

（1）扫查方法：同上。

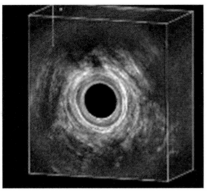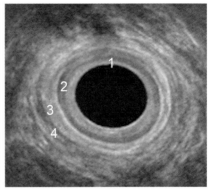

图8-2-9　腔内三维超声显示肛管中段短轴断面

1.肛管黏膜；2.肛门内括约肌；3.联合纵肌；4.肛门外括约肌浅部。

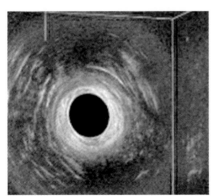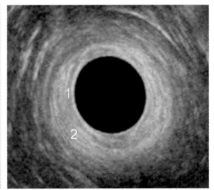

图8-2-10　腔内三维超声显示肛管下段短轴断面

1.联合纵肌；2.肛门外括约肌皮下部。

（2）注意事项：此段为肛门内括约肌下缘以下水平，肛门内括约肌环形低回声消失。

七、超声检查主要观察内容

主要观察指标包括：病变位置、形态和内部回声特点；肠壁厚度、层次结构和肠管蠕动情况；肠管周围脂肪组织、淋巴结和积液情况。

第三节 · 结直肠常见疾病

一、炎症性肠病

炎症性肠病（inflammatory bowel disease，IBD）是一种病因尚不明确的慢性非特异性肠道炎症性疾病，包括克罗恩病（crohn's disease，CD）和溃疡性结肠炎（ulcerative colitis，UC）。

Heyne及Drews等运用Limberg分型将彩色多普勒超声观察到的肠壁厚度及其血管化程度分为5型（图8-3-1）。

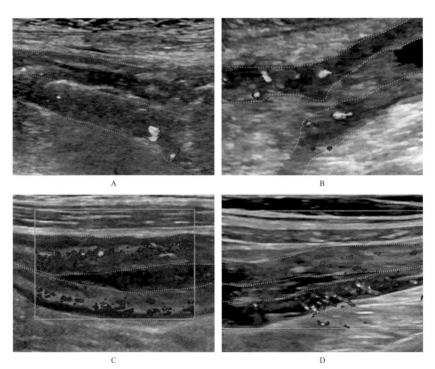

图8-3-1　炎症性肠病彩色多普勒超声分型

A. Limberg Ⅰ型；B. Limberg Ⅱ型；C. Limberg Ⅲ型；D. Limberg Ⅳ型。

Limberg 0 型：正常肠壁；

Limberg Ⅰ型：肠壁增厚；

Limberg Ⅱ型：肠壁增厚并出现较短的血管；

Limberg Ⅲ型：肠壁增厚并出现较长的血管；

Limberg Ⅳ型：肠壁增厚且出现能与肠系膜相连的长血管。

分级越高，表示炎症越活跃。目前认为处于Ⅰ、Ⅱ型为缓解期，Ⅲ、Ⅳ型为活动期。

（一）克罗恩病

1. 活动期超声特征

（1）病变呈节段性、跳跃性分布，肠壁非对称性增厚，层次模糊不清，黏膜下层增厚最显著（图8-3-2～图8-3-6）。

（2）并发症：受累肠管周围脂肪炎性改变，并可见淋巴结肿大，并发肠穿孔、瘘管或周围脓肿等。

（3）彩色多普勒超声：肠壁可检测出丰富的血流信号。Limberg分型一般为Ⅲ、Ⅳ型，提示为活动期。

2. 缓解期超声特征

（1）肠壁厚度变薄，层次恢复，肠壁层次可清晰或欠清晰（图8-3-7）。

（2）彩色多普勒超声：肠壁可见稀疏的血流信号。Limberg分型一般

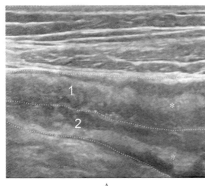

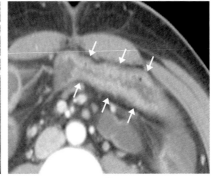

A　　　　　　　　　　　　　B

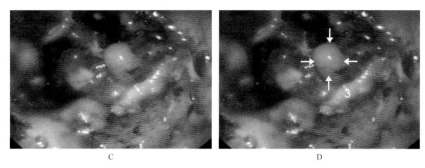

图 8-3-2　克罗恩病（活动期）

A. 超声：肠壁增厚，分层欠清晰，黏膜下层明显增厚（＊）；B. CT：肠腔纵断面，肠壁明显增厚，肠壁全层高增强（箭头之间：前后肠壁）；C. D. 内镜：黏膜表面有白苔、黏液附着，黏膜充血水肿，结节性增生（箭头）。A. 1. 前壁；2. 后壁白苔。

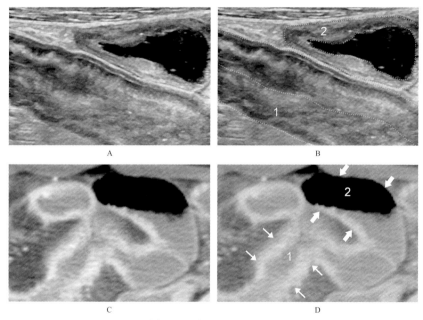

图 8-3-3　克罗恩病（活动期）

克罗恩病呈节段性、跳跃性分布，同一断面可同时显示轻度活动期肠段和重度活动期肠段。A. B. 超声：1. 重度活动期肠段断面，肠壁明显增厚，分层不清晰；2. 轻度活动期肠段断面，肠壁后壁稍增厚、分层尚清晰；C. D. 增强CT：1. 重度活动期肠段断面（细箭头），肠壁明显增厚，高增强；2. 轻度活动期肠段断面（粗箭头），肠壁后壁稍增厚，等增强。

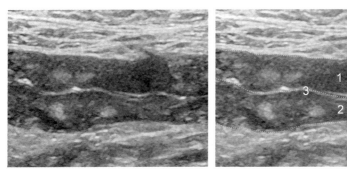

图8-3-4 克罗恩病（纤维性为主的狭窄）

肠壁回声减低，肠壁僵硬，肠腔狭窄。1.前壁；2.后壁；3.闭合的肠腔。

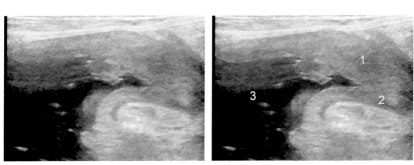

图8-3-5 克罗恩病（炎性为主的狭窄）

狭窄前的肠腔呈鸟嘴样扩张，前后肠壁增厚，肠周脂肪回声增高（＊）。1.前壁；2.后壁；3.肠腔。

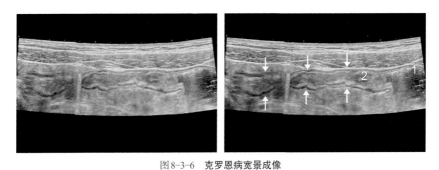

图8-3-6 克罗恩病宽景成像

右侧为增厚的肠壁，分层尚清晰。左侧为正常厚度的肠壁及肠腔液体。1.正常肠壁；2.增厚肠壁。

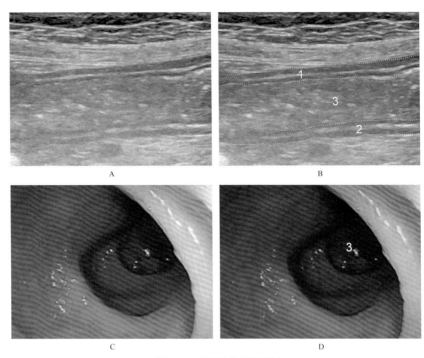

图8-3-7　克罗恩病（缓解期）

A.B.肠壁厚度正常，五层结构清晰可见，对称分布；C.D.内镜：肠壁光滑，未见明显溃疡及息肉样改变。1.前壁；2.后壁；3.肠腔。

为Ⅰ、Ⅱ型，提示为缓解期。

3. 临床概要·病变可累及胃肠道各部位，小肠和结肠均可发病，而以末段回肠及其邻近升结肠为主，多为节段性、非对称性分布。病变呈透壁性。典型临床表现为右下腹及脐周的慢性腹痛，伴腹泻，多为稀便或黏液便，病变侵及结肠时可为黏液脓血便，或者腹泻与便秘交替出现。部分病例可在右下腹扪及肿块。

（二）溃疡性结肠炎

1. 活动期超声特征

（1）肠壁增厚，但增厚程度比克罗恩病轻。肠壁增厚多局限于黏膜层及黏膜下层（图8-3-8）。

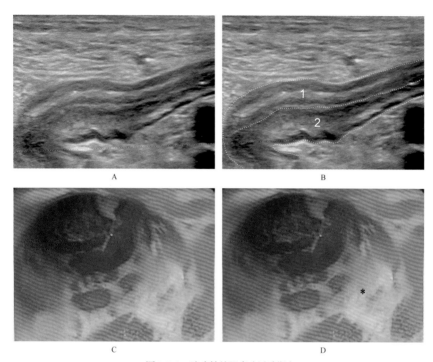

图8-3-8   **溃疡性结肠炎（活动期）**

A. B. 乙状结肠肠壁对称性、均匀性、弥漫性增厚，病变局限于黏膜层和黏膜下层，肠壁层次清晰；
C. D. 内镜：黏膜表面有白苔（＊）、黏液附着，黏膜充血糜烂，触之易出血。1.前壁；2.后壁。

（2）累及范围通常较广泛，多为连续性，左半结肠为主。

（3）彩色多普勒超声：肠壁可见丰富的血流信号。Limberg分型为Ⅲ、Ⅳ型，提示为活动期。

2. 缓解期超声特征

（1）肠壁厚度变薄，层次恢复。肠壁各层次可清晰显示。

（2）彩色多普勒超声：肠壁可检测出稀疏的血流信号，Limberg分型一般为Ⅰ、Ⅱ型，提示为缓解期。

3. 临床概要 · 病变多位于左半结肠，自远段直肠开始，逆行向近段发展，甚至累及全结肠，呈连续性、弥漫性分布。病变主要集中在黏膜和黏膜下层，很少侵及肌层。主要临床症状为持续性或反复发作的腹泻、黏液脓血便及腹痛，可伴有皮肤坏疽、口腔炎、硬化性胆管炎、关节病、眼部病变等肠外表现（表8-3-1、图8-3-9）。

表8-3-1 克罗恩病和溃疡性结肠炎临床表现

临床表现	克罗恩病	溃疡性结肠炎
症状	有腹泻但脓血便少见	脓血便多见
病变分布	呈节段性	病变连续
直肠受累	少见	绝大多数受累
末端回肠受累	多见	少见
肠腔狭窄	多见，偏心性	少见，中心性
瘘管形成	多见	罕见
内镜表现	纵行或匐行溃疡，伴周围黏膜正常或鹅卵石样改变	溃疡浅，黏膜弥漫性充血、水肿、颗粒状，脆性增加
病理改变	病变表现为节段性透壁性炎症，有裂隙状溃疡、非干酪性肉芽肿等	病变主要在黏膜层及黏膜下层，有浅溃疡、隐窝脓肿、杯状细胞减少等

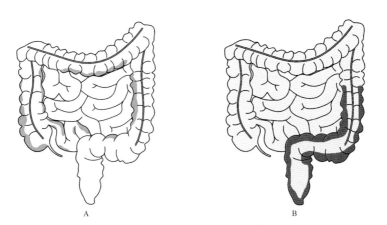

图8-3-9 克罗恩病及溃疡性结肠炎

A. 克罗恩病分布示意图：病变呈跳跃性，肠壁受累不对称，最常累及右半结肠及末端回肠，也可位于空肠、回肠及结肠各部位；B. 溃疡性结肠炎分布示意图：病变起自左半结肠，多呈连续性、对称性分布，直肠多受累。

4. 注意事项·炎症性肠病反复发作者可存在肠腔狭窄、肠壁僵硬，分为炎性为主和纤维性为主的狭窄。炎性为主的狭窄以抗炎治疗为主，纤维性为主的狭窄只能通过手术治疗。有时炎性狭窄和纤维性狭窄可同时存在。

（三）缺血性结肠炎

缺血性结肠炎（ischemic enteritis）是由于血管闭塞性或非闭塞性疾病引起的结肠供血不足而导致结肠缺血的一组综合征。

1. 超声特征

（1）肠壁呈高回声，层次可清晰或不清晰（图8-3-10）。

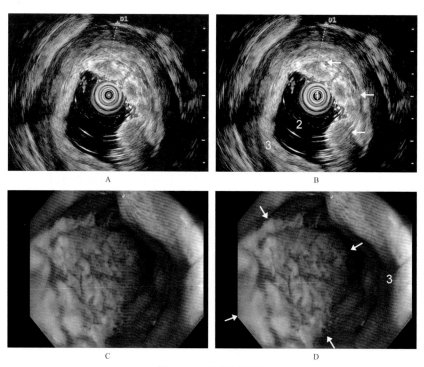

图8-3-10　**缺血性结肠炎**

A. B. 超声内镜：一侧肠壁增厚（箭头），黏膜层、黏膜肌层、黏膜下层结构紊乱，呈现不均匀高回声，固有肌层结构清楚，肠壁明显增厚；C. D. 肠镜下见结肠黏膜充血肿胀，可见纵行溃疡，上覆黄白苔，清水难以冲洗干净（箭头）。1. 超声内镜；2. 肠腔；3. 正常肠壁。

（2）肠壁弥漫性增厚，与正常肠壁相延续。

（3）彩色多普勒超声：肠壁间无或仅有少量血流信号。

2. **临床概要**·多见于老年人，以急性腹痛、血便、腹泻为主要临床症状。可分为三型：一过性肠炎型、狭窄型、坏疽型。

3. **注意事项**·低频超声可用于显示病变范围、发生部位，高频超声可显示肠壁层次结构、肠壁厚度及肠壁厚度是否均匀。因此，此类疾病需使用高低频超声探头联合扫查，以便于更好地诊断。

二、结肠癌

结肠癌（colon cancer）是起源于结肠黏膜上皮的恶性肿瘤，是胃肠道常见的恶性肿瘤。

（一）超声特征

（1）病变呈低回声或强弱不等、以低回声为主的实性肿块回声。

（2）肿块浸润生长导致肠壁偏心性增厚、肠壁层次结构不清、肠腔狭窄，表现为"假肾征"（图8-3-11）：周边部为实质性低回声，类似肾的皮质；中心部肠腔为高回声，类似肾集合系统。肿块横向扫查时表现为中心强回声、周边低回声的"靶环征"。

（3）可出现不同程度的梗阻。梗阻近端肠腔扩张，内容物滞留。

（4）肿瘤部位肠管僵硬，肠蠕动消失。

（5）可见淋巴结及肝脏等脏器转移。

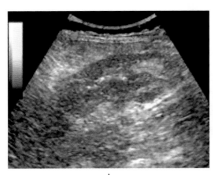
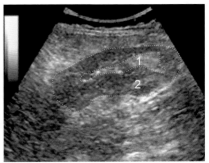

A　　　　　　　　　　　　　　B

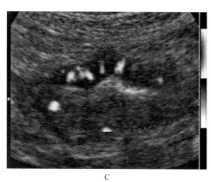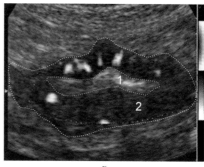

C　　　　　　　　　　　　　　　　　D

图 8-3-11　**结肠癌**

A.B.降结肠肠壁局限性增厚，肠腔狭窄，呈"假肾征"；C.D.肠壁见较丰富血流信号。B.D.1.结肠肠腔及其内容物；2.局限增厚的肠壁。

（二）临床概要

结肠癌按大体形态可分为：肿块型、溃疡型、缩窄型（浸润型）、混合型。病理组织学类型以腺癌为主，其次是黏液癌、未分化癌和鳞状细胞癌。结肠癌转移方式为直接浸润、淋巴结转移、血行转移（主要是肝和肺）和腹腔种植等。

（三）注意事项

为了避免误诊漏诊，除超声检查外还需结合内镜检查、直肠指诊、CT、MRI、肿瘤标志物指标等结果综合评价。

三、结肠息肉

结肠息肉（polyp of colon）是指由肠黏膜突向肠腔的赘生物（包括肿瘤性和非肿瘤性），大多数为单发，少数可多发（约20%）。

（一）超声特征

（1）常规超声检查较难发现结肠息肉，经大肠灌水或造影剂灌注后，可在充盈的肠腔肠壁黏膜层显示乳头状突起。

（2）息肉回声可呈稍低、中等或稍高回声。表面较光滑，可有蒂，随肠蠕动而摆动。

（3）息肉附着处肠壁黏膜下各层次结构清晰（图8-3-12）。

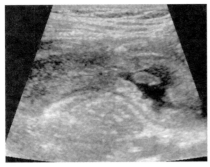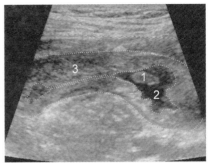

图 8-3-12 　结肠息肉（克罗恩病并发结肠息肉）

患者口服甘露醇后检查，右下腹升结肠黏膜面见一个中等回声区，大小 0.9 cm×0.4 cm，边界清楚。1. 息肉；2. 肠腔内液体；3. 增厚的肠壁。

（二）临床概要

结肠息肉可分为有蒂型、无蒂型和广基型。按照 Morgan 组织学分类可分为肿瘤性、错构瘤性、炎症性和化生性。多数患者无典型的临床表现，常见症状包括便血（隐血多见）、便秘、排便不畅和排便习惯改变等。

（三）注意事项

注意观察息肉是否有恶变的表现，如宽基底、内部血流丰富、表面凹凸不平、基底部肠壁层次不清等。

四、结肠脂肪瘤

结肠脂肪瘤（colonic lipoma）是常见的非上皮性良性肿瘤。

（一）超声特征

（1）呈均匀的高回声团块，形态规则，边界清晰，位于结肠黏膜下层（图 8-3-13）。

（2）彩色多普勒超声：病灶内未见明显血流信号。

（二）临床概要

患者常无明显临床症状。症状常与脂肪瘤大小相关，常见临床表现为腹痛、便血、大便习惯改变等。

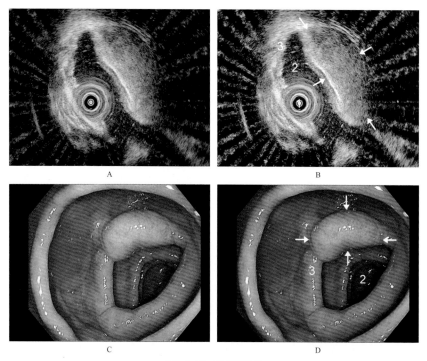

图 8-3-13　结肠脂肪瘤

A. B. 超声内镜：病灶（箭头）源于黏膜下层，呈均匀偏高回声，其余层次结构清晰；C. D. 内镜：升结肠黏膜下可见一隆起性病变（箭头），表面光滑，淡黄色。1. 超声内镜；2. 肠腔；3. 肠壁。

（三）注意事项

极少恶变。直径较大时可选择切除。

五、直肠间质瘤

直肠间质瘤（rectal stromal tumor）是消化道间叶源性肿瘤，较胃、小肠肿瘤少见，好发于中老年人，平均发病年龄为60岁，其中男性较多见。

（一）超声特征

（1）直肠肌层内低回声肿物、边界清晰，可局限于壁间或向腔内、腔外突出，周边黏膜下层及肌层结构完整（图8-3-14）。

（2）彩色多普勒超声：病灶内部可见较丰富血流信号。

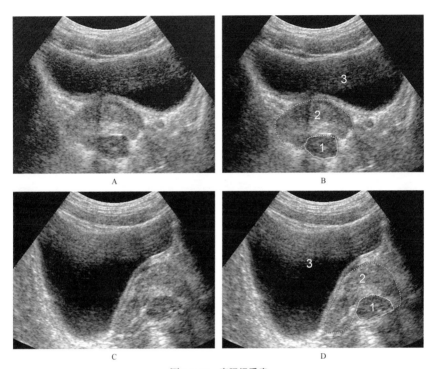

图8-3-14　**直肠间质瘤**

A. B. 横向扫查；C. D. 纵向扫查。前列腺后方、直肠肌层内见一个低回声肿块（实线），大小2.5 cm×1.8 cm，边界清，形状规则。1. 病灶；2. 前列腺；3. 膀胱。

（二）临床概要

直肠间质瘤的临床症状与肿瘤大小有关，体积较小（直径＜2.0 cm）时，可无任何症状，体积较大时可引起尿频、排尿困难、便秘、腹痛等。

六、直肠癌

直肠癌（carcinoma of the rectum）是指从齿状线至直肠乙状结肠交界处之间的恶性肿瘤。

（一）超声特征

（1）肠壁不规则增厚，肠壁层次结构受到破坏（图8-3-15～图8-3-17）。

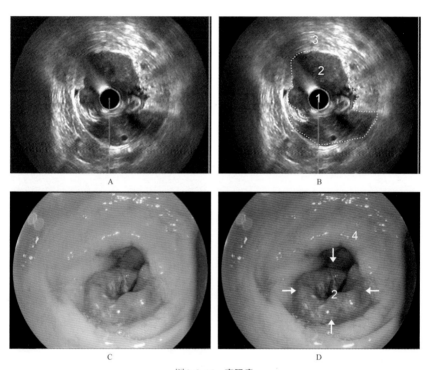

图8-3-15　**直肠癌**

A. B. 直肠三维超声：直肠全周肠壁内见一个低回声肿块，形状不规则，边界清晰，呈毛刺状向周围延伸，肠壁的层次结构不清；C. D. 内镜：直肠腔内见环形肿块突起，占据整个肠腔。1. 超声内镜；2. 病灶；3. 直肠周围软组织；4. 正常肠壁。

（2）肿块多呈不均匀低回声。少数可呈结节状，突向肠腔内，黏膜多不光整，有时可见表面凹陷的溃疡表现。

（3）彩色多普勒超声：肿物内可见丰富血流信号，血管走行不规则，基底部血管多较粗大，可检测出动脉血流频谱。

（4）肠周淋巴结可肿大。

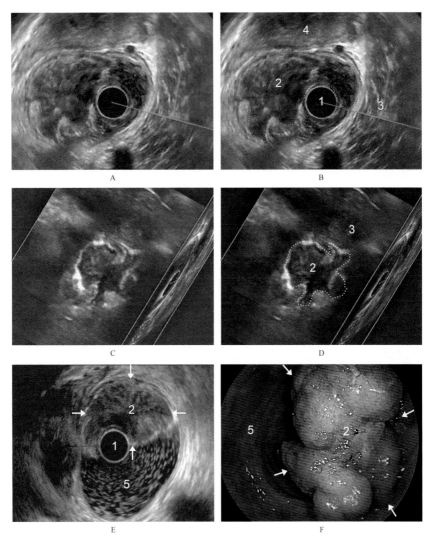

图8-3-16　直肠癌

A. B. 直肠三维超声：截石位7—4点处，直肠肠壁内见一个低回声肿块，形状不规则，边界清晰；
C. D. 直肠三维超声任意角度重建，肿块呈毛刺状突破浆膜层，向周围延伸，肠壁的层次结构不
清；E. 超声内镜直肠腔内低回声占位；F. 内镜：直肠腔内见巨大肿块突起。1. 超声内镜；2. 病
灶；3. 直肠周围软组织；4. 子宫；5. 肠腔。

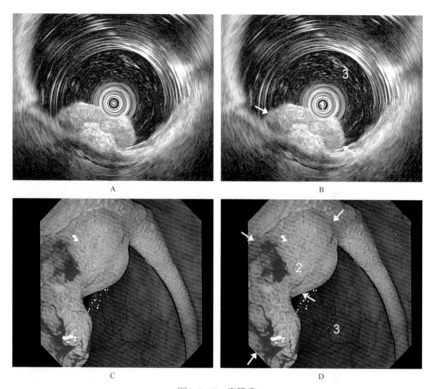

图8-3-17　**直肠癌**

A.B. 超声内镜：直肠病变呈等回声，向腔内突出，边界清晰，内部回声均匀，起源于固有肌层浅层可能；C.D.肠镜：直肠见一黏膜隆起，边界清，表面凹陷。1.超声内镜；2.病灶；3.肠腔。

（5）超声内镜可取组织进行活检，对黏膜下肿瘤等作出定性诊断。

（二）临床概要

　　直肠癌的超声检查可提供病灶的大小、范围、浸润深度、周围侵犯情况及是否有淋巴结转移等信息，有助于明确疾病分期。

七、直肠神经内分泌瘤

　　神经内分泌肿瘤（neuro-endocrine tumor，NET）是指来源于肽能神经元和神经内分泌细胞的异质性肿瘤，位于直肠的NET即为直肠神经内分泌肿瘤（rectal neuro-endocrine tumor，RNET），是高分化神经内分泌肿瘤，分级为G1和G2。

（一）超声特征

（1）肿瘤发生在直肠黏膜下层的深方，向肠腔突出，一般体积不大，直径0.5～1.0 cm（图8-3-18）。

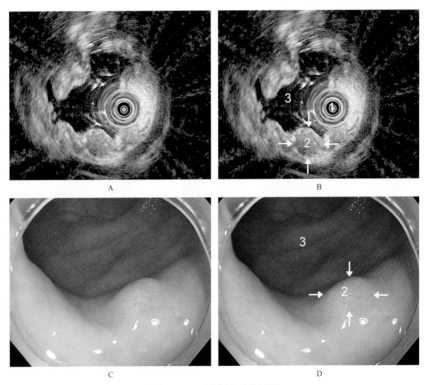

图8-3-18   **直肠神经内分泌瘤**

A. B. 超声内镜：病灶源于黏膜深层，呈均匀低回声，边界清晰；C. D. 内镜下见一乳头样黏膜隆起改变，表面光滑，无蒂。1. 超声内镜；2. 病灶；3. 肠腔。

（2）小的直肠NET通常是圆形，颜色发黄，无蒂；也可以是小的扁平隆起样外观，质地较硬，表面黏膜完整光滑。当直径变大或者表面溃疡或糜烂时有恶变可能。

（二）临床概要

直肠神经内分泌肿瘤是最常见的神经内分泌肿瘤之一，该病多发生于青壮年男性。可表现为便血、胶冻样便、大便次数增多。大多数情况下，直肠指诊可发现病变。有些病灶可分泌具有生理功能的活性物质，出现皮肤潮红、出汗、腹泻等。治疗上以手术为主。神经内分泌肿瘤有一种非常重要的肿瘤标志物，叫作嗜铬素A（chromogranin A, Cg A）。

（三）注意事项

直肠NET的恶性潜能与大小和组织病理学密切相关。当肿瘤直径小于1 cm时，大多数是良性的。但是，直径1～2 cm的直肠NET有10%～15%的转移风险，直径大于2 cm直肠NET转移的风险可达到60%～80%。

第四节·肛门及肛周常见疾病

一、肛周脓肿

肛周脓肿（perianal abscess）是发生于肛门、肛管和直肠周围的急性化脓性感染性疾病。

（一）超声特征（表8-4-1）

表8-4-1　肛周脓肿的超声表现

期　　别	灰阶超声	彩色多普勒超声
脓肿形成前期（炎症期）	肛管直肠周围软组织内均见均匀低回声区，边界不清，形状多不规则	脓肿内部及周边可见"星点状"血流信号
脓肿形成期	可见混合回声区或无回声区，内部见点状弱回声或斑片状等或高回声，后方回声增强，加压见内部液体流动。脓腔周围可见炎性水肿，呈鹅卵石样（强回声伴纤细网格样无回声）	脓肿壁及周边可见散在血流信号，脓腔内部无明显血流信号

期　别	灰阶超声	彩色多普勒超声
脓肿后期	多呈不均匀性低或无回声，脓腔缩小，形态不规则，囊壁可见斑点样强回声	病灶内无明显血流信号

（二）肛周脓肿分类

根据脓肿发生部位、蔓延途径等，参考Eisenhammer等的分类法，可分为五种类型（图8-4-1）。

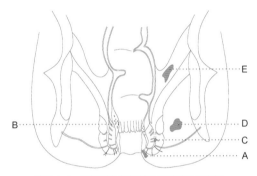

图8-4-1　不同部位肛周脓肿解剖部位示意图

A. 皮下脓肿或皮内脓肿；B. 黏膜下或黏膜皮肤脓肿；C. 低位肌间或高位肌间脓肿；D. 坐骨直肠间隙脓肿；E. 骨盆直肠间隙脓肿。

（1）皮下脓肿或皮内脓肿（Ⅰ型）：见图8-4-2。

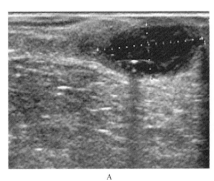

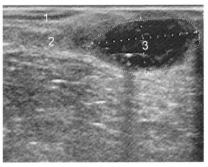

A   B

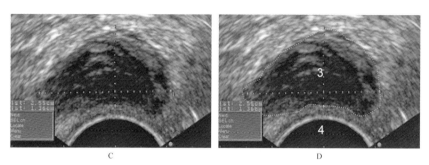

图8-4-2　皮下脓肿或皮内脓肿

A. B. 肛周皮下软组织内见一个极低回声区（虚线），大小2.9 cm×1.2 cm，边界清，位于皮下间隙（腔内线阵所见）；C. D. 肛周皮下软组织内见一个极低回声区（虚线），大小2.6 cm×1.4 cm，边界尚清（腔内小凸阵所见）。1. 内括约肌；2. 外括约肌；3. 脓肿；4. 肛管下缘。

（2）黏膜下或黏膜皮肤脓肿（Ⅱ型）：见图8-4-3。

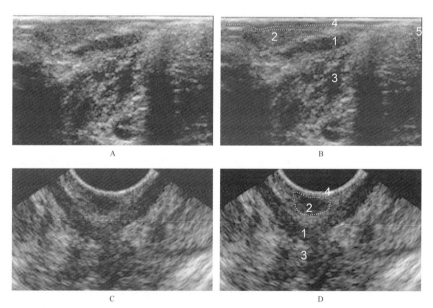

图8-4-3　黏膜下或黏膜皮肤脓肿

A. B. 直肠黏膜下见一个低回声区（虚线），大小2.3 cm×1.8 cm，边界欠清（经直肠腔内线阵探头所见）；C. D. 同一患者，内括约肌与黏膜之间间隙增宽，内见低回声区（虚线），大小1.5 cm×0.6 cm（经腔内小凸阵探头所见）。1. 内括约肌；2. 脓肿；3. 外括约肌；4. 肛管黏膜；5. 肛缘部位。

（3）低位肌间脓肿或高位肌间脓肿（Ⅲ型）：见图8-4-4。

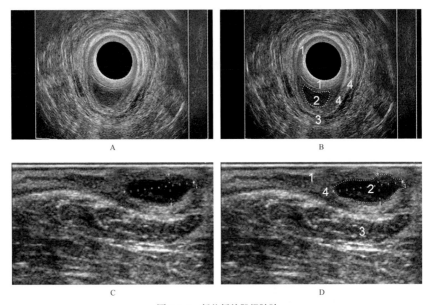

图8-4-4　低位括约肌间脓肿

A. B. 5～7点处内外括约肌肌间见低回声区（虚线），大小1.9 cm×1.7 cm，边界尚清（经腔内三维探头所见）；C. D. 内外括约肌间见一个低回声区（虚线），大小2.1 cm×0.7 cm，边界欠清（经腔内线阵探头所见）。1.内括约肌；2.脓肿；3.外括约肌；4.内外括约肌间隙。

（4）坐骨直肠间隙脓肿或骨盆直肠间隙脓肿（Ⅳ型）：见图8-4-5、图8-4-6。

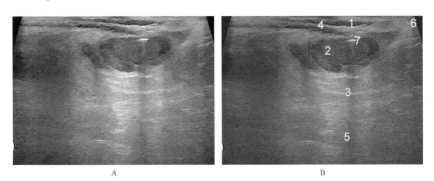

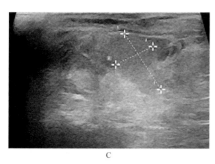
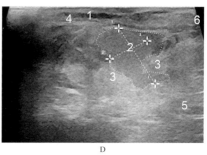

C   D

图8-4-5 坐骨直肠间隙脓肿（合并括约肌间脓肿）

A. B. 括约肌间见一个低回声区（虚线），大小1.9 cm×0.8 cm，边界欠清，形状欠规则，内部回声欠均匀，内含一个条状伴高回声，后方伴声影（经腔内线阵探头所见）；C. D. 同一患者邻近点位脓肿向坐骨直肠间隙突破，见一个稍低回声区（虚线），大小2.4 cm×1.5 cm，边界欠清，形状欠规则（经腔内线阵探头所见）。1. 内括约肌；2. 脓肿；3. 外括约肌；4. 联合纵肌；5. 坐骨直肠间隙；6. 肛缘；7. 异物（鸡骨）。

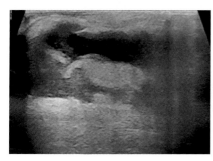
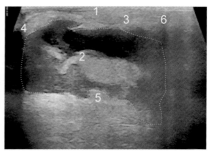

图8-4-6 坐骨直肠间隙脓肿

坐骨直肠间隙见一个混合回声区（虚线），大小6.3 cm×2.5 cm，边界欠清，内部见不规则实性回声，顶部未突破肛提肌（经腔内线阵探头所见）。1. 内括约肌；2. 脓肿；3. 外括约肌；4. 肛提肌；5. 坐骨直肠间隙；6. 肛缘。

（5）肛瘘形成（Ⅴ型）：见图8-4-7。

（三）临床概要

肛周脓肿发病率约为2%，占肛肠疾病的8%～25%。多见于20～40岁的男性，男性发病率是女性的3～4倍。

（四）注意事项

超声检查时注意观察是否形成脓肿以及脓肿的部位和范围。判断肛周

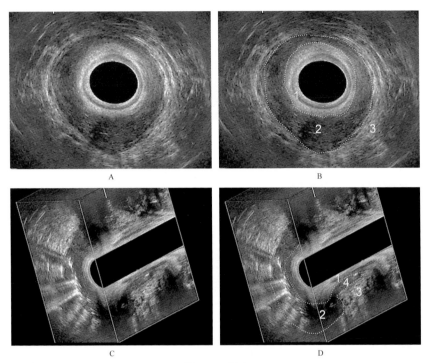

图8-4-7　**肛瘘**

A. B. 横断面示内外括约肌间见一个马蹄形低回声（经腔内三维探头所见）；C. D. 矢状面示肛管中段见一个细管状低回声走行于括约肌间，形成瘘管（经腔内三维探头所见）。1. 肛门内括约肌；2. 脓肿；3. 肛门外括约肌；4. 括约肌间瘘管。

脓肿是否合并瘘管形成，对临床选择不同治疗方案有重要意义。

肛周脓肿需要与感染性内痔、肛周淋巴瘤、坏死性筋膜炎等鉴别。

二、肛瘘

肛瘘（anal fistula）多继发于坐骨直肠窝脓肿，脓肿向会阴部皮肤或肛管蔓延，通过内外括约肌、经肛窦底部穿破形成肛瘘，典型者包括内口、外口和瘘管。内口多位于齿状线部，外口多位于肛周皮肤上。

（一）超声特征

（1）肛瘘发作期表现为肛周软组织内管道样的低回声，内可见呈无回声的脓液，有时可见气体样强回声。

（2）瘘管延续方向上可见肛管局部黏膜连续性中断。

（3）肛周可见局部皮肤连续性中断（图8-4-8）。

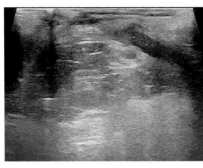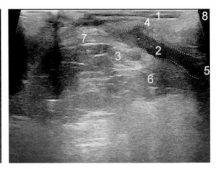

图8-4-8　肛瘘

瘘管跨越肛门外括约肌（深浅部交界区），经肛管腔内扫查，显示内口与部分瘘管（经腔内线阵探头所见）。1. 内括约肌；2. 瘘管；3. 外括约肌（深浅部）；4. 内口方向；5. 外口方向；6. 坐骨直肠间隙；7. 耻骨直肠肌；8. 肛管肛门端。

（二）临床概要

肛瘘按照瘘管与括约肌的关系分为四类（即肛瘘 Parks 分类，图8-4-9），包括括约肌间瘘（约占70%）、经括约肌瘘（约占25%）、括约肌上瘘（约占5%）、括约肌外瘘（极少见）。当怀疑括约肌上与括约肌外瘘时，建议进一步行磁共振检查。

临床亦广泛应用美国结直肠外科医师协会推荐的简单、复杂型肛瘘分类标准：① 简单型瘘，是低位（内口位于齿状线下方）的表浅括约肌间瘘，体表只有一个外口，不合并肛周脓肿；② 复杂型瘘，是高位（内口位于齿状线上方）的括约肌间型、经括约肌型、括约肌上型或括约肌外型，含多个外口或分支瘘管，可能并发肛周脓肿、膀胱阴道瘘及克罗恩病肛瘘等。

超声检查评估内容：根据瘘管走行，以肛门时钟方位描述内、外口位置；描述有无分支瘘管及特殊类型肛瘘；明确有无脓肿；结合彩色多普勒超声分析病灶是否为活动期（图8-4-9）。

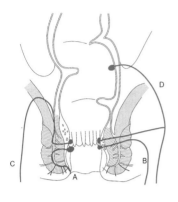

1. 括约肌间瘘·括约肌间间隙增宽，瘘管不跨越肛门外括约肌（图8-4-10）。

2. 经括约肌瘘·瘘管跨越肛门外括约肌（深浅部交界区）（图8-4-11）。

图8-4-9　肛瘘Parks分类示意图

A. 括约肌间型（70%）；B. 经括约肌型（25%）；C. 括约肌上型（5%）；D. 括约肌外型（极少见）。

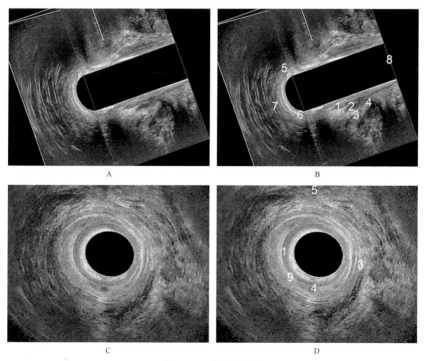

图8-4-10　括约肌间瘘

A. B. 三维超声长轴矢状断面显示括约肌间瘘；C. D. 6点处见内口（经腔内三维探头所见）。1. 内括约肌；2. 瘘管；3. 外括约肌；4. 内口位置；5. 12点方位；6. 6点方位；7. 肛管肛门端；8. 肛管深部端；9. 括约肌间间隙。

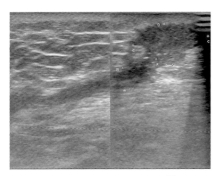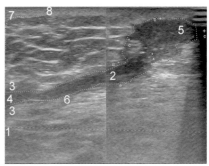

图8-4-11　**经括约肌瘘**

瘘管跨越肛门外括约肌（深浅部交界区），经体表高频超声探头扫查，双幅拼接显示瘘管全程与外口。1.内括约肌位置；2.瘘管；3.外括约肌；4.内口；5.外口；6.坐骨直肠间隙；7.肛缘；8.臀部皮肤。

3. 括约肌上瘘·瘘管在耻骨直肠肌平面以上穿过肛提肌，然后向下行至坐骨直肠间隙（图8-4-12）。

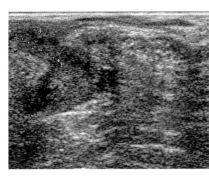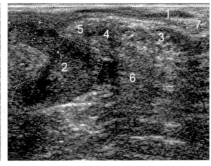

图8-4-12　**括约肌上瘘**

瘘管自耻骨直肠肌上水平穿过肛提肌至坐骨直肠间隙（经腔内线阵探头所见）。1.肛门内括约肌；2.瘘管；3.肛门外括约肌；4.耻骨直肠肌；5.肛提肌；6.坐骨直肠间隙；7.肛管肛门端。

4. 括约肌外瘘·临床极少见，瘘管穿越肛提肌与直肠相通。

（三）注意事项

（1）确定肛瘘内口的位置对明确肛瘘诊断非常重要，超声检查时要注意观察内口位置。矢状面可清晰显示内括约肌下缘，通常可测量内口与其之间的距离来定位。当由于病变致内括约肌下缘无法辨认时，可通过旋转探头至邻近显示清晰的位置来标记（图8-4-13）。

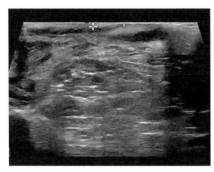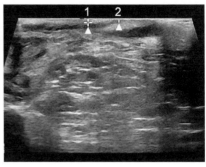

图8-4-13 肛瘘内口测量图

测量内口至内括约肌下缘距离，定位内口在肛管的位置（经腔内线阵探头所见）。1.瘘管内口；2.内括约肌下缘。

（2）掌握Goodsall法则，对评估肛瘘的走行有帮助（图8-4-14）。以肛门口为中心画一条横线，外口位于横线下方的瘘管常走行弯曲，内口多位于肛管后正中；外口位于横线上方的瘘管常为直行，内口多位于附近肛窦处。肛瘘走行与肛周浅层淋巴向腹股沟淋巴结回流方向相关。

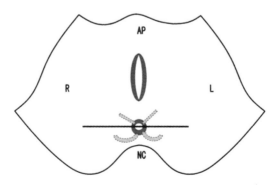

图8-4-14 Goodsall法则示意图

（3）肛瘘内口的判断："气泡征""切线征""出芽征"等（图8-4-15）。

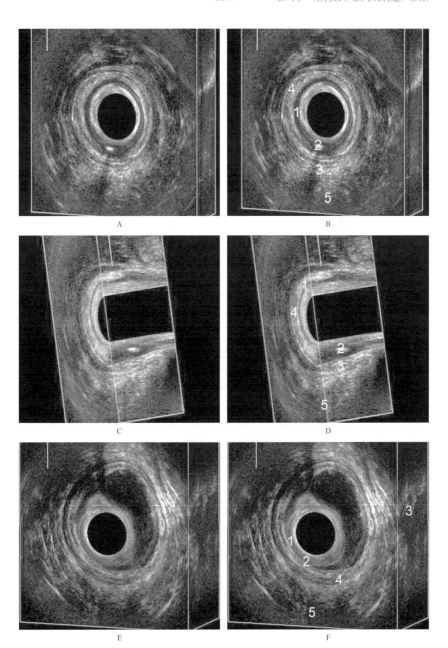

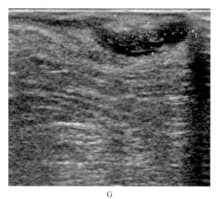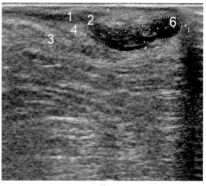

G   H

图8-4-15 **肛瘘内口声像图**

A. B. C. D. "气泡征"，6点处齿线附近水平，内括约肌内见圆形小缺损，内含气体，后方见声影（经腔内三维探头所见）；E. F. "切线征"，6点处见瘘管与内括约肌切线相交（经腔内三维探头所见）；G. H. "出芽征"，括约肌间肛瘘，形似下段内括约肌上长出的叶芽，大小2.5 cm×0.7 cm（经腔内线阵探头所见）。1. 内括约肌；2. 肛瘘内口；3. 外括约肌；4. 括约肌间间隙；5. 6点方位；6. 外口。

（4）一个内口、两个瘘管，多个内口、多个瘘管，以及脓肿、肛瘘同时存在时，容易出现漏诊，诊断过程要更加仔细。

三、直肠阴道瘘

直肠阴道瘘（rectovaginal fistula，RVF）是直肠和阴道两上皮表面之间的先天性或后天性通道，临床较为少见。

（一）超声特征

（1）常规超声较难发现瘘管。

（2）直肠前壁与阴道后壁间偶见管道样的低回声或无回声区，有时可见气体样强回声。瘘管延续方向上直肠和阴道壁局部黏膜连续性中断。

（3）超声造影有助于观察瘘管（图8-4-16）。

（二）临床概要

主要临床表现为阴道排气、排便，严重时大便不能自控。根据瘘口的大小、位置、病因分为单纯性和复杂性：瘘口≥2.5 cm者为复杂性，瘘口<2.5 cm者为单纯性。

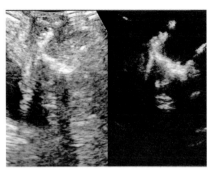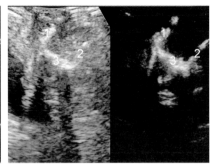

图8-4-16 直肠阴道瘘

经阴道置管进行超声造影，直肠和阴道之间见造影剂通过。1.阴道；2.直肠；3瘘。

　　根据位置的高低分为3种类型：高位是指阴道侧瘘口位于宫颈平面或高于宫颈平面；低位是指瘘口直肠侧位于齿状线或低于齿状线，而阴道侧位于阴唇系带或低于阴唇系带；中位是指位于以上两者之间。复发性的RVF属复杂性。

　　根据RVF发生的时间分为早期瘘和迟发瘘：早期瘘一般指在围手术期发生者，或术后4周内发生者；迟发瘘指在术后4周以后发生者。

（三）注意事项

　　一般无法自愈，大部分患者需要手术干预。

第五节·结直肠、肛门及肛周超声报告

一、结直肠超声报告

（一）报告书写内容

　　1.第一部分·为描述超声检查所见，主要内容包括：① 结直肠整体情况：结直肠肠壁厚度、层次结构、肠管蠕动及肠管周围脂肪组织、淋巴结和积液情况；② 如果发现结直肠扩张，还应描述扩张情况；如果发现肠瘘，还应描述瘘管走行情况；③ 结直肠内占位性病灶：病灶数目、部位、大小、形态、边界、内部回声、后方回声，病灶与周围脏器的毗邻关系，病灶内部的血供情况。

2. **第二部分**·为超声检查结论，主要包括超声诊断及下一步的检查建议。超声诊断包括定位诊断（解剖位置）、定性诊断（物理性质）及病因病理等内容。

（二）报告模板·见附录七、附录八。

二、 肛门及肛周超声报告

（一）报告书写内容

1. **第一部分**·为描述超声检查所见，主要内容包括：① 肛门及肛周整体情况：肛门及肛周管壁厚度、层次结构、肛管周围脂肪组织、淋巴结和积液情况；② 如果发现肛瘘，还应描述瘘管走行；③ 肛门及肛周内占位性病灶：病灶数目、部位、大小、形态、边界、内部回声、后方回声，病灶与周围脏器的毗邻关系，病灶内部的血供情况。

2. **第二部分**·为超声检查结论，主要包括超声诊断及下一步的检查建议。超声诊断包括定位诊断（解剖位置）、定性诊断（物理性质）及病因病理诊断等内容。下一步的检查建议包括需要鉴别诊断的疾病，以及需要建议的实验室、影像学或病理学检查等。

（二）报告模板·见附录八、附录九、附录十。

第九章

腹腔和腹膜后疾病超声诊断

第一节 · 腹膜腔和腹膜后解剖及超声扫查方法

一、腹膜腔和腹膜后解剖

腹腔包括腹腔内脏器、腹膜腔和腹膜后间隙，上至横膈，底部为盆腔壁，后方为脊柱。

腹膜分为壁层腹膜和脏层腹膜，两层腹膜之间的间隙为腹膜腔。壁层腹膜覆盖腹腔和盆腔壁表面，脏层覆盖腹腔内脏器表面，壁层腹膜自腹壁及盆壁移行至腹腔内脏器并在各脏器之间移行，由此形成各种腹膜结构及腹膜间间隙，腹膜间间隙为腹膜腔一部分。

腹膜后间隙位于后腹膜及腹腔内脏器附着处的后方，上至膈肌，下至盆底部，并与盆腔的腹膜后间隙相通。腹横筋膜起自于侧腹壁并分为肾前筋膜和肾后筋膜两层，两侧的肾前筋膜于腹主动脉前方相融合，两侧的肾后筋膜分别附着于腰椎椎体，单侧的肾前、肾后筋膜于肾脏和肾上腺上方融合。

肾前筋膜和肾后筋膜将腹膜后间隙由前至后分为三个间隙，分别为：壁层腹膜与肾前筋膜之间的肾旁前间隙，肾旁前间隙还包括升结肠、降结肠后方；肾前和肾后筋膜围成的肾周间隙；肾后筋膜与髂腰筋膜之间的肾旁后间隙。

腹膜后间隙包含的主要结构为腰腹腔神经干、腹腔神经丛、腹膜后淋巴结和淋巴管及位于腹膜后的腹膜外脏器，腹膜外脏器仅脏器前面覆盖腹膜，如肾、肾上腺、胰腺、部分十二指肠、腹主动脉及下腔静脉等。

二、超声检查适应证

（1）急性或慢性腹部疼痛，需排除有无腹膜炎、腹腔炎症性病变及腹腔积液。

（2）闭合性腹部外伤，怀疑腹腔及腹膜后积血。

（3）已明确急性腹膜炎的患者，需了解腹腔积液的位置、积液量及积液性质。

（4）腹腔肿块需要明确病变来源。

（5）腹腔介入性操作如穿刺活检、置管引流、消融等需要超声引导。

（6）已明确腹膜腔及腹膜后肿瘤的患者，需了解肿瘤的进展程度。

三、检查前准备

检查前一晚清淡饮食，空腹 6～8 h 以上，以减少肠道气体干扰。探查腹膜后盆腔病变可嘱患者饮水以适当充盈膀胱。胃肠道充气明显者，可先行排便或清洁灌肠。急腹症患者则无需任何准备。

四、检查体位

（1）平卧位：最常用的体位。受检者充分暴露腹部，平静呼吸。

（2）侧卧位：作为平卧位的补充体位。左侧卧位时受检者右臂上举至头顶以充分暴露检查部位，反之亦然。

五、超声仪器

彩色多普勒超声诊断仪，常规选用低频凸阵探头（中心频率 3.5 MHz），体形消瘦者或儿童可选用高频线阵探头（频率 > 7.5 MHz）。

六、检查方法

正常情况下，腹膜腔及腹膜后间隙不能或较难显示，如果超声显示腹腔存在病变，可通过显示腹腔内脏器及血管帮助确定病变的解剖位置。

病变显示不满意时，可嘱患者饮水（建议饮用非含气水），以胃肠道内液体为声窗，或者通过加压探头以推开病灶周围的气体，提高病变显示清晰程度。

腹腔内活动度大的病变，可让患者改变体位，使病变处于声窗显示满意的位置，以清晰显示病变。

七、超声检查主要观察内容

（1）观察腹膜腔及腹膜后内有无积液、积气及是否随体位改变而移动。

（2）观察腹膜腔及腹膜后的积液位置、积液量，结合询问病史，判断积液的性质及原发疾病。

（3）观察腹膜腔及腹膜后有无占位性病变，病变的数目、大小、形态、边界、回声、血供情况，以及病变的活动度、与腹腔脏器和血管的毗邻关系。

（4）怀疑恶性病变时，应观察肝脏、肠道、脾脏、周围血管有无浸润及周围淋巴结有无转移等情况。

（5）观察腹部血管（主要为腹主动脉和下腔静脉）走行、管壁结构、管腔内径，有无狭窄、扩张、血栓、癌栓，以及血流动力学情况等。

第二节 · 腹腔疾病

一、腹腔积液

腹腔积液（ascites）是指任何病理情况的腹腔内液体量增多（超过200 mL）。

（一）超声特征

（1）腹腔内见无回声区，内部透声好（图9-2-1）。伴有分隔时呈蜂窝样（图9-2-2），可局限性包裹，聚集在腹腔局部（图9-2-3）。积液为脓性或血性时内部透声差（图9-2-4、图9-2-5）。

（2）腹腔积液常位于下腹部（图9-2-1、图9-2-2）、肝周（图9-2-1）、膈下（图9-2-6）等部位。

（二）临床概要

引起腹腔积液的原因较多。根据积液性状、特点，腹腔积液主要分为漏出性、渗出性和脓性、血性、胆汁性、乳糜性积液（表9-2-1）。

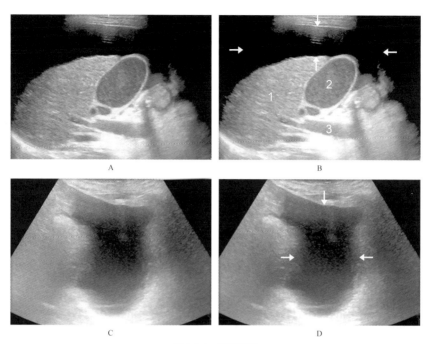

图9-2-1 腹腔积液

A. B. 肝前间隙见无回声区（箭头），内透声好；C. D. 下腹部腹腔内可见大量无回声区（箭头），内透声好。超声引导下穿刺引流出淡黄色液体，实验室检查提示为漏出性积液。1. 肝脏；2. 胆囊；3. 门静脉。

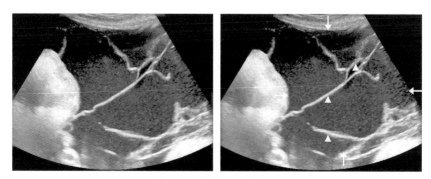

图9-2-2 腹腔积液（伴分隔）

胃癌患者。下腹部腹腔内可见无回声区（箭头），内透声好，伴有高回声分隔（△）。穿刺引流出淡黄色液体，实验室检查提示为漏出性积液。

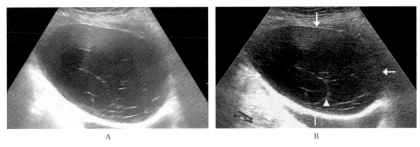

A　　　　　　　　　　　　　　　　B

图 9-2-3　腹腔积液（包裹性）

子宫内膜癌术后患者。A. 灰阶超声：下腹部腹腔内可见无回声区，透声差，伴有高回声分隔；B. 彩色多普勒超声：内未见血流信号（箭头，△）。穿刺引流出淡黄色液体，实验室检查提示为漏出性积液。

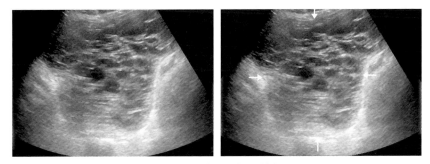

图 9-2-4　腹腔积液（血性）

胆总管结石术后患者。下腹部腹腔内可见无回声区，内可见多个分隔，呈"蜂窝样"（箭头）。超声引导下穿刺引流出血性液体，为血性积液。

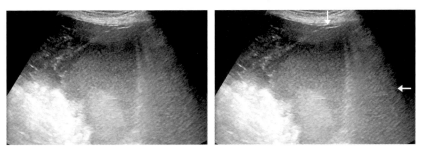

图 9-2-5　腹腔积液（血性）

输卵管恶性肿瘤术后患者。下腹部腹腔内可见大片无回声区，内见细密点状回声（箭头）。超声引导下穿刺引流出血性液体，为血性积液。

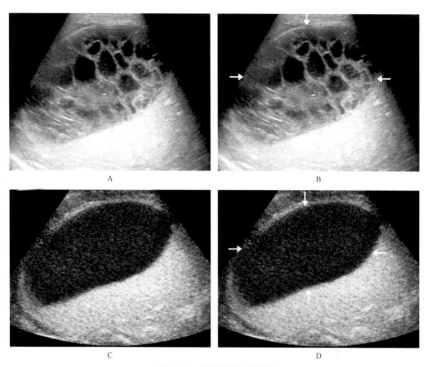

图 9-2-6　腹腔积液（膈下）

A. B. 灰阶超声：膈下见囊实混合回声区，内可见多个分隔，呈蜂窝状（箭头）；C. D. 超声造影：膈下混合回声区呈无增强（箭头）。超声引导下穿刺引流出淡黄色液体，为漏出性积液。

表 9-2-1　腹腔积液分类及常见病因

分　类	疾　　　　　病
漏出性	肝硬化、低蛋白血症、布−加综合征、慢性右心功能不全、肾衰竭等
渗出性	各种腹膜炎症（结核性、自发性细菌性、急性感染性等）、腹腔或盆腔内恶性肿瘤腹膜转移、胰腺炎（急性坏死型、慢性）等
脓性	胃肠等脏器穿孔引起的急性腹膜炎
血性	腹腔内脏器损伤（包括肝脾破裂、腹主动脉瘤破裂等）、腹腔或盆腔内恶性肿瘤腹膜转移、结核性腹膜炎、肝癌晚期、宫外孕、黄体破裂等

（续表）

分　类	疾　　　病
胆汁性	胆囊穿孔，胆管破裂，胆囊、胆管手术或胆管穿刺损伤等
乳糜性	恶性肿瘤（如恶性淋巴瘤、胃癌、肝癌）、腹腔内或腹膜感染（结核、丝虫病等）、淋巴管扩张或局部性受压等

（三）注意事项

患者腹腔有积液时，应注意鉴别其性质，寻找产生积液的原因。

二、腹腔脓肿

腹腔脓肿是指腹腔内脓液被肠曲、腹壁、网膜或肠系膜等包裹，形成局限性脓液积聚。

（一）超声特征

（1）病灶表现为腹腔内低回声或混合回声区，内部回声不均匀，可呈分隔状（图9-2-7、图9-2-8）。

（2）病灶形态不规则、边界清、囊壁毛糙。

（3）彩色多普勒超声：病灶内部未见血流信号，囊壁可见血流信号。

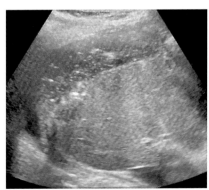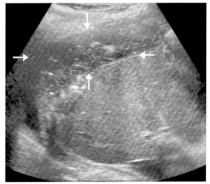

图9-2-7　膈下脓肿

原发性肝癌术后肠瘘患者，肝前可见混合回声区，透声差，内可见散在点状强回声（箭头）。超声引导下穿刺引流出脓性液体，实验室检查提示为脓性积液。

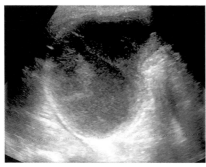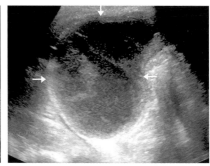

图9-2-8　**脾周脓肿**

胃癌术后患者。脾周可见混合回声区，透声差，内可见细密点状回声（箭头）。超声引导下穿刺引流出黄色脓性液体，实验室检查提示为脓性积液。

（二）临床概要

导致继发性腹膜炎的各类疾病、腹部手术、外伤后均可引起腹腔脓肿。腹腔脓肿的典型临床表现除原发疾病引起的症状外，还可有发热、上腹部疼痛、白细胞明显增高等。

腹腔脓肿主要以细菌感染多见，脓肿未局限时可给予抗感染治疗，脓肿液化成熟时可行超声引导下穿刺引流。

（三）注意事项

腹腔脓肿的超声诊断需要与腹腔内淋巴管囊肿、腹腔肿瘤伴液化坏死或出血、结核性腹膜炎包裹性积液等鉴别，结合患者病史、超声造影检查可有助于鉴别。

三、肠间脓肿

肠间脓肿（interbowel abscess）是指脓液被包围在肠管、肠系膜与网膜之间的脓肿。脓肿可能是单发，也可能为多个大小不等的脓肿。

（一）超声特征

（1）肠间隙均匀低回声或混合回声区，边界不清，形状多不规则（图9-2-9、图9-2-10）。

（2）彩色多普勒超声：周边见散在血流信号，脓腔内部无明显血流信号。

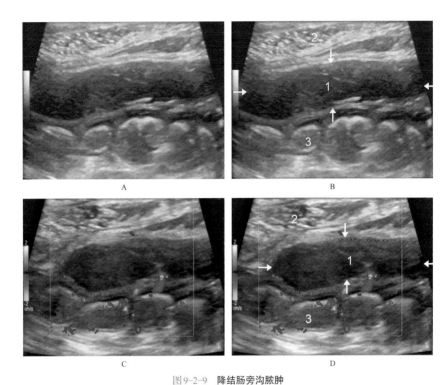

图 9-2-9   **降结肠旁沟脓肿**

A. B. 肠间隙见弱回声区，形态欠规则；C. D. 周边见丰富血流信号。1. 脓肿；2. 腹壁软组织；3. 肠道。

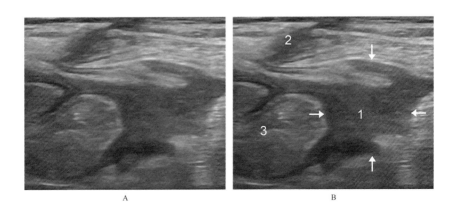

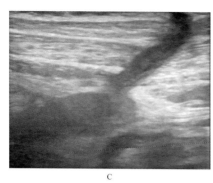
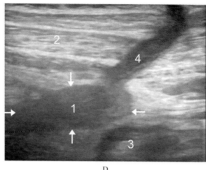

图 9-2-10 降结肠旁沟脓肿伴腹壁窦道形成

A. B. 左侧腹腔见不规则低回声区；C. D. 见一窦道向皮肤延续。1. 脓肿；2. 腹壁软组织；3. 肠道；4. 窦道。

（二）临床概要

肠间脓肿一般继发于急性腹膜炎或腹腔内手术，可以发生不同程度的粘连性肠梗阻，如脓肿穿入肠管或膀胱，则形成内瘘，脓液即随大小便排出。临床上可表现有弛张热、腹胀或不完全性肠梗阻，有时可扪及压痛性包块。

四、腹腔结核

腹腔结核（tuberculosis）是结核分枝杆菌感染腹膜、网膜、腹腔脏器及腹腔淋巴结引起的慢性肉芽肿性疾病，腹腔结核的超声表现主要分为渗出型、粘连型、包裹型及肿块型。

（一）超声特征

（1）肿块型超声表现为腹腔内低回声区，形态不规则，边界不清，回声不均匀，可见钙化灶（图9-2-11）。

（2）渗出型超声表现为腹腔内游离无回声区，可弥漫分布于全腹。

（3）包裹型超声表现为腹腔内低回声或混合回声的包裹性积液，囊壁厚薄不均，囊内可见宽窄不一的分隔（图9-2-12）。

（4）粘连型超声表现为腹膜呈片状或结节状增厚，增厚的肠系膜、大网膜及肠壁相互粘连聚集成团，肠壁不同程度增厚。

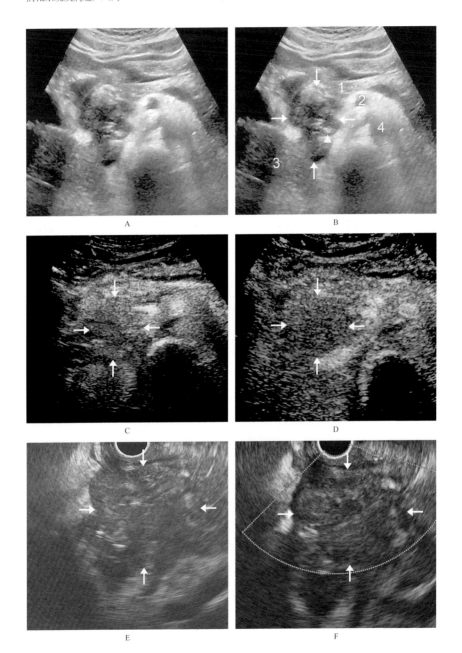

A

B

C

D

E

F

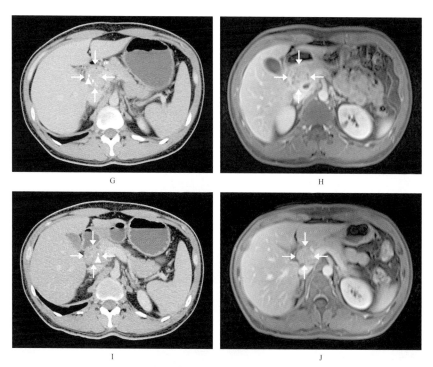

图9-2-11 **腹腔结核**

治疗前。A. B. 灰阶超声：胰头部右侧见一个混合回声区（箭头），大小4.6 cm×4.0 cm，形态不规则，边界清，回声不均匀，内见点状强回声（△），病灶与胰头界限不清；C. D. 超声造影：增强早期（25 s）及增强晚期（47 s）病灶均匀等增强；E. F. 超声内镜：胰头周围见一个混合回声区（箭头），形态不规则，边界清，回声不均匀，病灶内部检测出点状血流信号；G. 增强CT：病灶内见点状钙化（△）及囊状低密度灶，病灶局部与胰头分界不清；H. 增强MRI：胰头右侧见异常信号灶，大小6.2 cm×5.6 cm，增强后呈不均匀蜂窝状增强，病灶内可见散在囊状无回声区（箭头）。

治疗后。I. 增强CT：抗结核治疗4个月后，胰头与十二指肠降段间见团块状软组织密度影，大小3.3 cm×2.6 cm（箭头），增强后呈中度持续强化，病灶内见点状钙化（△），病灶较治疗前缩小；J. 增强MRI：抗结核治疗9个月后，胰头与十二指肠降段间见软组织信号灶，大小2.6 cm×2.4 cm，增强后呈渐进性不均匀强化，病灶较半年前缩小。1. 胰腺；2. 肠系膜上动脉；3. 肝右叶；4. 腹主动脉。

（5）彩色多普勒超声：实性团块型病灶可见少量血流信号。

（二）临床概要

腹腔结核多累及肝、脾、结肠和腹膜，发生于腹膜腔间隙较少见。腹腔结核患者无特异临床表现，容易漏诊、误诊。

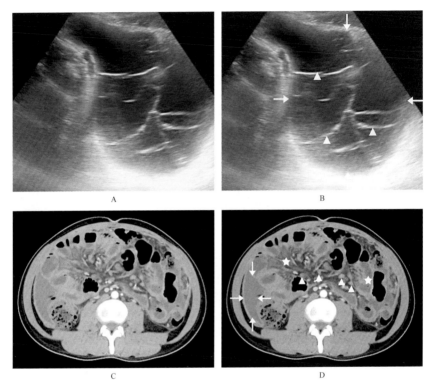

图9-2-12　结核性腹膜炎

A. B. 灰阶超声：右上腹见一个混合回声区（箭头），形态不规则，内可见线状分隔回声（△）；
C. D. 增强CT：中上腹腔内见积液（箭头），腹腔内腹膜、网膜明显增厚（☆），部分网膜增厚呈粟
粒状结节，增强后可见强化（△）。

（三）注意事项

结核的病理解剖特点是渗出、增殖和干酪样变，增殖和干酪样变并存
时表现为囊性、囊实性或实性肿块；渗出与干酪样变并存时表现为腹腔积
液及包裹性积液；结核病灶干酪样坏死时，可表现为肠管、网膜与肠系膜
之间互相粘连，形成囊实混合性肿块。

实性肿块型腹腔结核病灶需与周围的肿瘤性病灶鉴别，如胰腺肿瘤、
腹膜后肿瘤及肠道肿瘤等，超声声像图鉴别困难，超声引导下粗针穿刺活
检或超声内镜引导下细针穿刺活检有助明确病理诊断。

渗出型及包裹型腹腔结核导致的腹腔积液需与漏出性腹腔积液、癌性腹膜炎腹腔积液鉴别。

囊实混合肿块型结核需与病灶周围的囊性病灶或囊性肿瘤性病灶鉴别，如胰腺假性囊肿、胰腺囊性肿瘤、巨大卵巢囊肿等。

五、侵袭性纤维瘤病

侵袭性纤维瘤（aggressive fibromatosis）又称韧带样纤维瘤病或硬纤维瘤，是一种间叶组织来源肿瘤，较为罕见。

（一）超声特征

多为实性低回声，形态规则，边界清晰，可见包膜，无钙化，少数可合并囊性变（图9-2-13）。

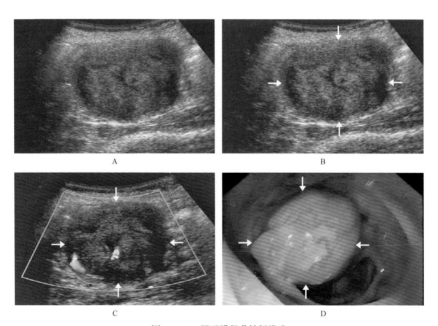

图9-2-13　**肠系膜侵袭性纤维瘤**

A. B. 灰阶超声：右下腹见低回声区，形态规则，边界清晰，内部回声不均匀；C. 彩色多普勒超声：病灶内见血流信号；D. 内镜：回盲部见一巨大隆起性病灶，表面光滑，质地硬（上海市闵行区中心医院超声科王栋华医师提供）。

（二）临床概要

侵袭性纤维瘤多见于15～60岁女性，好发于青春早期和30岁左右。临床上常无明显症状，主要治疗方式为手术切除。

根据其发病部位可分为腹外型、腹壁型、腹内型。其中腹外型较多见。肠系膜侵袭性纤维瘤病属于腹内型，极少见，好发于小肠系膜，其次为结肠系膜和大网膜。

（三）注意事项

肠系膜侵袭性纤维瘤与胃肠道间质瘤超声不易区分，需依靠病理免疫组化鉴别，前者表达波形蛋白和结蛋白，后者表达CD117、CD34。

第三节 · 腹膜后疾病

一、腹膜后淋巴瘤

淋巴瘤（lymphoma）是一组起源于淋巴结和结外淋巴组织的血液系统恶性肿瘤。腹膜后淋巴瘤可以首发于腹膜后淋巴结和结外组织，也可以是全身性淋巴瘤累及腹膜后。

（一）超声特征

（1）腹膜后结内淋巴瘤多呈低回声，边界清，可呈结节状或分叶状，淋巴门结构不清（图9-3-1）。

（2）结内淋巴瘤结外浸润时，可见受累脏器局限性或弥漫性增大，形态失常。受累脏器亦可表现为结节样病灶，结节以低回声多见（图9-3-2）。

（3）彩色多普勒超声：结内淋巴瘤及结内淋巴瘤结外浸润的病灶多血流信号丰富。

（二）临床概要

淋巴瘤属于全身性疾病，腹膜后淋巴瘤包括腹膜后原发结内淋巴瘤、腹膜后结外淋巴瘤及全身性结内淋巴瘤结外浸润三大类型。

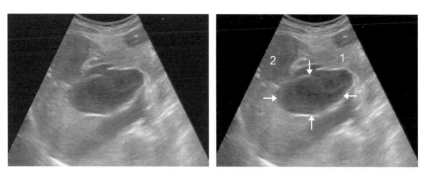

图9-3-1　腹膜后弥漫大B细胞淋巴瘤

腹膜后胰腺周围见一个呈低回声的淋巴结，形态规则，边界清，内部回声不均匀（箭头）。1. 胰腺；2. 肝脏。

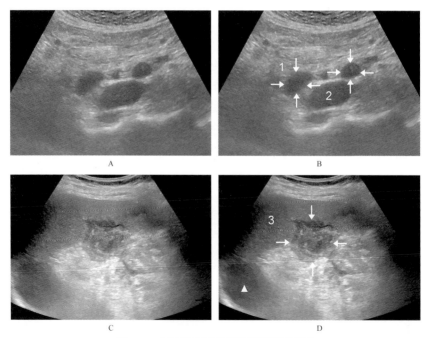

图9-3-2　恶性淋巴瘤侵犯腹膜后淋巴结及脾脏

A. B. 灰阶超声：腹膜后见数个低回声淋巴结，形态规则，边界清，内部回声欠均匀（箭头）；
C. D. 灰阶超声：脾门处见一个低回声区（箭头），形态不规则，边界不清，内部回声不均匀，病灶与胰尾、结肠脾曲分界不清。1. 胰尾；2. 腹主动脉；3. 脾脏。

（三）注意事项

腹膜后结内淋巴瘤应与淋巴结结核、淋巴结炎及恶性肿瘤淋巴结转移鉴别。考虑病变为结内淋巴瘤结外浸润时，需结合患者病史，并与受累脏器的弥漫性病变和占位性病变鉴别。

二、腹膜后脂肪肉瘤

腹膜后脂肪肉瘤（retroperitoneal liposarcoma，RPLS）属于间叶源性腹膜后恶性肿瘤。

（一）超声特征

（1）病灶通常体积较大，呈低回声或等回声，回声不均匀（图9-3-3）。

（2）病灶变性、出血、液化坏死时呈混合回声。

（3）病灶形态为圆形、分叶状或不规则，边界清，部分可见包膜。

（4）病灶周围脏器被浸润、受压。

（5）病灶周围血管受压、绕行、包绕病灶或被病灶浸润。

（6）淋巴结转移或远处脏器血行转移。

（7）彩色多普勒超声：病灶内可见少量血流信号（图9-3-4）。

（二）临床概要

脂肪肉瘤为腹膜后最常见的恶性肿瘤，好发年龄为40～70岁。原发

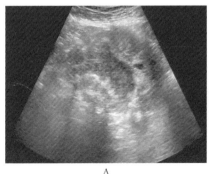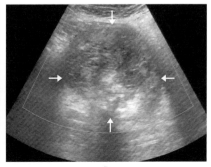

A　　　　　　　　　　　　　　　B

图9-3-3　**腹膜后去分化脂肪肉瘤**

A. 灰阶超声：左侧腹见一个低回声区，大小10.0 cm×13.1 cm，边界清，内部回声不均匀；B. 彩色多普勒超声：病灶内未见明显血流信号（箭头）。

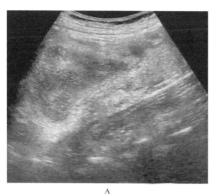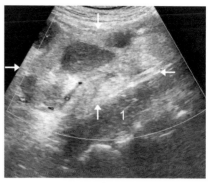

图9-3-4　腹膜后高分化脂肪肉瘤

A. 灰阶超声：右侧腹膜后见一个混合回声区，边界不清，形态不规则，内部回声不均匀；B. 彩色多普勒超声：病灶内见点状血流信号（箭头）。1. 腰大肌。

性腹膜后脂肪肉瘤（primary retroperitoneal liposarcoma，PRPLS）发生于腹膜后潜在腔隙，位置较深，同时腹膜后潜在间隙较大，患者多无明显症状，导致病灶易被漏诊、误诊。

（三）注意事项

腹膜后脂肪肉瘤最有效的治疗方法是根治性手术切除，因此，术前评价病灶的大小和质地、是否侵犯周围脏器、病灶与周围大血管的关系，对治疗方案的决定、手术方案的选择和难易程度的评估异常重要。

腹膜后脂肪肉瘤好发于肾周脂肪组织，需与腹膜后其他脏器肿瘤鉴别，例如胰腺肿瘤、肾上腺肿瘤等。

三、腹膜后平滑肌肉瘤

腹膜后平滑肌肉瘤属于间叶源性的腹膜后恶性肿瘤。

（一）超声特征

（1）病灶多呈均匀低回声，中心发生囊性变时呈无回声（图9-3-5）。

（2）合并出血、感染的病灶内部回声不均匀。

（3）病灶形态多呈椭圆形或分叶状，边界清。

（4）彩色多普勒超声：病灶内血流信号较丰富。

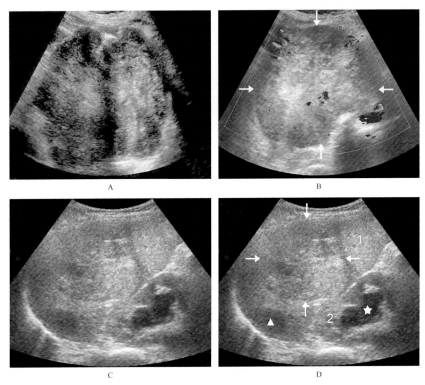

图9-3-5　腹膜后平滑肌肉瘤伴肝转移

A. 灰阶超声：腹腔内见一个混合回声区，大小15.1 cm×11.6 cm，形态不规则，边界清，内部回声不均匀；B. 彩色多普勒超声：病灶内部及周边见血流信号（箭头）；C. D. 灰阶超声：肝脏右后叶可见2个病灶，较大者呈高回声，大小8.3 cm×6.6cm（箭头），较小者低回声，大小3.2 cm×2.4 cm（△），病灶形态不规则，回声不均匀，右肾可见肾盂分离（☆）。1. 肝脏；2. 右肾。

（二）临床概要

　　平滑肌肉瘤以女性多见，好发于腹膜后。患者通常症状不明显，发现时往往肿瘤体积已较大。

（三）注意事项

　　良性和恶性平滑肌肿瘤的声像图特征相似，不易区别，平滑肌瘤虽然组织学为良性，但手术切除后可多次复发，表现为恶性肿瘤的生物学特征，两者主要依靠病理组织学诊断。

四、腹膜后神经鞘瘤

神经鞘瘤（neurilemoma）是指起源于周围神经外膜施万细胞的肿瘤。

（一）超声特征

（1）病灶多呈低回声（图9-3-6）。

（2）合并出血、感染的病灶呈混合回声。

（3）病灶形态多呈圆形或椭圆形，边界清，包膜完整。

（4）恶性神经鞘瘤包膜不完整，边界不清，内部出血坏死时回声不均匀，呈混合回声。

（5）彩色多普勒超声：病灶周边血流信号可增多。

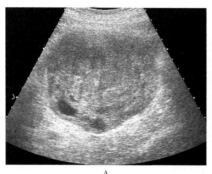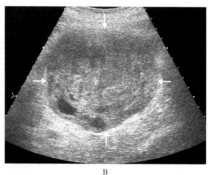

A   B

图9-3-6　腹膜后神经鞘瘤

右侧腹膜后见一个混合回声区（箭头），形态类圆形，边界清，回声不均匀，内可见囊状无回声区。

（二）临床概要

神经鞘瘤多为良性肿瘤，生长较慢，很少发生恶变。神经鞘瘤好发位置以头颈部及肢体屈侧多见，发生于腹腔与腹膜后的神经鞘瘤由于位置较深、腹膜后潜在腔隙较大，临床症状不明显，通常发现较晚。

（三）注意事项

腹腔或腹膜后的神经鞘瘤通常体积较大，易发生出血、坏死，需与腹腔假性囊肿或其他囊性肿瘤性病变鉴别。

五、腹膜后畸胎瘤

畸胎瘤是一种起源于原始生殖细胞的肿瘤，原发腹膜后畸胎瘤（primary retroperitoneal teratoma，PRT）较少见。

（一）超声特征

（1）大部分病灶呈单房混合回声（图9-3-7）。

（2）囊内皮脂呈漂浮点状回声，囊内毛发、骨骼及牙齿呈强回声，后

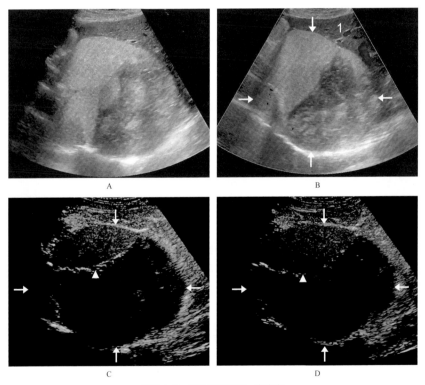

图9-3-7 成熟性畸胎瘤、类癌变

A. 灰阶超声：右侧膈下见一个混合回声区，大小17.3 cm×12.7 cm，形态不规则，边界清，内部回声不均匀；B. 彩色多普勒超声：病灶内未见血流信号（箭头）；C. D. 超声造影：增强早期（27 s）及增强晚期（75 s）病灶均呈无增强（箭头），病灶内可见纤细分隔呈等增强（△）。1. 肝脏。

方伴声影。

（3）病灶边界清，囊壁厚，囊壁凹凸不平。

（4）恶性畸胎瘤形态不规则，与周围脏器分界不清。

（5）彩色多普勒超声：病灶内多无血流信号。

（二）临床概要

绝大部分畸胎瘤发生于生殖腺内（睾丸或卵巢），性腺外畸胎瘤则可能起源于残存的原始胚胎细胞，具有向体细胞分化的潜能。

畸胎瘤可分为成熟性畸胎瘤及未成熟性畸胎瘤。未成熟性畸胎瘤是恶性肿瘤；成熟性畸胎瘤虽是良性肿瘤，但具有恶变潜能。成熟性畸胎瘤恶变以鳞癌最为常见，其次为腺癌、类癌、甲状腺乳头状癌等。

（三）注意事项

腹膜后畸胎瘤需与腹膜后含脂肪成分及囊性成分的肿瘤鉴别，如脂肪肉瘤、脂肪瘤、髓样脂肪瘤、副神经节瘤及胰腺囊性肿瘤等。

六、腹膜后副神经节瘤

副神经节瘤（paraganglioma，PGL）属于神经内分泌肿瘤，起源于外胚层神经嵴细胞。

（一）超声特征

（1）病灶呈等回声或稍高回声，多合并大片坏死、囊性变（图9-3-8）。

（2）病灶内可见不规则分隔。

（3）病灶边界清，形态呈椭圆形或分叶状。

（4）彩色多普勒超声：病灶内血流信号不丰富。

（二）临床概要

90% PGL起源于胸腹部和盆腔的脊椎旁交感神经链，10%起源于沿颈部和颅底分布的副交感神经节，好发年龄为30～50岁。

起源于交感神经的PGL分泌儿茶酚胺，可导致阵发性心率增快、高血压等临床表现；起源于副交感神经的PGL则不分泌儿茶酚胺，其临床表现主要与病灶生长的位置、肿瘤压迫周围脏器相关。

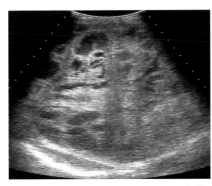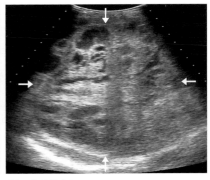

图9-3-8　腹膜后副神经节瘤伴出血

左侧腹膜后见一个混合回声区（箭头），形态规则，边界清，内部可见散在无回声区及不规则分隔。

PGL以良性居多，但有恶变潜能，病灶侵犯包膜及血管为恶性PGL的诊断依据。

（三）注意事项

腹膜后肿瘤病理学类型多种多样，超声声像图表现无特异性，导致病灶的定性诊断困难。

PGL多为单发，多位于腹膜后脊柱两侧，病灶较大，易出现出血、囊性变，病灶内部血供丰富。

上述特征结合病史、血液游离儿茶酚胺及其活性代谢产物的检测结果有助于诊断，鉴别困难者建议行超声引导下组织穿刺活检以明确诊断。

七、腹膜后淋巴管瘤

淋巴管瘤是一种少见的良性肿瘤，分为单纯性淋巴管瘤、海绵状淋巴管瘤和囊状淋巴管瘤，以囊状淋巴管瘤多见，发生于腹膜后者不多见。

（一）超声特征

（1）病灶呈单房或多房无回声、低回声区，回声均匀，部分病灶内可见分隔（图9-3-9）。

（2）部分病灶囊内含乳糜液或出血时，可见细密点状或絮状回声。

（3）病灶形态多呈椭圆形，边界清，部分病灶可合并囊壁钙化。

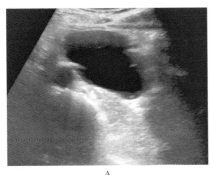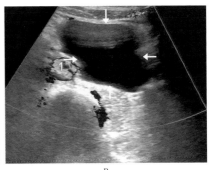

A B

图 9-3-9　**腹膜后囊状淋巴管瘤**

A. 灰阶超声：腹膜后腹主动脉左侧见一个无回声区，形态不规则，边界清，内部透声好；B. 彩色多普勒超声：病灶内未见血流信号（箭头）。1. 腹主动脉。

（4）彩色多普勒超声：病灶内未见血流信号。

（二）临床概要

淋巴管瘤的主要病因是先天性淋巴管畸形导致局部淋巴管阻塞，远端淋巴管内的淋巴液回流受阻，进而扩张。肿瘤、外伤或手术导致的淋巴管阻塞亦可导致远端淋巴回流受阻形成淋巴管囊肿。

淋巴管瘤主要见于儿童，发生部位以头颈部、腋下多见，腹腔淋巴管瘤少见。淋巴管瘤多无明显症状，当体积较大导致周围脏器受压时才出现相应的临床表现。

（三）注意事项

腹膜后淋巴管瘤需与其他腹腔囊性占位性病灶鉴别，如胰腺假性囊肿、胰腺囊性肿瘤、成熟性畸胎瘤等。

八、腹膜后血肿

腹膜后血肿（retroperitoneal hematoma）是指外伤或手术致腹膜后脏器、组织或血管受损后产生的血肿。

（一）超声特征

（1）腹膜后低回声或混合回声包块，内部回声不均匀（图 9-3-10）。

（2）形态呈椭圆形，上下径大于前后径，边界清。

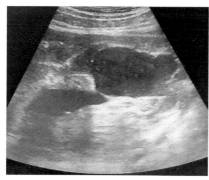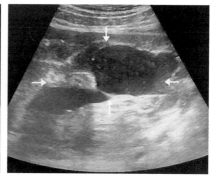

图9-3-10　**腹膜后血肿**

肾动脉介入治疗术后患者，左侧腹膜后见一个混合回声区，形态不规则，边界清，内部回声不均匀（箭头）。

（3）出血量少时，病灶范围局限；出血量大时，可延伸至侧腹壁。

（4）彩色多普勒超声：病灶内部未见血流信号。

（二）临床概要

腹膜后血肿的临床症状根据出血量、出血部位而异，局部临床表现主要为腹胀、腹痛、腰背部疼痛和腹部肿块，全身表现为面色苍白、心率增快及尿量减少等失血性休克的临床表现。

腹膜后血肿的临床症状没有特异性，易被受损脏器导致的临床表现所掩盖，同时腹膜后位置较深，上述因素导致腹膜后血肿较易漏诊。

超声检查腹膜后血肿不仅可明确血肿的大小、位置，而且具有实时、便捷及可重复检查的优势。

（三）注意事项

腹膜后血肿通常发生于外伤患者，应同时观察患者有无胸腹腔积液。腹膜后血肿的声像图与淋巴管瘤、部分囊内液体清澈的脓肿易混淆，需结合患者临床病史予以鉴别。

第四节 · 腹膜后大血管疾病

一、腹主动脉瘤

腹主动脉瘤分为真性动脉瘤、假性动脉瘤及夹层动脉瘤。

（一）超声特征

（1）腹主动脉真性动脉瘤表现为管腔局限性扩张，扩张处内径为远端邻近正常管径1.5倍以上或者局限性扩张的腹主动脉外径 > 3 cm（图9-4-1），内见红蓝相间或花色血流信号，并可测及湍流频谱。测量动脉瘤最大直径的测量方法：垂直于管腔长轴，测量外膜至外膜的距离。

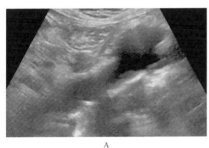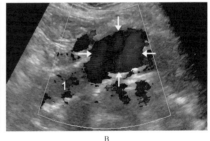

A

B

图9-4-1　腹主动脉瘤

A. 灰阶超声：腹主动脉下段管腔局限性扩张，上下径6.0 cm，左右径4.3 cm，前后径3.0 cm；B. 彩色多普勒超声：扩张的腹主动脉内检测出红蓝相间双向血流信号（箭头）。1.腹主动脉。

（2）腹主动脉假性动脉瘤表现为腹主动脉旁圆形或类圆形无回声或混合回声区，内可见红蓝相间血流信号并可见瘘口与腹主动脉相通，瘘口处可测及双向血流频谱。

（3）腹主动脉夹层表现为腹主动脉管径增宽，内可见线状飘动的内膜样回声，真假腔内见方向相反的血流信号。

（4）腹主动脉瘤合并血栓时管腔内可见低回声或等回声结构，超声可测量附壁血栓厚度（图9-4-2）。

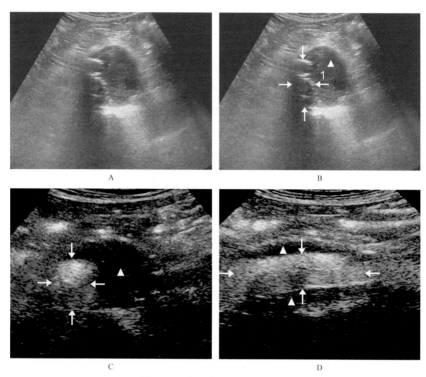

图9-4-2　腹主动脉瘤介入治疗术后

A. B. 灰阶超声：腹主动脉下段管腔局限性扩张，内可见两个环状支架回声（箭头），支架与腹主动脉管壁之间充填低回声区（△）；C. 超声造影：腹主动脉横向扫查，腹主动脉支架内血流通畅，呈高增强，支架与腹主动脉管壁之间的低回声血栓呈无增强（△）；D. 超声造影：腹主动脉纵向扫查，腹主动脉支架内血流通畅、呈高增强，支架与腹主动脉管壁之间的低回声血栓呈无增强（△）。1. 支架。

（二）临床概要

　　腹主动脉瘤的病因主要为动脉粥样硬化、先天性、创伤、梅毒及真菌感染等。腹主动脉瘤的临床表现包括：① 瘤体内血栓形成导致其供血的脏器出现缺血症状，如腹痛、腹胀、下肢缺血导致的间歇性跛行；② 瘤体压迫周围脏器产生的症状，如压迫髂静脉导致精索静脉曲张、压迫髂静脉导致下肢水肿；③ 瘤体破裂导致腹腔内血肿形成，甚至失血性休克；④ 腹部搏动性肿块等。

（三）注意事项

（1）评价腹主动脉瘤需要了解腹主动脉瘤的部位、有无血栓形成、是否累及肾动脉、是否累及髂总动脉和髂外动脉、是否并发腹膜后纤维化等。

（2）对腹主动脉瘤血管内修补术后的患者，超声检查可以评价血管内支架通畅、移位、内漏情况及远段动脉的栓塞情况。

二、腹腔干动脉瘤

腹腔干动脉瘤是指腹腔干动脉管腔局限性扩张，扩张处管径为邻近正常管径1.5倍以上。

（一）超声特征

（1）腹腔干动脉管腔呈梭状、囊状或迂曲状扩张（图9-4-3）。

（2）腹腔干动脉瘤合并血栓时管腔内可见低回声或等回声结构。

（3）彩色多普勒超声：扩张的管腔内检测出红蓝相间或花色血流信号，血栓处血流充盈缺损。

（4）脉冲多普勒超声：扩张的管腔内测及湍流频谱。

（二）临床概要

腹腔干在肠系膜上动脉上方1～2 cm处起自腹主动脉前壁，其分支为肝总动脉、胃左动脉和脾动脉。腹腔干动脉瘤少见，主要病因为动脉粥

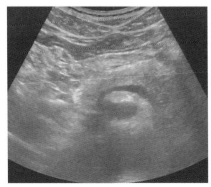
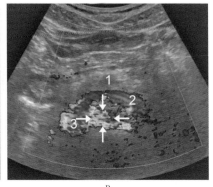

A　　　　B

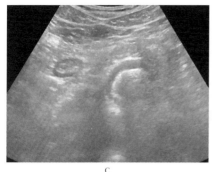 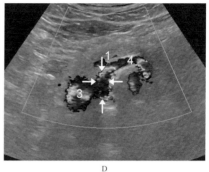

C　　　　　　　　　　　　　　　　　　　　D

图9-4-3　腹腔干动脉瘤及介入治疗后

A. 灰阶超声：胰腺后方见一个无回声区，大小2.0 cm×1.1 cm，边界清；B. 彩色多普勒超声：病灶（箭头）内见血流信号；C. 灰阶超声：腹腔干动脉瘤介入治疗后，腹腔干动脉内见支架回声；D. 彩色多普勒超声：支架内血流通畅（箭头）。1.胰腺；2.脾静脉；3.下腔静脉；4.脾动脉。

样硬化、创伤性、梅毒性、真菌性及先天性等。

（三）注意事项

腹腔干动脉的其他病变包括腹腔干动脉狭窄、闭塞，导致腹腔干动脉狭窄的病因包括动脉粥样硬化、中弓韧带综合征等。

中弓韧带位于腹腔干动脉起始处上方，是连接两侧膈肌脚、覆盖主动脉裂孔前方的腱性纤维弓。中弓韧带综合征是指腹腔干动脉受中弓韧带压迫，导致肠系膜缺血，因而患者出现餐后中上腹疼痛、恶心、呕吐等临床症候群。中弓韧带综合征好发于年轻女性，通过彩色多普勒超声及脉冲多普勒超声测量腹腔干动脉呼气及吸气时的血流流速可诊断。

第五节 · 腹腔和腹膜后疾病超声报告

一、报告书写内容

1. **第一部分** · 为描述超声检查所见，主要内容包括：① 腹腔或腹膜后病灶数目、部位、大小、形态、边界、内部回声、后方回声、活动度及病灶内部的血供情况；② 病灶与周围脏器、血管的毗邻关系，周围脏器受压、移位及被浸润情况，腹腔或腹膜后有无积液；③ 腹膜后大血管走行、管腔内径、有无异常扩张、管腔内有无异常回声，管腔内血流是否通畅，有无充盈缺损。

2. 第二部分·为超声检查结论，主要包括超声诊断及下一步的检查建议。超声诊断包括定位诊断（病灶来源）、定性诊断（物理性质、病灶良恶性），以病因、病理诊断等内容。下一步的检查建议包括需要鉴别诊断的疾病，以及需要建议的实验室、影像学或病理学检查等。

二、报告模板

见附录十一。

附　录

同济大学附属第十人民医院　　　　　　　　　上海超声诊疗工程技术研究中心
TENTH PEOPLE'S HOSPITAL OF TONGJI UNIVERSITY　　SHANGHAI ENGINEERING RESEARCH CENTER OF
　　　　　　　　　　　　　　　　　　　　　　ULTRASOUND DIAGNOSIS AND TREATMENT

肝脏普通超声及超声造影报告

超声号：

姓名：　　　　　性别：　　　　　年龄：　　　　　门诊号 / 住院号：
科别：　　　　　病床：　　　　　图像等级：　　　送检日期：
检查项目：　　　　　　　　　临床诊断：
仪器型号：　　　　探头频率：　　　检查途径：

普通超声及超声造影图像：

普通超声描述：

　　肝脏体积正常，形态正常，表面光滑，实质回声稍增粗，分布欠均匀。肝内血管走向清晰，肝内血流分布正常。门静脉宽 1.0 cm。

　　肝 S6 见一低回声结节，大小 3.8 cm×3.5 cm，形态规则，边界清晰，内部回声欠均匀，周边见低回声晕；CDFI：内部见较丰富血流信号；PW：可检测到动脉性血流频谱，RI=0.75。

　　肝 S2 另见一高回声结节，大小 2.1 cm×1.5 cm，形态规则，边界清晰，内部回声均匀；CDFI：内部未见明显血流信号。

超声造影描述：

　　经外周静脉团注声诺维造影剂 1.5 mL，注入造影剂后 11 s 肝动脉开始显影，13 s 肝实质开始显影，40 s 肝实质显影达高峰，75 s 开始消退，肝实质灌注欠均匀。

　　第一次主要观察 S6 低回声灶动脉期：肝 S6 病灶 11 s 开始显影，呈整体快速高增强；24 s 时增强达高峰，增强强度高于周边肝实质；30 s 开始消退，增强强度高于正常肝实质，呈均匀高增强。门静脉期：病灶内部造影剂继续消退，增强强度略低于正常肝实质，呈不均匀低增强。延迟期：病灶内部造影剂进一步消退，增强强度低于正常肝实质，呈不均匀低增强。

第二次主要观察肝 S2 段高回声病灶，经外周静脉团注声诺维造影剂 1.5 mL，动脉期：肝 S2 段高回声病灶 13 s 开始显影，呈周边结节状高增强，内部为不均匀低增强，28 s 时增强达高峰，增强强度高于正常肝实质，增强范围逐渐扩大，内部仍为不均匀低增强。门静脉期：病灶内部增强范围继续扩大至全瘤增强。延迟期：病灶呈均匀稍高增强。

普通超声及超声造影提示：

1. 肝 S6 实性结节，考虑为肝细胞肝癌。
2. 肝 S2 实性结节，考虑为肝血管瘤。

检查日期：　　　　　记录者：　　　　　报告医师：

注：本报告仅供临床医师参考。

附录二·胆囊及胆管普通超声及超声造影报告示例

同济大学附属第十人民医院
TENTH PEOPLE'S HOSPITAL OF TONGJI UNIVERSITY

上海超声诊疗工程技术研究中心
SHANGHAI ENGINEERING RESEARCH CENTER OF
ULTRASOUND DIAGNOSIS AND TREATMENT

超声检查报告单

超声号：

姓名：　　　　性别：　　　　年龄：　　　　门诊号 / 住院号：

科别：　　　　病床：　　　　图像等级：　　　送检日期：

检查项目：　　　　　　临床诊断：

仪器型号：　　探头频率：　　检查途径：

普通超声及超声造影图像：

普通超声描述：

　　胆囊大小65 mm×25 mm，充盈良好，胆囊壁光滑，厚约3 mm，胆汁透声可。胆囊体部胆囊壁可见一个高回声区，向腔内突出，大小约10 mm×9 mm，边界清晰，形态规则，内部回声均匀，后方不伴声影，不随体位改变而移动，可见细蒂附着于胆囊壁，附着处胆囊壁光滑、无增厚。CDFI：结节内未见明显血流信号。

超声造影描述：

　　经外周静脉团注超声造影剂1.5 mL，注入造影剂后10 s胆囊壁开始显影，22 s显影达高峰，87 s开始消退，胆囊壁灌注均匀。

　　增强早期：结节10 s开始显影，呈均匀高增强，22 s时增强达高峰，早于周围肝实质。

　　增强晚期：结节50 s开始消退，呈均匀低增强。

超声造影诊断：

胆囊体部实性隆起性病变，考虑胆囊息肉。

检查日期：　　　　记录者：　　　　报告医师：

注：本报告仅供临床医师参考。

附录三·胰腺普通超声及超声造影报告示例

同济大学附属第十人民医院
TENTH PEOPLE'S HOSPITAL OF TONGJI UNIVERSITY

上海超声诊疗工程技术研究中心
SHANGHAI ENGINEERING RESEARCH CENTER OF
ULTRASOUND DIAGNOSIS AND TREATMENT

超声检查报告单

超声号：

姓名：	性别：	年龄：	门诊号/住院号：
科别：	病床：	图像等级：	送检日期：
检查项目：		临床诊断：	
仪器型号：	探头频率：	检查途径：	

普通超声及超声造影图像：

普通超声描述：

胰头体积增大，胰体厚 10 mm，胰尾厚 12 mm，胰腺体尾部大小正常，包膜完整。胰头部见一个蜂窝状混合回区，大小 6.0 cm×4.3 cm×4.5 mm，边界清，内可见分隔，主胰管未见扩张。CDFI：病灶内未见明显血流信号。

超声造影描述：

经外周静脉团注声诺维造影剂 1.5 mL，注入造影剂后 9 s 腹主动脉开始显影，10 s 胰腺实质开始显影，16 s 胰腺实质显影达高峰，32 s 开始消退，胰腺实质灌注均匀。

增强早期：胰头部混合回声病灶 10 s 开始显影，呈不均匀蜂窝状等增强。

增强晚期：病灶 33 s 开始消退，呈不均匀蜂窝状等增强。

诊断：

胰头部囊实混合性肿块，考虑胰腺浆液性囊腺瘤可能。

检查日期： 记录者： 报告医师：

注：本报告仅供临床医师参考。

附录四 · 脾脏普通超声及超声造影报告示例

同济大学附属第十人民医院
TENTH PEOPLE'S HOSPITAL OF TONGJI UNIVERSITY

上海超声诊疗工程技术研究中心
SHANGHAI ENGINEERING RESEARCH CENTER OF
ULTRASOUND DIAGNOSIS AND TREATMENT

脾脏普通超声及超声造影报告

超声号：

姓名：　　　　性别：　　　　年龄：　　　　门诊号/住院号：
科别：　　　　病床：　　　　图像等级：　　　　送检日期：
检查项目：　　　　临床诊断：
仪器型号：　　　　探头频率：　　　　检查途径：

普通超声及超声造影图像：

普通超声描述：
　　脾脏体积增大，形态失常，表面局部隆起，实质回声均匀，脾门血管宽7 mm。脾脏上极见一个囊实混合回声区，大小5.0 cm×4.8 cm，形态规则，边界清晰，内部回声不均匀。CDFI：内部见稀疏血流信号。

超声造影描述：
　　经外周静脉团注声诺维造影剂1.5 mL，注入造影剂后10 s脾动脉开始显影，15 s脾实质开始显影，50 s脾实质显影达高峰，80 s开始消退，脾实质灌注均匀。
　　增强早期：脾上极混合回声结构15 s开始显影，呈不均匀低增强；25 s时增强达高峰，强度低于正常脾实质，内无回声区始终呈无增强。
　　增强晚期：病灶64 s开始消退，强度显著低于正常脾实质，呈不均匀低增强，内无回声区始终呈无增强。

超声造影诊断：
脾内囊实混合性肿物，考虑脾转移瘤。

检查日期：　　　　记录者：　　　　报告医师：

注：本报告仅供临床医师参考。

附录五·颈段食管超声检查报告示例

同济大学附属第十人民医院
TENTH PEOPLE'S HOSPITAL OF TONGJI UNIVERSITY

上海超声诊疗工程技术研究中心
SHANGHAI ENGINEERING RESEARCH CENTER OF
ULTRASOUND DIAGNOSIS AND TREATMENT

颈段食管检查报告

超声号：

姓名：　　　　性别：　　　　年龄：　　　　门诊号 / 住院号：

科别：　　　　病床：　　　　图像等级：　　　　送检日期：

检查项目：　　　　　　　临床诊断：

仪器型号：　　　探头频率：　　　检查途径：

颈段食管超声图像：

超声描述：

　　颈段食管形态失常，增厚的管壁结构层次消失，食管腔狭窄，吞咽时食管壁的蠕动消失。CDFI：增厚的管壁内部见少量血流信号。

超声诊断：

　　食管壁弥漫性增厚，MT可能。

检查日期：　　　　　记录者：　　　　　报告医师：

注：本报告仅供临床医师参考。

附录六·口服"胃窗"造影剂超声检查报告示例

同济大学附属第十人民医院
TENTH PEOPLE'S HOSPITAL OF TONGJI UNIVERSITY

上海超声诊疗工程技术研究中心
SHANGHAI ENGINEERING RESEARCH CENTER OF
ULTRASOUND DIAGNOSIS AND TREATMENT

口服"胃窗"造影剂检查报告

超声号：

姓名：　　　　性别：　　　　年龄：　　　　门诊号 / 住院号：
科别：　　　　病床：　　　　图像等级：　　　　送检日期：
检查项目：　　　　　　　　临床诊断：
仪器型号：　　　探头频率：　　　检查途径：

口服"胃窗"造影剂图像：

口服"胃窗"造影剂超声描述：

　　口服造影剂 500 ～ 700 mL 后，贲门通过顺利，胃腔充盈良好，胃大小形态正常，胃底显示满意，胃体、胃窦、小弯、大弯及十二指肠球部显示清晰。

　　胃体部后壁黏膜面局限性凹陷，周边胃壁增厚隆起呈"凹"字样，增厚的胃壁呈低回声，层次结构消失，范围约 0.2 cm×0.6 cm，凹陷处边缘锐利，凹陷面呈强回声。

口服"胃窗"造影剂超声诊断：

　　胃体后壁溃疡，建议胃镜检查。

检查日期：　　　　　记录者：　　　　　报告医师：

注：本报告仅供临床医师参考。

附录七·小肠超声检查报告示例

同济大学附属第十人民医院
TENTH PEOPLE'S HOSPITAL OF TONGJI UNIVERSITY

上海超声诊疗工程技术研究中心
SHANGHAI ENGINEERING RESEARCH CENTER OF
ULTRASOUND DIAGNOSIS AND TREATMENT

超声检查报告单

超声号：

姓名：　　　　性别：　　　　年龄：　　　　门诊号/住院号：

科别：　　　　病床：　　　　图像等级：　　　送检日期：

检查项目：　　　　　　　临床诊断：

仪器型号：　　探头频率：　　检查途径：

小肠阑尾超声图像：

超声描述：

　　右下腹阑尾区见一管样结构，内径4～7 mm，显示长度43 mm，管壁结构显示不清。CDFI：周边见丰富血流信号。周边可见无回声区，内透声差，深约28 mm。

超声诊断：

　　右下腹管样结构伴周边积液，考虑急性阑尾炎伴周围包裹性积液形成可能，结合临床。

检查日期：　　　　记录者：　　　　报告医师：

注：本报告仅供临床医师参考。

附录八 · 结肠超声检查报告示例

同济大学附属第十人民医院
TENTH PEOPLE'S HOSPITAL OF TONGJI UNIVERSITY

上海超声诊疗工程技术研究中心
SHANGHAI ENGINEERING RESEARCH CENTER OF
ULTRASOUND DIAGNOSIS AND TREATMENT

结肠检查报告

超声号：

姓名：　　　　性别：　　　　年龄：　　　　门诊号 / 住院号：

科别：　　　　病床：　　　　图像等级：　　　送检日期：

检查项目：　　　　　　　临床诊断：

仪器型号：　　　探头频率：　　　检查途径：

结肠超声图像：

超声描述：

升结肠走行正常，可见肠管蠕动，肠壁不对称增厚，长度5 cm，前壁最厚约 0.7 cm，肠壁分层尚清晰，以黏膜下层高回声为主，CDFI：肠壁内见少量血流信号。Limberg 分型：Ⅰ型。动态观察可见明显充盈扩张。

超声诊断：

升结肠肠壁节段性增厚，考虑克罗恩病治疗后改变。

检查日期：　　　　记录者：　　　　报告医师：

注：本报告仅供临床医师参考。

附录九·直肠超声检查报告示例

同济大学附属第十人民医院
TENTH PEOPLE'S HOSPITAL OF TONGJI UNIVERSITY

上海超声诊疗工程技术研究中心
SHANGHAI ENGINEERING RESEARCH CENTER OF
ULTRASOUND DIAGNOSIS AND TREATMENT

直肠检查报告

超声号：

姓名：　　　　性别：　　　　年龄：　　　　门诊号/住院号：
科别：　　　　病床：　　　　图像等级：　　　送检日期：
检查项目：　　　　　　　临床诊断：
仪器型号：　　　探头频率：　　　检查途径：

经直肠腔内超声图像：

超声描述：

　　直肠三维扫查：距肛缘约10 cm（前列腺上方）截石位10～6点处位置（环绕肠壁2/3范围），肠壁可见一实性低回声肿物，大小4.4 cm×1.9 cm×3.4 cm，形态不规则，边界清晰，呈毛刺状向周围延伸。CDFI：其内可见少量血流信号。肿物突破黏膜层和浆膜层肠壁，五层肠壁显示不清。

　　于肠壁外2点方向可见一低回声，大小1.2 cm×1.0 cm，形态尚规则，边界尚清晰。

超声诊断：

　　直肠肿物（考虑癌）。
　　直肠周围淋巴结肿大。

检查日期：　　　　记录者：　　　　报告医师：

注：本报告仅供临床医师参考。

附录十·肛门及肛周超声检查报告示例

同济大学附属第十人民医院
TENTH PEOPLE'S HOSPITAL OF TONGJI UNIVERSITY

上海超声诊疗工程技术研究中心
SHANGHAI ENGINEERING RESEARCH CENTER OF
ULTRASOUND DIAGNOSIS AND TREATMENT

超声检查报告单

超声号：

姓名：	性别：	年龄：	门诊号/住院号：
科别：	病床：	图像等级：	送检日期：
检查项目：		临床诊断：	
仪器型号：	探头频率：	检查途径：	

肛门及肛周超声图像：

超声描述：

　　截石位5点处，内外括约肌间间隙见条索状管道低回声，内径4.6 mm，走行尚直，于2点处距内括约肌下缘3 mm，进入内括约肌，内括约肌连续性中断。内口：有；外口：有。

　　截石位11点处，肛周皮下见混合回声区，大小约22 mm×11 mm，内部透声性欠佳。

超声诊断：

　　截石位5点处内外括约肌间间隙条索状管道低回声，考虑肛瘘（内口外口可见）。

　　截石位11点处肛周皮下混合回声区，考虑肛周脓肿可能（与肛瘘相通）。

检查日期：　　　　　记录者：　　　　　报告医师：

注：本报告仅供临床医师参考。

附录十一·腹腔及腹膜后疾病普通超声报告示例

同济大学附属第十人民医院
TENTH PEOPLE'S HOSPITAL OF TONGJI UNIVERSITY

上海超声诊疗工程技术研究中心
SHANGHAI ENGINEERING RESEARCH CENTER OF
ULTRASOUND DIAGNOSIS AND TREATMENT

超声检查报告单

超声号：

姓名：　　　　性别：　　　　年龄：　　　　门诊号/住院号：

科别：　　　　病床：　　　　图像等级：　　　送检日期：

检查项目：　　　　　　　　临床诊断：

仪器型号：　　　探头频率：　　　检查途径：

普通超声及超声造影图像：

普通超声描述：

　　右上腹肝脏后方、下腔静脉前方见一个不均质回声区，大小约10.0 cm×13.1 cm，形态呈分叶状，边界清，内部可见斑片状回声增高区，病灶未见随呼吸或改变体位而移动。CDFI：病灶内见点状血流信号。

　　腹膜后未见异常肿大淋巴结回声。

诊断：

　　右上腹实性包块（考虑腹膜后来源，腹膜后脂肪肉瘤可能）。

　　腹膜后未见异常肿大淋巴结。

检查日期：　　　　记录者：　　　　报告医师：

注：本报告仅供临床医师参考。

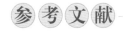

参考文献

［1］ 曹海根，王金锐.实用腹部超声诊断学［M］.2版.北京：人民卫生出版社，2017.

［2］ 邓又斌，张青萍.中华超声影像学［M］.2版.北京：人民卫生出版社，2011.

［3］ 丁诗思，刘畅，徐辉雄.克罗恩病超声诊断的现状及进展［J/CD］.中华医学超声杂志（电子版），2020，17(10)：927-932.

［4］ 姜玉新，杨爱平.超声医学专科能力建设专用初级教材（腹部分册）［M］，北京：人民卫生出版社，2016.

［5］ 姜玉新，杨爱平.超声医学专科能力建设专用初级教材（基础分册）［M］，北京：人民卫生出版社，2016.

［6］ 姜玉新，张运.超声医学［M］.北京：人民卫生出版社，2015.

［7］ 刘吉斌，王金锐.超声造影显像［M］.北京：科学技术文献出版社，2010.

［8］ 吕明德，杨建勇.腹部外科影像诊断与介入治疗学［M］.北京：人民卫生出版社，2003.

［9］ 沈理，汪晓虹，王怡.我国胃疾病超声诊断的现状与展望［J］.中华医学超声杂志（电子版），2016，13(6)：401-405.

［10］ 同济大学医学院超声医学研究所胃肠超声协作组，上海超声诊疗工程技术研究中心，上海市医学会超声医学分会腹部学组，等.口服造影剂胃超声检查规范操作专家共识意见（草案）（2020年，上海）［J］.中华医学超声杂志（电子版），2020，10(17)：933-952.

［11］ 王文平，丁红，黄备建.实用肝脏疾病超声造影图［M］.北京：人民卫生出版社，2012.

［12］ 徐辉雄，郭乐杭，王撬.皮肤超声诊断学［M］.上海：上海科学技术出版社，2020.

［13］ 徐辉雄，张一峰.肝胆胰脾疾病超声造影［M］.上海：上海科学普及出版社，2019.

［14］ 张梅.超声标准切面图解［M］.北京：人民军医出版社，2015.

［15］ 张青萍.临床医师诊疗指南（超声诊断学分册）［M］.北京，科学出版社，1999.

［16］ 郑荣琴，吕明德.超声造影新技术临床应用［M］.广州：广东科技出版社，2007.

［17］ 中国医师协会超声医师分会.腹部超声检查指南［M］.北京：人民军医出版社，2013.

［18］ 周永昌，郭万学.超声医学［M］.4版.北京：科学技术文献出版社，2006.

［19］ 周永昌，郭万学.超声医学［M］.6版.北京：人民军医出版社，2011.

［20］ Bo XW, Li XL, Xu HX, et al. 2D shear-wave ultrasound elastography (SWE) evaluation of ablation zone following radiofrequency ablation of liver lesions: is it more accurate?[J] . Br J Radiol, 2016, 89(1060): 20150852.

[21] Bo XW, Xu HX, Guo LH, et al. Ablative safety margin depicted by fusion imaging with post-treatmentcontrast-enhanced ultrasound and pre-treatment CECT/CEMRI after radiofrequency ablation for liver cancers [J] . Br J Radiol, 2017, 90(1078):20170063.

[22] Bo XW, Xu HX, Wang D, et al. Fusion imaging of contrast-enhanced ultrasound and contrast-enhanced CT or MRI before radiofrequency ablation for liver cancers [J] . Br J Radiol, 2016, 89(1067):20160379.

[23] Bridgewater J, Galle PR, Khan SA, et al. Guidelines for the diagnosis and management of intrahepatic cholangiocarcinoma [J] . J Hepatol, 2014, 60(6): 1268–1289.

[24] Burrowes DP, Choi HH, Rodgers SK, et al. Utility of ultrasound in acute pancreatitis [J] . Abdom Radiol (NY), 2020, 45(5): 1253–1264.

[25] Calle-Toro JS, Back SJ, Viteri B, et al. Liver, Spleen, and Kidney Size in Children as Measured by Ultrasound: A Systematic Review [J] . J Ultrasound Med, 2020, 39(2): 223–230.

[26] Chen LD, Xu HX, Xie XY, et al. Intrahepatic cholangiocarcinoma and hepatocellular carcinoma: differential diagnosis with contrast-enhanced ultrasound [J] . Eur Radiol, 2010, 20(3): 743–753.

[27] Chih-Yang Hsiao, Po-Da Chen, Kai-Wen Huang. A prospective assessment of the diagnostic value of contrast-enhanced ultrasound, dynamic computed tomography and magnetic resonance imaging for patients with small liver tumors [J] . J Clin Med, 2019, 8(9): 1353.

[28] Claudon M, Dietrich CF, Choi BI, et al. Guidelines and Good Clinical Practice Recommendations for Contrast Enhanced Ultrasound (CEUS) in the Liver — Update 2012: A WFUMB-EFSUMB Initiative in Cooperation With Representatives of AFSUMB, AIUM, ASUM, FLAUS and ICUS [J] . Ultraschall Med, 2013, 34(1): 11–29.

[29] Dietrich CF, Jenssen C. Modern ultrasound imaging of pancreatic tumors [J] . Ultrasonography, 2020, 39(2): 105–113.

[30] Dietrich CF. Contrast-enhanced ultrasound of benign focal liver lesions [J] . Ultraschall Med, 2019, 40(1): 12–29.

[31] Ding SS, Fang Y, Wan J, et al. Usefulness of strain elastography, ARFI imaging, and point shear wave elastography for the assessment of crohn disease strictures [J] . J Ultrasound Med, 2019, 38(11): 2861–2870.

[32] European Study Group on Cystic Tumour of the Pancreas. European evidence based guidelines on pancreatic cystic neoplasm [J] . Gut, 2018, 67(5): 789–804.

[33] Girometti R, Intini S, Brondani G, et al. Incidental pancreatic cysts on 3D turbo spiecho magnetic resonance cholangiopancreatography: prevalence and relation with clinical and imaging features [J] . Abdom Imaging, 2011, 36(2): 196–205.

[34] Hiatt KD, Ou JJ, Childs DD. Role of ultrasound and ct in the workup of right upper quadrant pain in adults in the emergency department: a retrospective review of more

than 2800 cases［J］. AJR Am J Roentgenol, 2020, 214(6): 1305-1310.

［35］ Ip IK, Mortele KJ, Prevedello LM, et al. Focal cystic pancreatic lesions: assessing variation in radiologists' management recommendations［J］. Radiology, 2011, 259(1): 136-141.

［36］ Lerchbaumer MH, Kleemann T, Jung EM, et al. Vascular pattern and diagnostic accuracy of contrast-enhanced ultrasound (CEUS) in spleen alterations［J］. Clin Hemorheol Microcirc, 2020, 75(2): 177-188.

［37］ Liu C, Ding SS, Xu HX, et al. Correlation between ultrasound consolidated score and simple endoscopic score for determining the activity of Crohn's disease［J］. Br J Radiol, 2020, 93(1109): 20190614.

［38］ Bo XW, Xu HX,Sun LP, et al. Bipolar radiofrequency ablation for liver tumors: comparison of contrast-enhanced ultrasound with contrast-enhanced MRI/CT in the posttreatment imaging evaluation［J］. Int J Clin Exp Pathol, 2014, 7(9): 6108-6116.

［39］ Liu Z, Ren W, Guo J, et al. Preliminary opinion on assessment categories of stomach ultrasound report and data system (Su-RADS)［J］. Gastric Cancer, 2018, 21(5) : 879-888.

［40］ Sidhu PS, Cantisani V, Dietrich CF, et al. The EFSUMB guidelines and recommendations for the clinical practice of contrast-enhanced ultrasound (CEUS) in non-hepatic applications: update 2017 (short version)［J］. Ultraschall Med, 2018, 39(2): 154-180.

［41］ Waghray A, Jouhourian C. An Unusual Cause of Abdominal Pain［J］. Gastroenterology, 2019, 156(5): e6-e7

［42］ Wildner D, Bernatik T, Greis C, et al. CEUS in hepatocellular carcinoma and intrahepatic cholangiocellular carcinoma in 320 patients-early or late washout matters: a subanalysis of the DEGUM multicenter trial［J］. Ultraschall Med, 2015, 36(2): 132-139.

［43］ Wu M, Li L, Wang J, et al. Contrast-enhanced US for characterization of focal liver lesions: a comprehensive meta-analysis［J］. Eur Radiol, 2018, 28(5): 2077-2088.

［44］ Xie XH, Xu HX, Xie XY, et al. Differential diagnosis between benign and malignant gallbladder diseases with real-time contrast-enhanced ultrasound［J］. Eur Radiol, 2010, 20(1): 239-248.

［45］ Xu HX, Chen LD, Xie XY, et al. Enhancement pattern of hilar cholangiocarcinoma: contrast-enhanced ultrasound versus contrast-enhanced computed tomography［J］. Eur J Radiol, 2010, 75(2): 197-202.

［46］ Xu JM, Guo LH, Xu HX, et al. Differential diagnosis of gallbladder wall thickening: the usefulness of contrast-enhanced ultrasound［J］. Ultrasound Med Biol, 2014, 40(12): 2794-2804.